Axel Gutjahr

Die Tee-Apotheke

Axel Gutjahr

Die Tee-Apotheke

Pflanzenkräfte aus der Natur:
70 Teesorten für Gesundheit
und Wohlbefinden

Die Tee-Apotheke
Axel Gutjahr in Zusammenarbeit mit kostbarenatur.net
smarticular Verlag, 2026
1. Ausgabe, Druck 2607
ISBN: 978-3-910801-14-1
ISBN E-Book: 978-3-910801-15-8
Happy Minimalist GmbH
Marktplatz 4, 85567 Grafing bei München
Produktsicherheit: Marco Eder, info@smarticular.net
Druck: DRUCKZONE GmbH & Co. KG, An der Autobahn 1, 03048 Cottbus
Satz: Thomas Betker
Covergestaltung: Sebastian Knecht
smarticular® ist eine Marke der Happy Minimalist GmbH

HAFTUNGSAUSSCHLUSS

Alle Rezepte und Tipps in diesem Buch wurden nach bestem Wissen erstellt. Für die Richtigkeit und Vollständigkeit der Rezepte, Anleitungen und Tipps kann jedoch keine Haftung übernommen werden. Des Weiteren wird keine Haftung übernommen für fehlerhafte Zubereitung und Anwendung, auch nicht für Gesundheitsschäden durch unsachgemäße Handhabung. Die Anwendungen und Rezepte in diesem Buch bieten keinen Ersatz für eine therapeutische oder medizinische Behandlung. Im Zweifelsfall sollte ärztlicher Rat eingeholt werden.

BILDVERZEICHNIS

alle Fotos und Grafiken smarticular.net außer: Cornelia Gutjahr 12
freepik.com: Orchidart 6 u.a.
shutterstock.com: Alexey Belyaev 52/ kostrez 31/ Ole Schoener 48/ Snowbelle 29
stock.adobe.com: aga7ta 172/ Aggi Schmid 102/ Alexander Raths U1, 33/ Alexandra 94/ Amalia Gruber 58/ Andrii 156/ AShots 66/ Bigc Studio 96, 126/ cagala 90/ chamillew 38/ chas53 40/ Chris Peters 138/ Cyrustr 44/ Dawid G 78/ Dmytro Surkov 144/ Dogora Sun 148/ Eddy 106/ Elena 132/ elenka157 116/ encierro 26/ eurobanks 56/ flipper1971 46/ fotomarekka 166/ Franz Gerhard 118/ gkrphoto 41 r/ grinchh 42 r/ Halfpoint 14/ hjschneider 122/ huawoon 82/ Iana Alter 168/ Ina 22/ Iva 72/ Iwona 68/ JAG IMAGES 160/ JaimeAndres 176/ janaph 136/ jarafoti 25, U4/ Judith 142/ Kaja 74/ kalinichenkod 19/ Karin Jähne 104/ Katarzyna 134/ kateej 110/ Kim 108/ kranidi 76/ Liudmila 54,80 / lovelymama 152/ lucas 128/ Luis Echeverri Urrea 182/ M. Schuppich 84, 100/ Maksim Shebeko 164/ Maryana 24/ MAXSHOT_PL 20/ Melica 60/ Microgen 10/ mirkograul 64/ moonrise 178/ Nitr 41 l/ orestligetka 62, 86/ paolofusacchia 50/ Penny 70/ Peter Oetelshofen 114/ photographyx 112/ pixs:sell 92/ Rawf8 180/ Ruckszio 150/ Sasha 140/ shootforalivi35 158/ Soho A studio 32, U4/ SuRiV 146/ TAMER YILMAZ 124/ Tatjana 170/ Thijs de Graaf 120/ varbenov 98/ Viktoriya Tymoshenko 16/ visuals-and-concepts 154, 174/ Volodymyr 130/ Volodymyr Herasymov 88/ yanadjan 21

INHALTSVERZEICHNIS

Grundlagen

EINLEITUNG

Spürst du die sanfte Kraft, die in einer einfachen Tasse Tee steckt? Dieses besondere Getränk ist seit Jahrtausenden mehr als nur ein Durstlöscher – es ist ein Elixier für Körper und Seele. Tee schmeckt nicht nur wunderbar, sondern weckt deine Lebensgeister, dient als sanfte, vorbeugende und wissenschaftlich erforschte Medizin und kann auch gezielt eingesetzt werden, um Beschwerden zu lindern.

Umgangssprachlich meinen wir mit „Tee" zumeist alle Aufgussgetränke, die wir vorwiegend heiß oder warm genießen. Zur Zubereitung verwenden wir heißes Wasser und die geballten Kräfte der Natur: von krautigen Pflanzen, Blüten und Blättern bis hin zu Wurzeln und Rinden. Zur geschmacklichen Verfeinerung fügen wir oft natürliche Zutaten hinzu, beispielsweise Honig, frischen Zitronensaft oder Gewürze. Streng genommen, handelt es sich bei den meisten dieser Getränke jedoch um keine Tees. Deren exakte Bezeichnung lautet stattdessen „Aufgüsse". Nur jene Getränke, die aus den Blättern des Teestrauchs *(Camellia sinensis)* zubereitet werden, dürften – genau genommen – als Tee bezeichnet werden.

Der Begriff „Tee" hat sich für fast alle teeähnlichen Aufgüsse so fest im Sprachgebrauch etabliert, dass dieses Buch ebenfalls nicht daran rütteln wird. Vielmehr ist es Ziel des Buches, dir die Vielfalt der Tees als sanfte Helfer für deine Gesundheit vorzustellen, ihre positiven Eigenschaften und wissenschaftlich fundierten Inhaltsstoffe hervorzuheben und praktische Tipps zum Sammeln, Konservieren sowie zur fachgerechten Zubereitung zu geben.

Lass dich in die 5.000-jährige Geschichte dieses besonderen Getränks entführen und entdecke die Kräfte deiner eigenen Tee-Apotheke. Wir zeigen dir, wie du die natürliche Fülle nutzen kannst, um dein Wohlbefinden gezielt zu stärken und zu erhalten.

DEIN WEG ZUR EIGENEN TEE-APOTHEKE

Du wirst entdecken, wie viel Freude es macht, Kräuter selbst zu sammeln, einen kleinen Teegarten anzulegen oder deine eigenen Mischungen zu kreieren. Und du wirst lernen, Tee nicht nur als Getränk, sondern als täglichen Begleiter zu sehen – als eine Form der Selbstfürsorge, die sanft und zuverlässig wirkt.

Dieses Buch soll dir das Gefühl geben: **Du kannst das. Du bist fähig, Kräuter sicher zu erkennen, richtig zu verwenden und die Kraft der Natur sinnvoll für dich zu nutzen.**

Wir wünschen dir viele wohltuende Tassen, wertvolle Erkenntnisse und Freude beim Entdecken deiner eigenen Tee-Apotheke.

Axel Gutjahr und das Team von der Kostbaren Natur

WAS DICH IN DIESEM BUCH ERWARTET

Damit du dir schnell einen Überblick verschaffen kannst, ist die Tee-Apotheke in fünf sinnvolle Bereiche gegliedert:

1. Grundlagen

Du erfährst, wo Tee seinen Ursprung hat, wie sich das Wissen über Pflanzenwirkungen über Jahrhunderte entwickelte und welche Rolle moderne Forschung spielt. Außerdem lernst du alles Wichtige über Sicherheit, Dosierungen und mögliche Wechselwirkungen.

2. Praxis (inkl. Sammeln und Anbau)

Hier bekommst du das Handwerkszeug: wie du Kräuter sammelst, anbaust, trocknest, lagerst und so zubereitest, dass ihre Heilkraft optimal erhalten bleibt. Du lernst, Mischungen selbst zu erstellen, und bekommst Schritt-für-Schritt-Anleitungen.

3. Rezepte

Du findest fertige, erprobte Rezepte: von Atemwegs- und Magenmischungen bis zu Gesundheitskuren, die du über mehrere Tage durchführen kannst, ergänzt durch erfrischende Eistee-Varianten.

4. 70 Pflanzen im Porträt

Der umfangreiche Hauptteil bietet dir systematisch aufgebaute Pflanzenprofile: mit Inhaltsstoffen, Wirklogik, bewiesenen und traditionellen Anwendungen, Zubereitung, Sammelzeiten und einem übersichtlichen Steckbrief.

5. Nachschlagewerke

Zum schnellen Zugriff gibt es:

- Basis-Tee-Apotheke (siehe Seite 184/186)
- Symptom-Register („Was hilft bei …?“ – siehe Seite 185/188)
- Stichwortverzeichnis (siehe Seite 190)

Damit wird dieses Buch zu einem praktischen Begleiter, den du gerne immer wieder zur Hand nimmst.

⚠ **Ein wichtiger Hinweis zum Schluss:** Ein Buch kann keine ärztliche Beratung oder Behandlung ersetzen. Bei akuten oder andauernden Beschwerden sollte unbedingt ärztlicher Rat eingeholt werden.

Damit du sofort loslegen kannst, haben wir eine **Basis-Tee-Apotheke** aus 12 essenziellen Heilpflanzen zusammengestellt. Darin findest du geeignete Teemischungen inklusive Zubereitungsanleitung für zahlreiche gesundheitliche Beschwerden (siehe Seite 184).

5.000 JAHRE HEILKRAFT

Die Geschichte des Tees ist untrennbar mit der Entdeckung der ersten Heilpflanzen verbunden – ein Wissen, das fast so alt sein dürfte wie die Menschheit selbst. Archäologische Funde deuten darauf hin, dass Menschen möglicherweise schon vor 12.000 bis 15.000 Jahren Tee tranken. Wir wissen heute, dass damals bereits Töpfe aus Ton genutzt wurden, um warme Mahlzeiten zuzubereiten. Es ist daher plausibel, dass in diesen Töpfen auch erste Aufgüsse beziehungsweise teeähnliche Getränke zubereitet wurden.

VON RITUELLER MEDIZIN ZUR ERSTEN DOKUMENTATION

Fest steht, dass es in zahlreichen Kulturen eine tief verwurzelte Tradition hat, Kräutertees zu trinken. Oftmals war der Aufguss Bestandteil von Kulthandlungen von Schamanen, Priestern oder Stammesoberhäuptern. Der Hauptzweck war dabei, vermeintliche böse Geister zu vertreiben, die sich im Körper eines Erkrankten aufhielten – Tee war also von Beginn an ein rituelles Heilmittel.

Die ersten schriftlichen Überlieferungen über den Genuss und die Heilzwecke von Tee sind etwa 5.000 Jahre alt und stammen aus Mesopotamien und dem alten China. Während mesopotamische Dokumente vorwiegend beschreiben, wie und wozu Heilkräuter angewandt wurden, finden sich in den altchinesischen Aufzeichnungen die ersten Hinweise darauf, dass die Blätter der Teepflanze gezielt genutzt wurden.

DIE LEGENDE DES GRÜNEN TEES

Einer Legende nach soll der altchinesische Kaiser Shen Nung während einer Jagd unter einem Teestrauch gerastet haben. Um seinen Durst zu stillen, kochte er Wasser ab. Dabei fielen einige Blätter des Teestrauchs in das Wasser, wonach dieses eine hellgrüne Färbung und einen sehr aromatischen Duft annahm. Der Kaiser probierte das Getränk, das ihm nicht nur vorzüglich schmeckte, sondern auch sein Wohlbefinden steigerte.

Ob Shen Nung tatsächlich der Erste war, der diese „Magie“ entdeckte, bleibt dahingestellt. Gesichert ist jedoch, dass die alten Chinesen vor 5.000 Jahren damit begannen, Teepflanzenblätter in Wasser zu kochen. Die so gewonnene Flüssigkeit nannten sie grüner Tee. Durch Fermentation der Blätter entstand später der schwarze Tee, der in Ostasien roter Tee genannt wird.

DAS ALTERTUM UND DIE QUELLE DER VOLKSMEDIZIN

Tee erfreute sich nicht nur im asiatischen Raum, sondern auch in anderen Hochkulturen des Altertums großer Beliebtheit. Die alten Mayas und Ägypter beispielsweise stellten häufig Kräuteraufgüsse her. Das altägyptische Kräuterwissen übernahmen später die alten Griechen und Römer, die es durch eigene Beobachtungen und Erfahrungen erweiterten. Von ihnen stammen auch die ersten gesicherten Nachweise, dass Kräutertees gezielt eingesetzt wurden, um Erkrankungen zu behandeln.

Im Mittelalter waren Klöster wahre Wissenszentren für Kräuter und Pflanzen. Oftmals verfügten diese über große Gärten, in denen Heilkräuter und Gewürzpflanzen kultiviert wurden, wodurch das antike Wissen bewahrt wurde. Parallel dazu entwickelte sich bei der einfachen Bevölkerung eine reiche Volksmedizin. Hierbei sind vor allem die umfangreichen Kenntnisse der Kräuterfrauen hervorzuheben, die ihre Rezepte und ihr Wissen zumeist mündlich innerhalb der Familie überlieferten – ein unschätzbarer Fundus für jede Tee-Apotheke.

DER WEG NACH EUROPA UND IN DIE WELT

Vor rund 450 Jahren gelangten die ersten getrockneten Blätter der Teepflanze auf dem Seeweg von Asien nach Europa und erlangten große Beliebtheit. Schwarzer Tee stieg zum Nationalgetränk der Briten auf. Aber auch in anderen europäischen Nationen, wie etwa in Russland und Georgien, begann man schwarzen Tee immer mehr zu schätzen. Bei den auch als russischen oder grusinischen Tees bezeichneten Produkten handelt es sich um ein georgisches Erzeugnis (Grusinien ist lediglich der russische Name für Georgien, das großflächige Tee-Anbaugebiete am Schwarzen Meer betreibt).

Schwarzer Tee etablierte sich in den letzten 200 Jahren zu einem festen kulinarischen Bestandteil in den Küchen zahlreicher weiterer Länder und trat einen weltweiten „Siegeszug“ an. Gegenwärtig werden Teepflanzen nicht nur in China und Indien, sondern auch in Sri Lanka (dem früheren Ceylon), Neuseeland sowie in mehreren Staaten Südamerikas und Afrikas umfangreich angebaut. Bemerkenswerterweise hat sich Kenia dabei nach China und Indien zum drittgrößten Tee-Exporteur der Welt entwickelt.

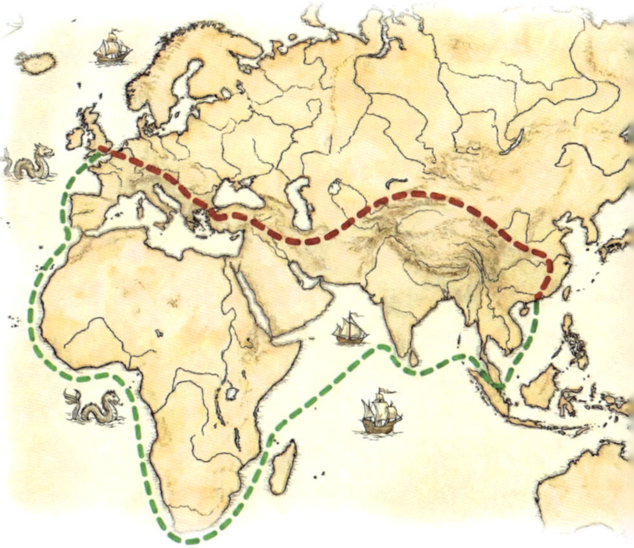

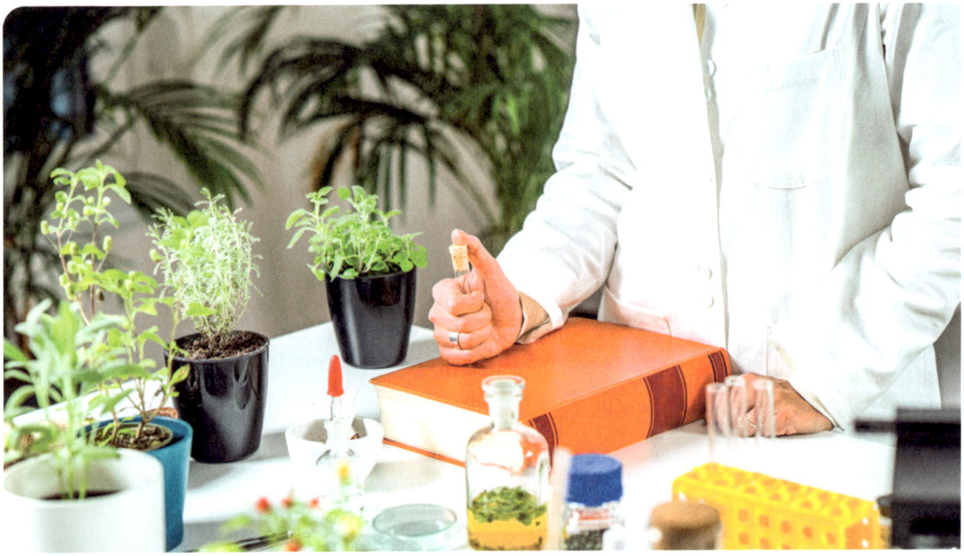

DIE KRÄUTERKUNDE IM LICHT DER WISSENSCHAFT

Das überlieferte Wissen um die Heilkraft der Pflanzen bildete stets ein wichtiges Fundament der Naturheilkunde. Es wurde über Jahrhunderte durch Beobachtungen und Erfahrungen in der Heilkunde, Medizin und Botanik gesammelt.

In den letzten 200 bis 250 Jahren hat sich dieses Wissen durch den enormen Zuwachs an Erkenntnissen in den Naturwissenschaften tiefgreifend erweitert. Insbesondere die Fortschritte in Medizin, Biochemie und Pharmazie, ermöglicht durch neue Forschungsverfahren und -technologien, haben auch die Kräuterkunde revolutioniert.

Die moderne wissenschaftliche Forschung liefert essenzielle Detailkenntnisse. Sie ergänzt das überlieferte Wissen, indem sie die in Tees enthaltenen biochemischen Verbindungen genau identifiziert und ihre exakten Wirkmechanismen im menschlichen Organismus aufklärt. Dies ermöglicht es, zahlreiche Teesorten signifikant wirksamer und gezielter prophylaktisch und therapeutisch anzuwenden als bisher.

Gleichzeitig liefert die Wissenschaft fundierte Daten über Substanzen, die für den menschlichen Körper in bestimmten Konzentrationen weniger zuträglich sind. Dies schafft die Basis für verantwortungsvolle Empfehlungen zu optimaler Dosierung und Begrenzung der Einnahmedauer auf den für eine therapeutische Anwendung notwendigen Zeitraum. Entdecke, wie aktuelle wissenschaftliche Standards die Wirksamkeit und Sicherheit der Teewahl optimieren.

WISSENSCHAFT TRIFFT TRADITION

Um dir fundiertes und zugleich umfassendes Wissen für deine Tee-Apotheke an die Hand zu geben, ist es wichtig, die Herkunft der Informationen klar zu unterscheiden. Im Folgenden wird daher stets differenziert, ob es sich um eine **wissenschaftlich anerkannte Wirkung** handelt, die auch auf langjähriger traditioneller Verwendung beruhen kann und wissenschaftlich plausibel ist, oder um eine **volksheilkundliche Zuschreibung**.

Die Heilpflanzenkunde ist eine faszinierende Mischung aus jahrtausendealter Erfahrung und moderner Forschung. Beide Perspektiven sind wertvoll, müssen aber getrennt betrachtet werden:

Die Tradition der Volksheilkunde

Die Volksheilkunde basiert auf dem über Jahrhunderte gesammelten Wissen und den Erfahrungen vieler Generationen. Wenn ein Tee in einer Region seit Hunderten von Jahren zur Linderung einer bestimmten Beschwerde verwendet wird, hat dies seine Basis in Beobachtung und Überlieferung.

Wichtig: Diese traditionellen Zuschreibungen beruhen auf Erfahrungen, was aber nicht bedeutet, dass sie falsch wären. Sie haben ihren Wert in der kulturellen Geschichte. Sie sind jedoch bisher meist nicht wissenschaftlich genauer untersucht bzw. **nicht durch klinische Studien belegt** und können in einigen Fällen durch moderne wissenschaftliche Methoden sogar widerlegt worden sein.

Die Evidenz – wissenschaftliche Belege

Die moderne Phytotherapie bzw. Pflanzenheilkunde stützt sich auf wissenschaftlich fundierte Erkenntnisse. Hierbei werden die **Inhaltsstoffe** der Pflanze isoliert, ihre **Wirkmechanismen** (z. B. entzündungshemmend, krampflösend) im Körper untersucht und ihre Wirksamkeit durch klinische Studien überprüft. Auch **Labor- und Tierstudien** liefern wichtige Erkenntnisse im komplexen Feld der Pflanzenheilkunde, in dem längst noch nicht alle Wirkstoffe abschließend verstanden und umfassend am Menschen klinisch erprobt sind. Als wissenschaftlich anerkannt gelten teilweise auch traditionelle Verwendungen, wenn diese bereits über einen sehr langen Zeitraum belegt sind und wenn die beschriebenen Wirkungen der enthaltenen Stoffe wissenschaftlich plausibel sind, selbst wenn sie (noch) nicht durch klinische Studien genauer erforscht wurden.

In Zusammenarbeit mit dem größten deutschsprachigen Wildpflanzenportal **Kostbare Natur** (kostbarenatur.net) wurden alle Informationen in diesem Buch gründlich geprüft und mit entsprechenden Monografien pflanzenheilkundlicher Gremien sowie weiteren aktuellen wissenschaftlichen Erkenntnissen abgeglichen. Da die Vielzahl an Quellen und Referenzen den verfügbaren Platz im Buch sprengen würde, wird unterhalb eines jeden Pflanzenprofils auf die zugehörige **Quellensammlung online** verwiesen.

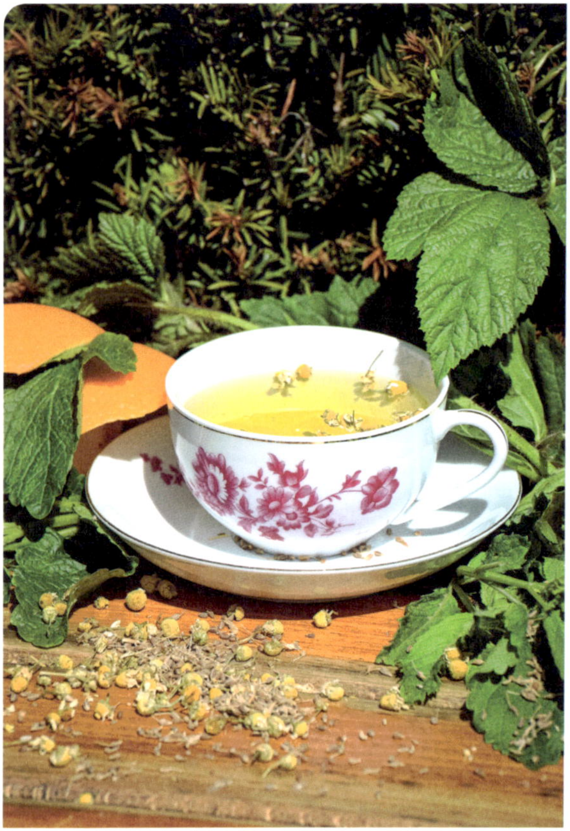

LEITFADEN FÜR DIE PFLANZENPROFILE

Um dir die Interpretation der folgenden 70 Pflanzenprofile zu erleichtern, verwenden wir im gesamten Buch eine klare Kennzeichnung (siehe Tabelle 1).

Indem du diese Unterscheidung berücksichtigst, kannst du die Stärken der traditionellen Heilkraft mit der Sicherheit der modernen Wissenschaft verbinden und so deine Tee-Apotheke kompetent und verantwortungsvoll nutzen.

ENTSCHLACKUNG, ENTGIFTUNG UND DETOX

Der Begriff *Entschlackung* stammt aus der Naturheilkunde und ist kein exakt definierter medizinischer Begriff. Dennoch ist er, ebenso wie die Synonyme *Entgiftung* und *Detox*, im Sprachgebrauch etabliert. Daher verwenden wir diese Begriffe in vorliegendem Buch in dem Sinne, wie sie gemeint sind: **Unterstützung der natürlichen Ausscheidungsfunktionen**.

KATEGORIE	ERKLÄRUNG
Wissenschaftlich anerkannte Wirkung	Die Wirkung ist durch wissenschaftliche Studien oder die Anerkennung offizieller pflanzenheilkundlicher Gremien (z. B. der **ESCOP**[1] oder der **Kommission E**[2]) gestützt und gilt als evidenzbasiert, oder es gibt zumindest Hinweise in der aktuellen Forschung, die die traditionellen, volksheilkundlichen Erfahrungen als plausibel bestätigen.
Volksheilkundliche Anwendung	Die Anwendung beruht auf volksheilkundlicher Erfahrung und jahrhundertealter Überlieferung. Sie ist bisher nicht oder nur unzureichend wissenschaftlich erforscht.

Tabelle 1

1 European Scientific Co-operative on Phytotherapy (Europäische Wissenschaftliche Kooperation für Phytotherapie) – https://www.escop.com/.
2 Kommission E – Sachverständigenkommission für pflanzliche Arzneimittel des Bundesinstituts für Arzneimittel und Medizinprodukte (BfArM).

SICHERHEIT IM UMGANG MIT ARZNEIPFLANZEN

Bevor du deine Tee-Apotheke gezielt nutzt, ist es essenziell, die potenziellen Risiken und Wechselwirkungen von Heiltees zu verstehen.

HEILTEES VS. MEDIKAMENTE IM VERGLEICH

Heilpflanzen enthalten komplexe Mischungen von Inhaltsstoffen, die oft sanfter und breiter gefächert wirken als synthetische Einzelwirkstoffe.

Grundsätzlich ist das Risiko schwerer Nebenwirkungen bei Tees in empfohlener Dosierung wesentlich geringer als bei hochpotenten, synthetischen Medikamenten.

Das liegt an der geringeren Konzentration der Wirkstoffe im Aufguss. Im Gegensatz zu Pillen, die eine hohe, standardisierte Dosis liefern, ist die Konzentration im Tee sanfter und die Wirkung somit meist milder.

Dennoch gilt: Heilpflanzen sind keine harmlosen Lebensmittel. Sie sind Medizin. Ein geringeres Risiko bedeutet keine Risikofreiheit. Einige Pflanzen können starke Wirkungen entfalten und sind in der Lage, die Wirkung von Medikamenten zu beeinflussen.

DARAUF SOLLTEST DU ACHTEN

Die folgenden drei Punkte sind die wichtigsten Regeln, um deine Tee-Apotheke sicher anzuwenden:

Medikamentöse Behandlung:
Wenn du regelmäßig verschreibungspflichtige Medikamente einnimmst (z. B. Blutverdünner, Herzmedikamente, Antidepressiva oder die Anti-Baby-Pille), konsultiere immer deine Ärztin bzw. deinen Arzt oder deine Apothekerin bzw. den Apotheker, bevor du mit einer regelmäßigen Teekur beginnst. Denn Pflanzen können Enzyme blockieren oder beschleunigen, die für den Abbau von Medikamenten zuständig sind.

Schwangerschaft und Stillzeit:
Auch während Schwangerschaft und Stillzeit sollten Teekuren erst nach ärztlicher Rücksprache durchgeführt werden. Manche Inhaltsstoffe können den Verlauf einer Schwangerschaft beeinflussen oder über die Muttermilch an Säuglinge weitergegeben werden.

Dosierung und Dauer:
Halte dich an die empfohlenen Dosierungen und Ziehzeiten. Wende eine Kur (z. B. eine Entschlackungskur) nicht dauerhaft, sondern nur für den empfohlenen Zeitraum (meist 2–4 Wochen) an.

Allergien:
Wenn du gegen eine Pflanze (z. B. Korbblütler wie Kamille) allergisch bist, solltest du auch alle verwandten Arten meiden.

Detaillierte Warnhinweise findest du in den jeweiligen Pflanzenprofilen im vierten Kapitel dieses Buches.

SPEZIELLE DOSIERUNG: KINDER UND ÄLTERE MENSCHEN

Die in diesem Buch angegebenen Mengen beziehen sich auf gesunde Erwachsene. Die Dosierung muss bei Kindern und älteren Menschen angepasst werden.

Anwendung bei Kindern

Bei Kindern ist die Dosis grundsätzlich deutlich zu reduzieren (siehe Tabelle 1). Als Faustregel zur Orientierung wird oft die Clark-Regel verwendet, die das Körpergewicht des Kindes in Relation zu einem durchschnittlichen Erwachsenengewicht setzt (hier: 70 kg).

Achtung: Dies ist eine **Orientierungshilfe** für sanfte Tees (wie Kamille, Fenchel) und **ersetzt nicht** die kinderärztliche Empfehlung, insbesondere bei stark wirkenden Heilkräutern. Wende starke Tees mit ätherischen Ölen (wie Salbei oder hoch dosierte Minze) bei Kindern generell nur nach ärztlicher Rücksprache und in minimaler Dosis an oder vermeide sie ganz, ebenso wie koffeinhaltige Tees (schwarzer Tee, Mate).

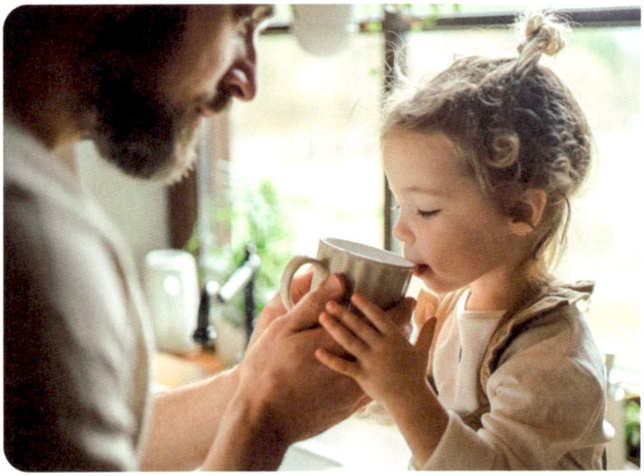

Anwendung bei älteren Menschen

Ältere Menschen reagieren oft empfindlicher auf starke Wirkstoffe und verstoffwechseln sie langsamer, wodurch die Wirkung länger anhält oder stärker ausfällt.

Empfehlung: Beginne mit **halber Dosierung** (z. B. nur die halbe Menge Kraut oder die halbe Ziehzeit) und steigere die Dosis nur langsam bei guter Verträglichkeit. Sei besonders vorsichtig bei entwässernden Tees, da diese den Elektrolythaushalt beeinflussen können, was bei älteren Menschen kritisch sein kann.

KÖRPERGEWICHT DES KINDES	UNGEFÄHRE DOSIS (IM VERHÄLTNIS ZUR ERWACHSENENDOSIS)
10 kg (ca. 1 Jahr)	ca. **1/7** der Erwachsenendosis
20 kg (ca. 5 Jahre)	ca. **1/3** der Erwachsenendosis
30 kg (ca. 8–10 Jahre)	ca. **2/5** der Erwachsenendosis
40 kg (ca. 12 Jahre)	ca. **1/2** der Erwachsenendosis

Tabelle 1

WAS TUN BEI ÜBERREAKTIONEN?

Obwohl Heiltees überaus sanft wirken und Überreaktionen weitaus weniger wahrscheinlich sind als bei Medikamenten mit isolierten Wirkstoffen, können dennoch Überempfindlichkeiten oder unerwünschte Reaktionen auftreten.

Allergische Reaktion: Juckreiz, Hautrötungen, Schwellungen im Mund- oder Rachenbereich sind Anzeichen für eine Allergie. **Sofortige Einstellung des Tees.** Bei Atemnot oder starker Schwellung sofort den **Notarzt rufen**.

Unerwünschte Reaktionen: Symptome wie Übelkeit, Magenbeschwerden oder Schwindel können eine Überdosierung oder Unverträglichkeit signalisieren. Reduziere die Dosis oder setze den Tee ab.

Notfall-Regel: Wenn du einen neuen Tee probierst, beginne immer mit einer kleinen Menge und einem einzelnen Kraut, um die Reaktion deines Körpers zu testen. Dokumentiere unerwünschte Reaktionen kurz. **Im Zweifelsfall oder bei anhaltenden, starken Symptomen sofort ärztlichen Rat einholen.**

SYNERGIE ODER KONFLIKT: WECHSELWIRKUNGEN ZWISCHEN DEN TEESORTEN

Tees zu mischen, dient dazu, ihre Heilwirkung synergetisch zu verstärken oder den Geschmack zu harmonisieren. Allerdings können sich manche Wirkungen bei unbedachter Kombination auch gegenseitig aufheben. Hier sind die wichtigsten Kombinationen und Konflikte, die du bei den in diesem Buch vorgestellten Teesorten beachten solltest, um die Wirksamkeit deiner selbst hergestellten Mischungen zu gewährleisten.

1. Wirkung und Gegenwirkung (Konflikt)

Kombinationen, bei denen sich die Hauptwirkungen gegenseitig aufheben, sollten vermieden werden, da sie das therapeutische Ziel verwässern (siehe Tabelle 1).

2. Die Tannin-Blockade (Komplexbildung)

Gerbstoffe (Tannine) sind für die adstringierende (zusammenziehende) Wirkung verantwortlich. Sie gehen aber auch leicht Verbindungen mit anderen Stoffen ein, was deren Aufnahme hemmt (siehe Tabelle 2).

3. Synergien und harmonische Kombinationen

Der Großteil der Teesorten **profitiert von der Kombination**, da sich ihre Wirkungen ergänzen (Synergie) oder ihr Geschmack verbessert wird (siehe Tabelle 3).

Fazit für die Tee-Apotheke

Die Regel ist einfach: Mische Tees mit **ähnlichem therapeutischen Ziel** (z. B. alle beruhigenden oder alle stoffwechselanregenden Tees), um die Wirkung zu potenzieren. Vermeide Kombinationen, die eine gegenteilige Wirkung haben oder die Aufnahme wichtiger Mineralien oder Schleimstoffe behindern. Wenn du dir unsicher bist, wähle immer die reine Sorte für die gezielte Behandlung.

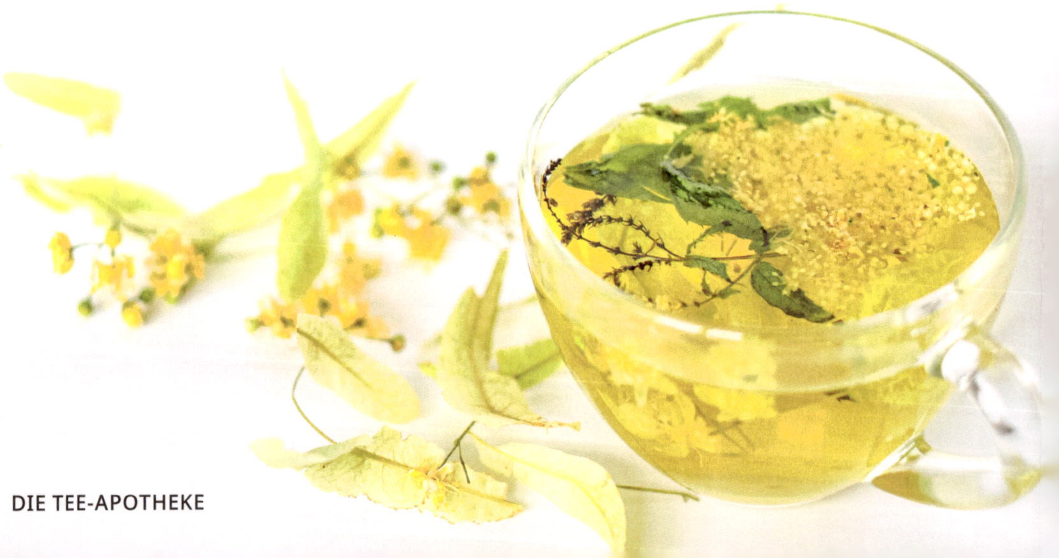

KONFLIKT-TYP	BEISPIEL-KOMBINATIONEN	EMPFEHLUNG
Anregend vs. beruhigend	**Mateblätter** (stark anregend, Koffein) + **Echter Baldrian** oder **Gemeiner Hopfen** (beruhigend)	Vermeide diese Mischung, wenn ein spezifischer Effekt (entweder Wachheit oder Entspannung) gewünscht ist.
Adstringierend vs. abführend	**Brombeere/Himbeere/ Odermennig** (stark adstringierend/stopfend) + **Brennnessel/Birkenblätter** (stark entwässernd/leicht abführend)	Kann die entwässernde Wirkung ausbremsen. Bei Durchfall die adstringierenden Kräuter wählen; bei Entschlackung die entwässernden Kräuter pur lassen.

Tabelle 1: Wirkung und Gegenwirkung (Beispiele)

KONFLIKT-TYP	BEISPIEL-KOMBINATIONEN	EMPFEHLUNG
Hemmung von Mineralien	**Schwarzer Tee** oder **Hagebutte** (hoher Tanningehalt) + **eisenreiche Kräuter** wie **Brennnesseln**	Wenn du einen Tee zur Unterstützung der Eisenaufnahme trinken möchtest (z. B. Brennnessel), meide die gleichzeitige Zugabe von schwarzem Tee oder trinke ihn nicht unmittelbar zu den Mahlzeiten.
Hemmung von Alkaloiden	**Kamille** oder **Malve** (schleimstoffreich) + **tanninreiche Tees**	Tannine können die zarten Schleimstoffe von Kamille und Malve fällen, wodurch deren reizlindernde Wirkung reduziert wird.

Tabelle 2: Tannin-Blockade (Beispiele)

SYNERGIE-TYP	BEISPIEL-KOMBINATIONEN	BEGRÜNDUNG
Linderung von Blähungen	**Kümmel, Anis, Fenchel** (krampflösend) + **Echte Kamille** (entzündungshemmend)	Verstärken die beruhigende Wirkung auf den Magen-Darm-Trakt (Synergie-Effekt).
Geschmacks-verbesserung	**Birkenblätter** oder **Bohnenschalen** (neutraler, erdiger Geschmack) + **Zitronenmelisse** oder **Pfefferminze** (starkes Aroma)	Das dominante Aroma führt die neutralen, aber wirksamen Heilpflanzen angenehm in die Mischung ein.
Immun-unterstützung	**Purpur-Sonnenhut** + **Hagebutte** (Vitamin C) + **Ingwer** (wärmend/ aktivierend).	Unterstützt das Immunsystem über verschiedene Wirkmechanismen gleichzeitig.

Tabelle 3: Synergien (Beispiele)

Praxis

TEE IST WOHLBEFINDEN, KULTUR UND UNABHÄNGIGKEIT

Eine ganze Reihe von Tees, beispielsweise aus Pfefferminze, Hagebutte, Malve, Lindenblüte, Zitronenmelisse und verschiedenen Früchten, sind wohlschmeckende Hausgetränke und ideale Durstlöscher, die du heiß oder kalt genießen kannst. Ein besonderer Vorteil ungesüßter Tees: Sie enthalten kaum Kalorien. Das bedeutet: Du verwöhnst deinen Körper mit einem reinen Elixier, das deinen Organismus im Gegensatz zu Fruchtsäften oder Softdrinks nicht unnötig mit Zucker belastet.

Besonders in den kalten Wintermonaten schätzen wir die wärmenden Eigenschaften eines heißen Tees. Jeder von uns kennt dieses Gefühl: Die angenehme Wärme durchströmt nicht nur den Verdauungstrakt, sondern erreicht auch schnell die Fingerspitzen und Zehen und „wärmt die Seele".

TEE ALS KULTURGUT: JAHRHUNDERTEALTE WEISHEIT

In Japan, China, der Maghreb-Region und vielen anderen Ländern werden noch heute Teekulturen gepflegt, die auf jahrhundertealten Traditionen beruhen. Diese Zeremonien sind oft ein Ausdruck philosophischer Tiefe und Achtsamkeit.

Beispielsweise finden typische japanische Teezeremonien in einem bewusst schlicht eingerichteten Teehaus statt, um die Möglichkeit zur inneren Einkehr zu geben und sich zugleich vollständig auf den Teegenuss konzentrieren zu können. Sie folgen ritualisierten Regeln, und oft werden dabei hochwertige, über Generationen vererbte Porzellanservices verwendet.

Auch bei uns hat sich eine tief verwurzelte Teekultur entwickelt, insbesondere die ostfriesische Teekultur mit ihren eigenen typischen Riten. Beispielsweise gehört es zur ostfriesischen Teekultur, einem Gast stets eine Tasse Tee anzubieten. Dazu reicht man Sahne, die als kleine Wolke mit einem speziellen Löffel auf den Tee gegeben wird. Gesüßt wird mit Kandis (dem sogenannten „Kluntje"). Traditionell wird nicht umgerührt, um die Zeit für einen ausgiebigen Teegenuss anzuhalten.

ACHTSAMKEIT UND ÄSTHETIK: DIE SINNE TRINKEN MIT

Der Genuss von Tee ist ein ganzheitliches Erlebnis, und es stimmt: *Augen und Nase trinken mit.* Wenn du deinen Tee in ansprechendem Geschirr servierst und bewusst die aufsteigenden Aromen wahrnimmst, wird das Trinken zu einem tiefen kulinarischen und seelischen Erlebnis. Daher lautet die Empfehlung: Nimm dir für deine Tasse Tee immer genügend Zeit. Verwandle das Teetrinken in einen Moment der Achtsamkeit, in dem du deine Sinne bewusst verwöhnst.

Tipp zum Servieren: Während in Osteuropa und im Orient Teegläser verbreitet sind, nutzt man in Mitteleuropa und Asien eher Tassen. Besonders gut eignen sich weite, flache Tassen aus Porzellan, da so mehr ätherische Öle aufsteigen und über die Atemwege aufgenommen werden können.

DEINE TEE-APOTHEKE: SELBSTVERSORGUNG UND WISSEN

Während viele Schwarztees aus tropischen und subtropischen Regionen in Übersee importiert werden, bietet uns die Natur eine reiche Auswahl an Alternativen. Zahlreiche einheimische, frostverträgliche Kräuter, Früchte und Blüten mit Heilwirkung kannst du entweder in der Natur sammeln oder im eigenen Garten anbauen. Heimische Teesorten zu sammeln, macht dich nicht nur unabhängiger, sondern spart auch Geld.

Darüber hinaus vermitteln das Sammeln und der Selbstanbau ein wertvolles Naturwissen. Sogar Kinder erfahren so ganz nebenbei Wissenswertes über die Pflanzen und lernen ihre morphologischen Besonderheiten kennen, die für das Bestimmen und damit für deine eigene Tee-Apotheke wichtig sind.

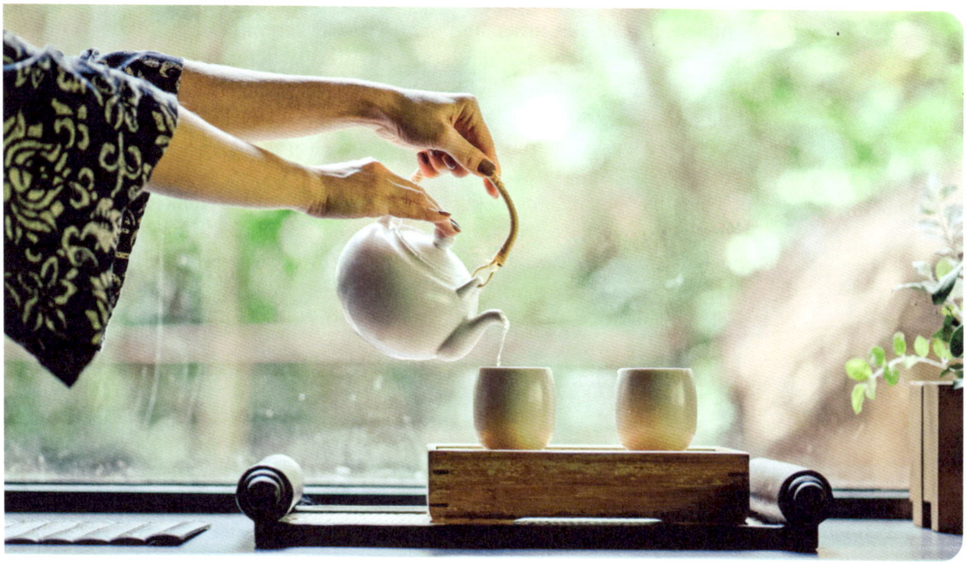

DER UNENDLICHE TEEGARTEN DER NATUR

Die Natur ist ein unendliches Reservoir an Heil- und Teepflanzen – eine Fülle, die uns die frischesten und wirkungsvollsten Zutaten für unsere Tee-Apotheke kostenlos zur Verfügung stellt. Obwohl diese Tradition im Zeitalter des Überflusses in Vergessenheit geraten ist, hindert uns nichts daran, sie auf einer Sammeltour in der Natur wiederzuentdecken.

SAMMELN ALS WELLNESS UND ACHTSAMKEIT

Teekräuter zu sammeln, ist weit mehr als nur eine Tätigkeit – es ist eine Meditation im Grünen. Während du dich auf die Suche nach den richtigen Pflanzen konzentrierst, genießt du die herrlichen Facetten der Natur, förderst deine mentale Ruhe und tankst neue Energie. Die Wertschätzung für deine selbst geerntete Tasse Tee wird so unermesslich viel größer sein.

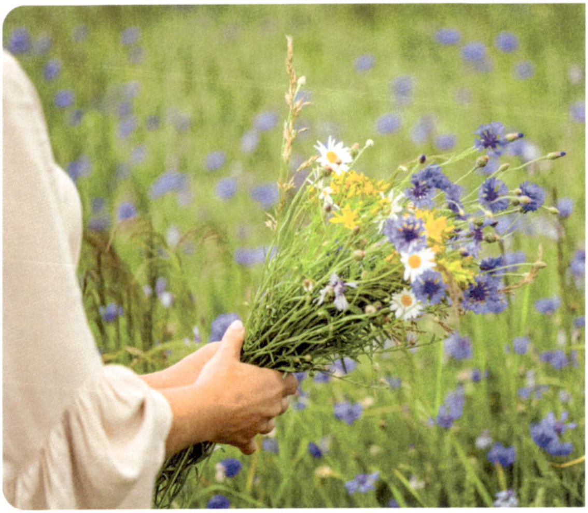

DIE OBERSTE REGEL: SAMMELSICHERHEIT UND REINHEIT

Für eine sichere und wirksame Tee-Apotheke ist die Qualität der Rohstoffe entscheidend. Beim Sammeln solltest du stets die folgenden Regeln beachten, um Verunreinigungen und schädigende Stoffe zu vermeiden:

Vermeide die Straße: Sammle nicht direkt an viel befahrenen Straßenrändern oder Industrieanlagen, da die Pflanzen dort stark mit Abgasen belastet sein könnten. Als Faustregel gilt ein Mindestabstand zu viel befahrenen Straßen von 50 Metern.

Wähle unbelastete Flächen: Bevorzugte und sichere Sammelgebiete sind abgelegene Wiesen, lichte Wälder, die Dämme von stillgelegten Bahnlinien oder naturbelassene Parks.

Achte auf die Landwirtschaft: Feldraine können ergiebig sein, aber nur, wenn auf den angrenzenden Ackerflächen ökologische Landwirtschaft betrieben wird – also ohne Pestizide oder andere schädigende chemische Stoffe einzusetzen.

Vermeide Tierkot: In Parkanlagen oder auf Weideflächen solltest du nur solche Pflanzen ernten, die nicht als Ablagefläche für Tierkot dienten.

MASSVOLL UND MIT RESPEKT: SO ERNTEST DU NACHHALTIG

Gehe mit Respekt vor dem Besitz anderer Menschen sowie vor den Schätzen der Natur um. Das ist nicht nur eine Frage der Höflichkeit, sondern auch des rücksichtsvollen Umgangs mit der Natur und der Nachhaltigkeit, die den Ertrag deiner Tee-Apotheke langfristig sichert.

Nachhaltige Ernte: Pflücke immer nur das Nötigste und lasse genügend Blätter, Blüten oder Triebe zurück. Das ist essenziell, damit die Pflanze weiterhin gedeihen und sich regenerieren kann.

Zukunft sichern: Lasse stets genügend Exemplare der Pflanzen unberührt. Diese müssen später Samen ausbilden können, um als Grundlage für die nächste (Tee-)Generation und somit für deine nächste Ernte zu dienen.

Rücksicht auf Futterpflanzen: Tritt beim Pflücken an Wiesen und Weiden nie Futterpflanzen nieder, da diese sonst für die Tierernährung unbrauchbar werden. Im Zweifel gilt: Vor dem Betreten lieber fragen.

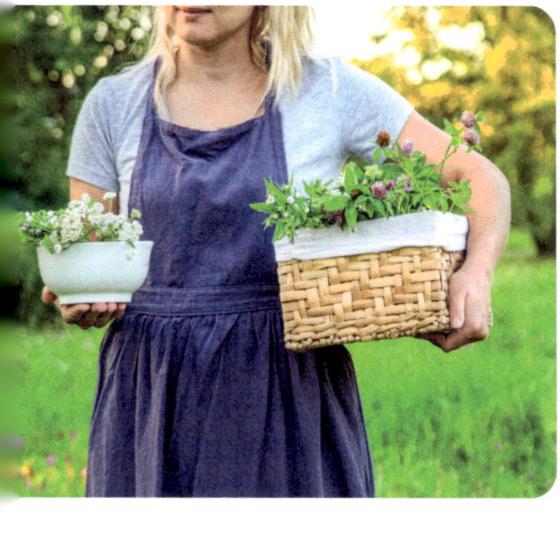

GESCHÜTZTE ARTEN UND DIE HANDSTRAUSS-REGEL

⚠ **Wichtig:** Geschützte bzw. streng geschützte Pflanzen dürfen laut Bundesnaturschutzgesetz in der freien Natur weder geerntet noch beschädigt werden. Das betrifft in diesem Buch **Bärentraube** und **Isländisches Moos**. Zwar nicht (streng) geschützt, aber teilweise regional in ihrem Bestand gefährdet, sind **Kornblume** und **Waldmeister**.

Die übrigen Pflanzen gelten in Deutschland nicht als besonders oder streng geschützt. Für das Sammeln in der freien Natur gilt jedoch generell die sogenannte **Handstrauß-Regel** (§ 39 BNatSchG):

Handstrauß-Regel

Erlaubt: Das Sammeln einer kleinen Menge für den Eigenbedarf ist in der Regel gestattet (z. B. Brombeere, Heidelbeere, Himbeere, Brennnesseln, Holunder, Lindenblüten, Schafgarbe).

Verboten: Das Sammeln großer Mengen für gewerbliche Zwecke oder die Zerstörung des Bestandes ist immer verboten.

Unabhängig vom Schutzstatus erfordert das Sammeln in Naturschutzgebieten, Nationalparks und auf privaten Grundstücken eine Genehmigung.

DER TEEGARTEN ZU HAUSE FÜR MAXIMALE WIRKUNG

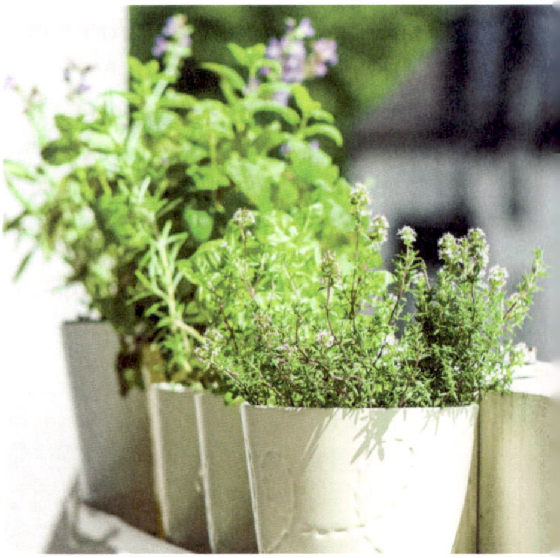

Neben dem Sammeln in der freien Natur bietet sich der eigene Anbau vieler Teekräuter im Garten, auf der Terrasse, dem Balkon oder sogar in einem Minibeet auf der Fensterbank an. Du konsumierst damit nicht nur, sondern produzierst und hast die Gewissheit, stets die frischesten und wirkungsvollsten Zutaten zur Hand zu haben.

DIE GOLDENE REGEL: SONNE GLEICH HEILKRAFT

Die meisten Teekräuter sind ausgesprochene „Sonnenkinder". Die Intensität des Sonnenlichts beeinflusst direkt die Menge der wertvollen Wirk-, Aroma- und Geschmacksstoffe, die die Pflanze ausbildet. Wähle daher für dein Beet möglichst eine vollsonnige Lage. Eine Platzierung im Halbschatten oder gar Vollschatten führt nicht nur zu einem langsameren Wachstum, sondern mindert auch den Wirkstoffgehalt deiner selbst angebauten Kräuter.

Das Ziel ist es, die Pflanzen mit so viel Sonne wie möglich zu verwöhnen, um den höchsten Wirkstoffgehalt für deine Tee-Apotheke zu erzielen. Ausnahmen von dieser Regel sind bei den jeweiligen Pflanzenprofilen im vierten Teil dieses Buches vermerkt.

SOFORTIGE VERFÜGBARKEIT: DIE INDOOR-OASE

Schon ein kleines Teeparadies auf der Fensterbank oder dem Balkon, etwa mit Minze, Thymian oder Gartensalbei, sorgt dafür, dass du die Kräuter jederzeit taufrisch ernten kannst. Für ein Indoor-Kräuterparadies eignen sich nach Süden, Südosten und Südwesten ausgerichtete Fenster am besten.

Auf Balkonen und Terrassen ist der Anbau in Hochbeeten, Blumenkübeln oder Kästen problemlos möglich. Bei einigen kletternden Arten, wie etwa dem Kraut der Unsterblichkeit *(Jiaogulan)*, empfiehlt es sich, eine Rankhilfe anzubringen, damit die Blätter optimal das Sonnenlicht erhalten und du bessere Erträge erzielst.

KREATIVE GARTENGESTALTUNG FÜR MAXIMALE VIELFALT

Der Klassiker zur Kultivierung von Teekräutern ist ein Beet im Garten. Dieses muss nicht immer die Rechteckform haben; es kann auch elliptisch sein oder als gestalterisches Element in eine größere Rasenfläche integriert werden.

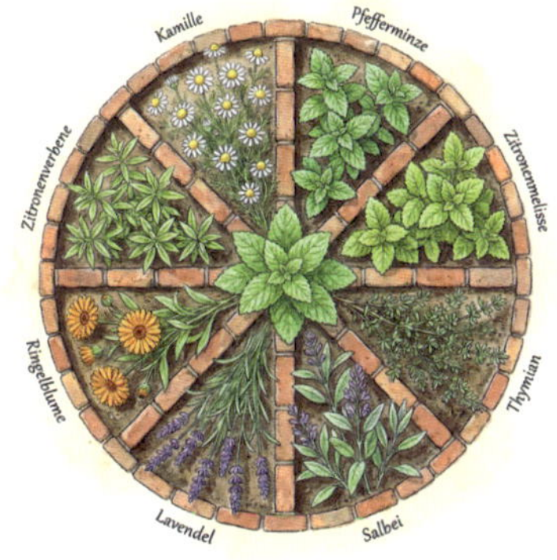

Das Kräuterrad: Das Kräuterrad ist eine effektive Gestaltungsvariante mit rundlichem Grundriss, deren Oberfläche in mehrere Kleinstparzellen unterteilt wird. Zur Separierung kannst du Rasenkantensteine oder kleine Mauern verwenden, die wie Speichen eines Rades angeordnet sind. Der große Vorteil: Diese Unterteilung verhindert, dass stark wüchsige Arten in die Bereiche der Nachbarpflanzen eindringen. Dadurch gelingt es dir, auch schwach wüchsige oder konkurrenzempfindliche Kräuter dauerhaft und geschützt zu pflegen.

Die Kräuterspirale: Als weitere beliebte Gestaltungsvariante hat sich die Kräuterspirale erwiesen. Sie wird in der Regel aus Natursteinen errichtet und steigt zur Mitte hin schneckenhausförmig an. Durch diese Bauweise entstehen verschiedene Feuchtigkeits- und Wärmezonen (von trocken und sonnig oben bis feucht und schattig unten), wodurch du Pflanzen mit ganz unterschiedlichen Bedürfnissen auf kleinstem Raum kultivieren kannst.

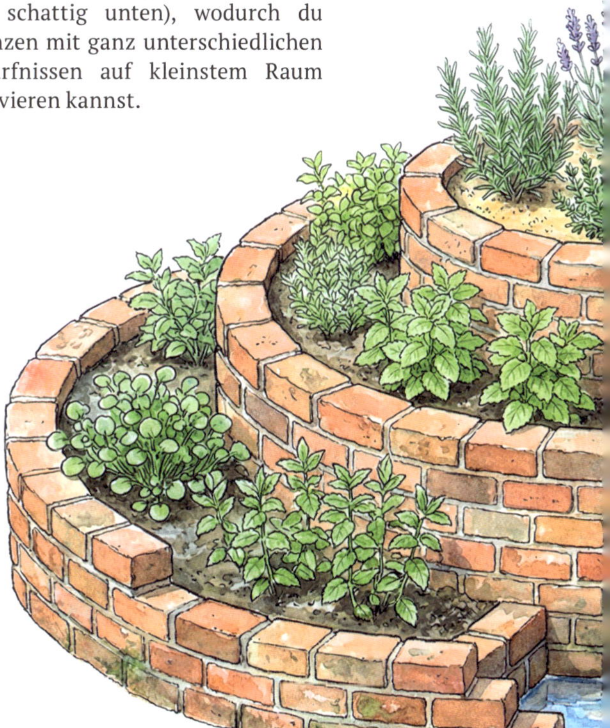

Hochbeete: Hochbeete eignen sich ebenfalls hervorragend, um Teekräuter anzubauen. Da die Oberfläche erhöht ist, erwärmt sich der Boden schneller. Um deine Pflanzen vor unerwünschten Nacktschnecken zu schützen, empfiehlt es sich, das Hochbeet mit einem im Fachhandel erhältlichen Kupferband zu ummanteln.

Entlang des Gartenhauptweges lassen sich auch dekorative Kräuterrabatten anlegen. Dabei kannst du Arten mit busch- oder teppichähnlicher Wuchsform, wie etwa Thymian und Lavendel, attraktiv gruppieren.

Wichtig bei Wucherern: Einige Pflanzen, wie viele Minze-Arten, weisen einen großen Ausbreitungsdrang auf. Damit diese stark wüchsigen Pflanzen schwächere Teepflanzen nicht verdrängen oder unterdrücken, ist eine Wurzelsperre hilfreich.

Pflege der Kübelkräuter: Behalte die Pflanzen stets im Auge, da manche Arten dazu neigen, mit ihren Ausläufern über den Rand des Kübels zu wachsen. In solchen Fällen muss ein kräftiger Rückschnitt erfolgen. Langlebige Stauden solltest du alle zwei bis vier Jahre aus ihren Kübeln nehmen, den Wurzelballen teilen und das Gefäß mit nährstoffreicher, neuer Erde befüllen.

Der feuchte Standort: Für einige Teepflanzen, die sich besonders wohl fühlen, wenn ihre „Füße" von einem feuchten bis nassen Bodensubstrat umgeben sind, erweisen sich die Uferbereiche eines Gartenteichs als sehr vorteilhafter Standort. Hierzu gehört das Echte Mädesüß, das mit seiner dekorativen Erscheinung deinen Gartenteich sogar optisch aufwertet.

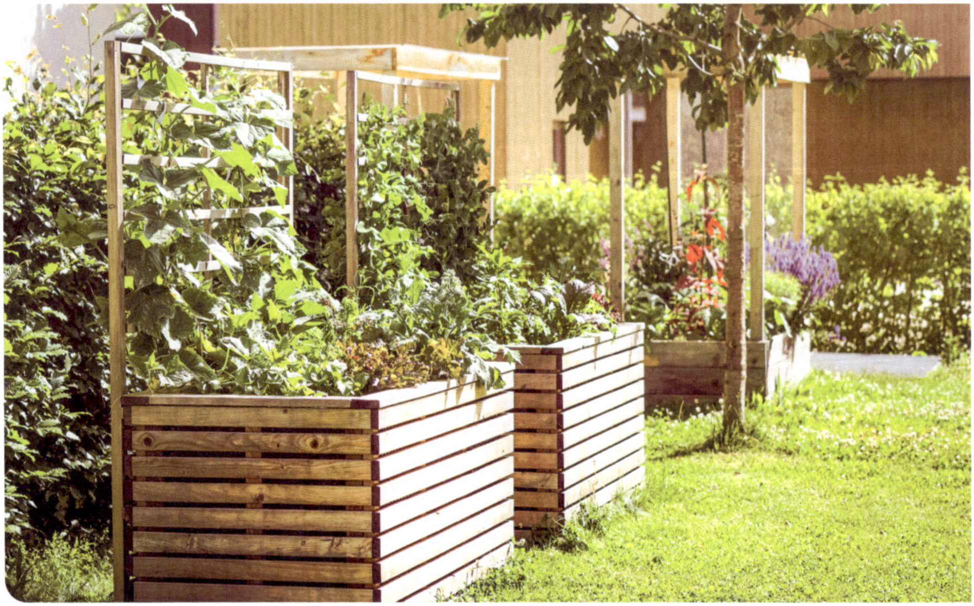

DIE HEILKRAFT BEWAHREN: SAMMELN, ERNTEN UND KONSERVIEREN

Die Frische und die korrekte Konservierung deiner Teekräuter sind entscheidend für die Wirksamkeit der selbst gemachten Heilmittel. Nur wenn du die Wirkstoffe der Pflanzen optimal bewahrst, wird deine Tee-Apotheke ihr volles Potenzial entfalten.

DER OPTIMALE ERNTEZEITPUNKT

Die beste Sammel- und Erntezeit konzentriert sich auf den Frühling bis Spätsommer, da die Pflanzen in dieser Zeit die meisten Inhaltsstoffe produzieren.

Blätter und Stängel: Ernte junges, frisches Grün vor oder während der Blüte. Dies ist der Zeitpunkt, an dem die Konzentration der wertvollen Wirkstoffe am höchsten ist.

Blüten: Pflücke die Blüten vorzugsweise, wenn sie voll geöffnet sind, aber noch nicht welken. Nur dann sind ihr Aroma und ihre Wirkstoffe maximal entwickelt.

Früchte: Achte darauf, dass Früchte wie Hagebutten voll ausgereift sind. Die Reife gewährleistet den besten Geschmack, das beste Aroma und den höchsten Anteil wertvoller Inhaltsstoffe.

Wurzeln: Sie werden in der Regel im Herbst oder zeitigen Frühjahr geerntet, da sich die Heilkräfte dann in der Wurzel konzentrieren.

QUALITÄTSKONTROLLE: WAS NICHT IN DIE APOTHEKE GEHÖRT

Achte streng darauf, nur gesunde Pflanzenteile zu sammeln. Alles, was die Qualität oder Reinheit beeinträchtigt, sollte aussortiert werden:

Schädlinge und Spuren: Verzichte auf Sammelgut, an dem sich Tiere wie Blattläuse oder Raupen angesiedelt haben. Auch Pflanzenteile, die Schleimspuren oder größere Löcher (verursacht durch Schnecken) aufweisen, sind nicht für die Weiterverarbeitung geeignet.

Pilzkrankheiten: Sammle keine Pflanzen, die von deutlich sichtbaren Krankheiten wie Mehltau oder sogenanntem Rost befallen sind. Mehltau erscheint als weißlicher Belag auf den Blattober- oder unterseiten. Rost zeigt sich meist in Form brauner, gelblicher oder schwärzlicher Flecken. Diese Pilze vermindern die Heilkraft der Pflanze und können die Qualität des Tees negativ beeinflussen.

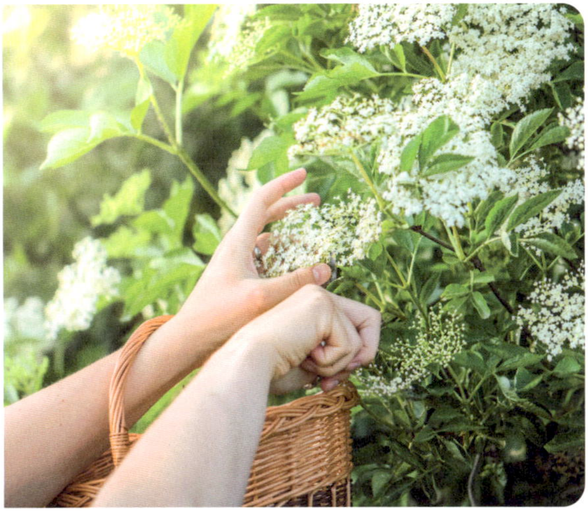

ERNTEMETHODE UND TRANSPORT

Der Zeitpunkt und die Art des Sammelns bestimmen, wie lange die Heilkraft der Pflanze erhalten bleibt.

Trockenheit ist Pflicht: Pflücke deine Teekräuter nur an trockenen Tagen in den frühen Morgen- oder den zeitigen Abendstunden. Zu diesen Zeiten sind die Temperaturen nicht so hoch, die Kräuter bleiben länger frisch, und – am wichtigsten – sie sind frei von Tau oder Regen. Dies beschleunigt den Trocknungsprozess und beugt Schimmel vor.

Schonender Transport: Verwende als Sammelbehälter am besten aus natürlichen Materialien geflochtene Körbe. Fülle das Erntegut nur in lockeren, dünnen Lagen ein. Dadurch kann die Luft gut zirkulieren, die Pflanzen werden nicht gequetscht oder erwärmt, und die Qualität der Wirkstoffe bleibt erhalten.

Zwischenlagerung: Sollte eine sofortige Verarbeitung nicht möglich sein, lagere die ungewaschenen Pflanzen als Notlösung kurzzeitig im Kühlschrank oder einem sehr kühlen, dunklen Raum. Versuche jedoch immer, die Kräuter so schnell wie möglich zu trocknen oder einzufrieren, um den Verlust von Aroma und Wirkstoffen zu minimieren.

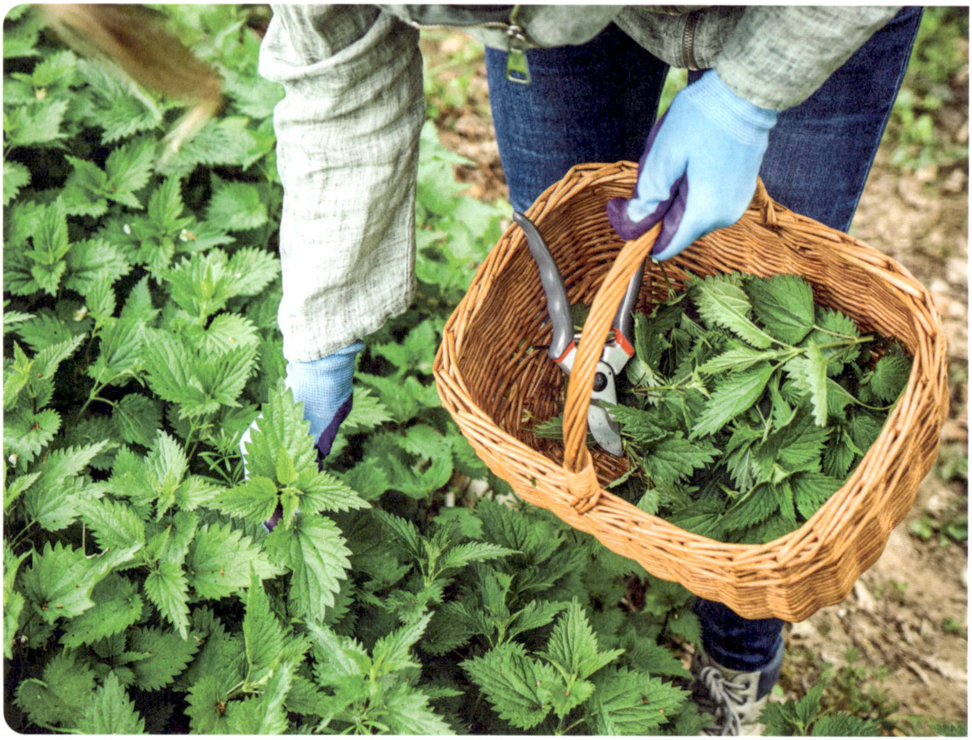

KONSERVIERUNG DURCH TROCKNEN

Das Trocknen ist die klassische und einfachste Konservierungsmethode, um die Haltbarkeit deiner Tee-Apotheke zu gewährleisten.

Die richtige Umgebung: Trockne niemals in der direkten Vollsonne, da das Licht hitzeempfindliche Inhaltsstoffe wie Vitamine und ätherische Öle zerstören kann, was die Wirksamkeit deiner Heilpflanzen mindert. Wähle stattdessen luftige, trockene Plätze (z. B. unter einem Vordach, auf dem Dachboden), an denen die Umgebungstemperatur idealerweise 20 bis 28 °C beträgt.

Unterlage und Luftzirkulation: Breite das Sammelgut in einer maximal 2 cm starken Lage auf einem sauberen Tuch, einer Gaze oder einem ausrangierten Gazefenster aus. Die Luft muss von allen Seiten gut daran gelangen können.

Bündel und Wurzeln: Teepflanzen mit längeren Stängeln (wie Pfefferminze) lassen sich gut in kleinen Bündeln trocknen, die du an einer Leine aufhängst. Wurzeln solltest du vor dem Trocknen in dünne Scheiben schneiden, um den Prozess zu beschleunigen und Schimmel zu verhindern.

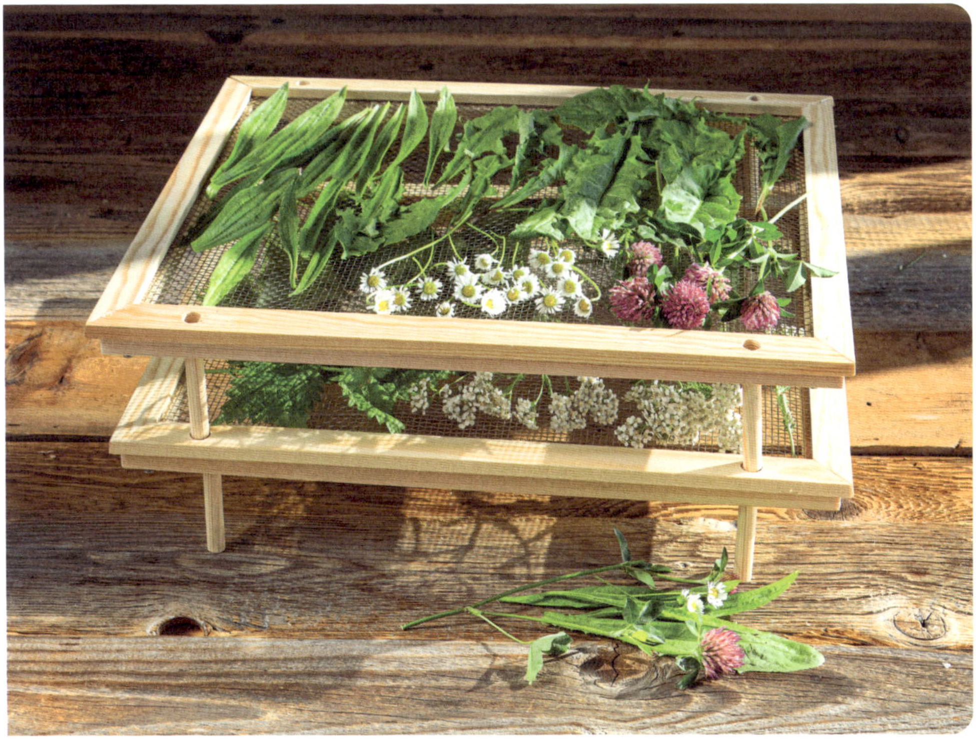

KONSERVIERUNGSMETHODE EINFRIEREN

Das Einfrieren ist eine besonders empfehlenswerte Konservierungsform, da die Teepflanzen ihre Frische und maximale Wirkstoffkonzentration weitgehend behalten. Portioniere hierzu Blüten, Blätter oder Mischungen in sehr kleinen, verschließbaren Dosen oder in Eiswürfelbehältern mit etwas Wasser. Friere sie im Tiefkühlschrank (bei −18 °C) ein. Bei Bedarf kannst du die gefrorenen Portionen direkt in die Tasse geben.

RICHTIGE LAGERUNG: DUNKEL, TROCKEN, KÜHL

Zur späteren Aufbewahrung eignen sich Gläser, Keramikgefäße oder Haushaltsdosen, die du möglichst luftdicht verschließen kannst. Dies gewährleistet, dass die empfindlichen Aromen und ätherischen Öle lange erhalten bleiben. Die Gefäße bewahrst du vorzugsweise in einem dunklen, trockenen und kühlen Raum bei Temperaturen von 10 bis 15 °C auf.

Selbst die besten Heilkräuter sind nur so sicher wie ihre Qualität und Lagerung. Problematisch sind dabei vor allem **Mykotoxine (Schimmelpilzgifte)**:

⚠ **Gefahr:** Unsichtbare Schimmelpilze können sich auf Teekräutern bilden, wenn diese nicht vollständig getrocknet wurden oder falsch gelagert werden (zu warm, zu feucht). Diese Pilze produzieren Gifte (Mykotoxine), die leber- und nierenschädigend sein können.

Vorbeugung: Kontrolliere deinen Vorrat regelmäßig. Entsorge alle Kräuter sofort, die muffig riechen, sichtbaren Schimmel aufweisen oder verklumpen. Lagere deine Kräuter nur gut getrocknet, in luftdichten, dunklen Gefäßen bei niedriger Temperatur.

Aber auch **Pestizide und Schadstoffrückstände** können die Sicherheit und Wirksamkeit deiner Tee-Apotheke herabsetzen:

⚠ **Gefahr:** Gekaufte Teesorten, insbesondere außerhalb des Bio-Segments, können Rückstände von Pestiziden, Herbiziden oder Schwermetallen enthalten. Selbst geerntete (siehe Seite 20) können mit Umweltschadstoffen belastet sein.

Vorbeugung: Kaufe Heilkräuter nach Möglichkeit nur in Bio-Qualität oder mit entsprechender Zertifizierung (Apotheke, Fachhandel). Wildpflanzen sollten nur in sicherer Entfernung von Industrieflächen oder stark befahrenen Straßen gesammelt werden (mindestens 50 Meter), um die Belastung durch Schwermetalle und Abgase zu vermeiden.

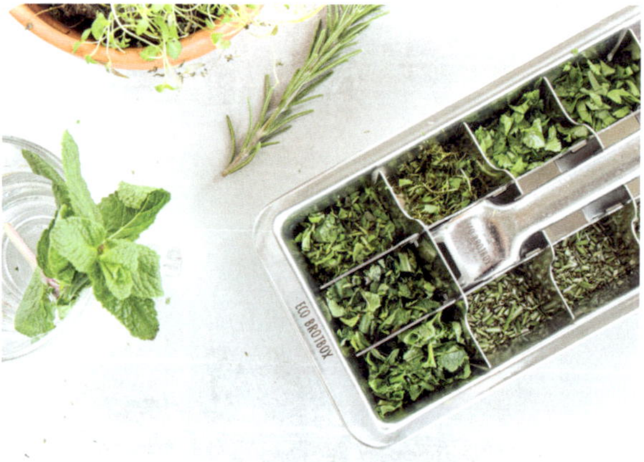

RICHTIGE ZUBEREITUNG UND GESUNDE VERFEINERUNG

Nach dem Sammeln und Konservieren folgt der entscheidende Schritt: die Zubereitung. Hier entscheidet sich, ob deine Tee-Apotheke ihre volle Heilkraft entfalten kann, ohne wertvolle Wirkstoffe zu zerstören.

HEILTEE IST NICHT GLEICH GENUSS-TEE

Heiltees werden **grundsätzlich anders zubereitet** als Genuss-Tees aus den gleichen Pflanzen. Die Ziehzeit ist in der Regel länger, um genügend Wirkstoffe zu lösen. Samen oder Wurzelstücke werden zu diesem Zweck oftmals sogar für mehrere Minuten gekocht. Das macht den Tee oft bitterer oder strenger im Geschmack. In anderen Fällen ist ein Kaltauszug die bevorzugte Methode, um temperaturempfindliche Wirkstoffe zu schonen. Die richtige Zubereitung für eine maximale Heilwirkung ist bei jeder Teepflanze beschrieben.

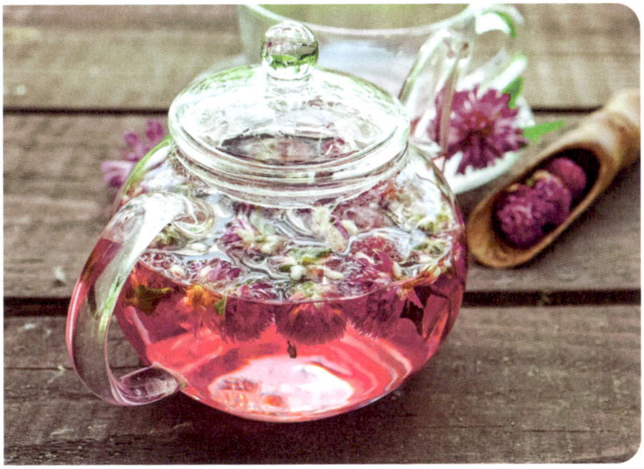

DIE BASIS: NICHT KOCHEN, NUR ÜBERGIESSEN

Die goldene Regel für die Zubereitung fast aller Tees lautet: **Die Pflanzenteile nicht über mehrere Minuten in kochendem Wasser wallen lassen.** Durch langes Kochen würden sowohl die feinen Aromen als auch die hitzeempfindlichen Inhaltsstoffe zerstört werden. Hierzu gehören insbesondere:

Flüchtige ätherische Öle: Sie sind Träger von Aroma und Wirkung und verdampfen bei zu hoher Hitze schnell.

Vitamine: Das hitzeempfindliche Vitamin C zerfällt bereits bei zu langer oder zu hoher Kochdauer und verliert somit seine positive gesundheitliche Wirksamkeit.

Gib die getrockneten oder frischen Tees lose oder in einem Teefilterbeutel in eine Kanne oder Tasse und übergieße sie mit sprudelnd kochendem Wasser. Lasse den Ansatz ziehen, damit die Pflanzen genügend Zeit haben, ihre Wirkstoffe vollständig an das Wasser abzugeben.

Die optimale Ziehzeit

Leichte Tees (Blüten, Blätter): **5–8 Minuten.**

Kräftige Tees (Wurzeln, Rinden, harte Früchte): **bis zu 15 Minuten.**

SÄURE UND FRISCHE: VITAMINE SCHÜTZEN

Viele Menschen verfeinern ihren Tee gerne mit Zitrusfrüchten, was nicht nur eine feine Säure bringt, sondern auch gesundheitlichen Mehrwert schafft.

Zitrone – der Vitamin-C-Kick: Der frisch gepresste Saft von Zitronen ist der Klassiker. Er verleiht dem Tee eine belebende, säuerliche Note und liefert viel Vitamin C. Dieses Vitamin ist ein starkes Antioxidans, das dein Immunsystem und das Bindegewebe stärkt, die Eisenaufnahme im Darm fördert und freie Radikale abfängt.

Der Hauptträger des Zitronenaromas ist die Schale. Verwende Bio-Zitronen und gib eine 3–4 mm starke, ungeschälte Scheibe in die Tasse oder nutze Abrieb. Auch Mandarinen, Orangen oder Grapefruits eignen sich zur Verfeinerung. Letztere verleihen dem Tee eine feinherbe Geschmacksnote.

Heimische Früchte: Auch einheimische Obstsorten wie Brombeeren, Holunder, Heidelbeeren, Erdbeeren und Sauerkirschen eignen sich zur Verfeinerung. Gerade bei hartschaligen Beeren empfiehlt es sich, diese vor der Zugabe leicht zu zerdrücken, damit der Fruchtsaft und die Inhaltsstoffe besser austreten können.

Achtung, Hitze: Gib Früchte oder Fruchtsäfte erst in den Tee, wenn sich dieser auf eine Temperatur von **mindestens 50 °C abgekühlt** hat. Auf diese Weise minimierst du den Verlust der Vitamine und stellst sicher, dass die positive gesundheitliche Wirksamkeit erhalten bleibt.

SÜSSE MIT MEHRWERT: HONIG UND ALTERNATIVEN

Ob du deinen Tee süßt, ist reine Geschmackssache. Falls du dich dafür entscheidest, gibt es auch gesündere Optionen als Haushaltszucker.

Honig: Honig ist das empfehlenswerteste Süßungsmittel, auch wenn er kalorienreich ist. Er enthält Enzyme, Spuren von Vitaminen und Mineralien sowie zahlreiche Antioxidantien und organische Säuren. Zudem werden ihm leichte antibakterielle und entzündungshemmende Eigenschaften zugeschrieben. Da die Enzyme im Honig hitzeempfindlich sind und ab 40 °C denaturieren, füge den Honig erst nach dem Abkühlen hinzu.

Ahornsirup: Dieses Süßungsmittel ist kalorienärmer als Honig und enthält ebenfalls B-Vitamine, Antioxidantien und Mineralstoffe, allerdings in geringerer Konzentration.

Haushaltszucker/Kandis: Der aus Rüben oder Zuckerrohr gewonnene Haushaltszucker ist das verbreitetste Süßungsmittel. Anders als Honig und Ahornsirup liefert er lediglich Kalorien, aber keine gesundheitlich wirksamen Inhaltsstoffe. Kandiszucker („Kluntje") ist eine Form des Haushaltszuckers, die von vielen Teetrinkern wegen der langsamen Auflösung geschätzt wird.

Stevia (Honigkraut): Das auch als Honigkraut bekannte *Stevia rebaudiana* (Lebensmittelzusatz E 960) wird wegen seiner hohen Süßkraft geschätzt. Es liefert kaum Kalorien, hat aber einen intensiven Eigengeschmack.

AROMATISIERUNG DURCH FRISCHE KRÄUTER

Eine leichte Zitronennote im Tee lässt sich auch erreichen, indem du frisches Zitronengras oder einen Stängel Zitronenverbene hinzugibst. Eine dünn geschnittene Scheibe Ingwer oder ein Zweig Rosmarin verleihen dem Aufguss eine würzige, anregende Note.

ANDERE ZUSÄTZE: MILCH UND ALKOHOL

In Großbritannien sowie in Ostfriesland ist es üblich, Schwarztee mit Milch oder Sahne zu verfeinern, da dies den leicht herben Geschmack überdeckt. Studien deuten jedoch darauf hin, dass bestimmte Milchproteine die Aufnahme von Polyphenolen beeinflussen und daher die Wirkung von Heiltees reduzieren können. Ob du diesen Verlust der Heilkraft in Kauf nimmst, ist eine persönliche Entscheidung.

Die Zugabe von Spirituosen wie Rum, Whisky oder Gin ist vor allem in kalten Wintermonaten eine traditionelle Praxis in einigen Regionen, sollte aber im Rahmen der gesundheitlichen Ausrichtung deiner Tee-Apotheke nur maßvoll genossen werden.

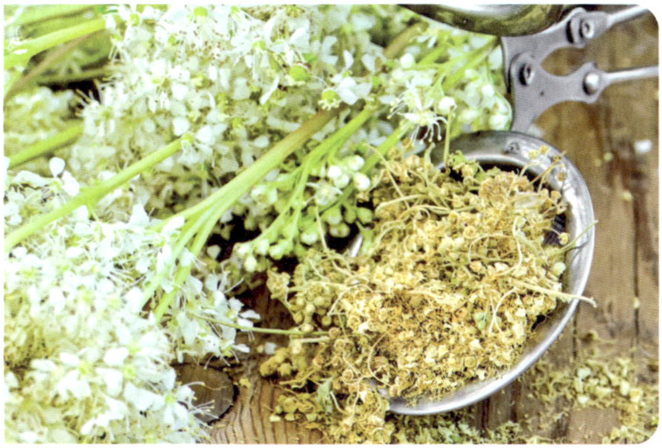

UMRECHNUNG VON FRISCHEN UND TROCKENEN ZUTATEN

Da du in diesem Buch sowohl Rezepte mit frischen, selbst gesammelten oder angebauten Kräutern als auch mit getrockneten Zutaten findest, ist es für die korrekte Dosierung deiner Tee-Apotheke wichtig, die Mengen umrechnen zu können. Frische Pflanzenteile enthalten zwischen 70 und 90 Prozent Wasser, während in getrockneten Kräutern die Wirk- und Aromastoffe stark konzentriert sind.

Als allgemeine Faustregel für die Umrechnung nach **Volumen (z. B. Teelöffel, Esslöffel)** kannst du dir merken:

1 Teil
getrocknetes Kraut
entspricht
3 Teilen
frischer Kräuter.

Wenn ein Rezept also beispielsweise einen Teelöffel getrocknete Minze vorsieht, solltest du als Ersatz drei Teelöffel (etwa einen Esslöffel) frische, gehackte Minze verwenden. Umgekehrt reduzierst du die Menge um zwei Drittel, wenn du frische Kräuter durch getrocknete ersetzen möchtest.

Diese Regel dient als Orientierung. Bei sehr intensiv duftenden Kräutern wie Rosmarin, Salbei oder Thymian ist es ratsam, im Zweifelsfall etwas vorsichtiger zu dosieren und sich langsam an deinen idealen Geschmack heranzutasten. So stellst du sicher, dass dein Tee nicht nur wirksam, sondern auch ein Genuss für deine Sinne ist.

DIE KUNST DER TEEMISCHUNG

Teemischungen verbinden Pflanzen nicht zufällig miteinander, sondern nach einer klaren Wirklogik. Jede Mischung folgt dem Ziel, Wirkung, Verträglichkeit und Geschmack in ein harmonisches Verhältnis zu bringen. Dabei entsteht ein Zusammenspiel der Inhaltsstoffe, das oft stärker und zugleich milder ist als ein Einzelkraut. Kräuter können sich gegenseitig ergänzen, Wirkungen verstärken oder geschmacklich ausgleichen – ein Prinzip, das seit Jahrhunderten in der Kräuterkunde gepflegt wird und auch in der modernen Phytotherapie seinen festen Platz hat.

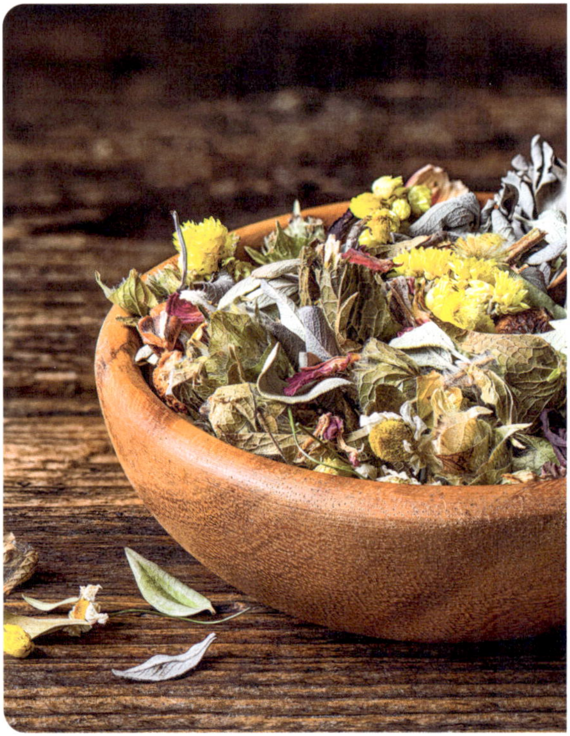

GRUNDIDEE: THERAPEUTISCHES ZIEL

Der Ausgangspunkt jeder Teemischung ist ein definiertes Ziel: Soll der Tee beruhigen, die Verdauung unterstützen, Husten lösen, das Immunsystem stärken oder einfach wohltuend durchwärmen? Je klarer du das Ziel bestimmst, desto präziser kannst du die Kräuter auswählen. In der Regel besteht eine ausgewogene Mischung aus drei funktionalen Ebenen, die zusammen eine klare Struktur ergeben.

Leittees

Diese Pflanzen tragen die Hauptwirkung. Sie bestimmen, wofür die Mischung gedacht ist – etwa Thymian bei Husten, Kamille bei Entzündungen oder Pfefferminze bei Verdauungsbeschwerden. Sie stellen meist den größten Anteil und verleihen der Mischung therapeutisches Gewicht.

Begleitkräuter

Sie unterstützen den Leittee, indem sie ähnliche oder ergänzende Wirkungen einbringen. Dazu gehören beispielsweise Pflanzen, die zusätzlich entzündungshemmend, krampflösend, reizlindernd oder beruhigend wirken. Sie vertiefen die Wirkung und verbessern oft die Verträglichkeit.

Aromatees

Aromatische verleihen einer Mischung Harmonie und machen sie angenehmer zu trinken – besonders wichtig, wenn mehrere Tassen pro Tag empfohlen werden. Zitronenmelisse, Zitronenverbene, Hibiskus, Rosenblüten oder Orangenschale sind typische harmonisierende Elemente.

AUFBAU EINER WIRKSAMEN MISCHUNG

Ein bewährtes Vorgehen besteht darin, zunächst ein bis zwei Leittees auszuwählen, die exakt zum Ziel passen. Danach ergänzt du ein bis drei Begleitkräuter, die das therapeutische Profil abrunden. Den Abschluss bilden ein oder zwei aromatische Pflanzen, die den Geschmack stabilisieren, ohne die Richtung zu verändern.

Die genauen Mengen müssen nicht streng definiert werden, trotzdem hat sich eine grobe Orientierung bewährt: Der Leittee bildet oft etwas über die Hälfte der Mischung, der Rest verteilt sich in etwa gleichen Teilen auf Begleit- und Aromapflanzen. Entscheidender als exakte Zahlen ist jedoch die Klarheit der Komposition – zu viele Kräuter gleichzeitig wirken sowohl therapeutisch als auch geschmacklich oft unruhig.

PRAKTISCHE HINWEISE ZUM MISCHEN

Mische Kräuter bevorzugt nach Volumen, nicht nach Gewicht, da Blüten, Blätter, Samen und Wurzeln sehr unterschiedliche Dichten besitzen. Zerkleinere aromatische Kräuter erst kurz vor der Anwendung oder dem Verpacken einer Mischung, damit ätherische Öle erhalten bleiben. Wurzeln und Rinden benötigen meist längere Ziehzeiten oder eine Abkochung und werden daher häufig separat vorbereitet oder etwas gröber belassen.

Sorge für trockene, dunkle und luftdichte Lagerung, damit Geschmack und Wirkung stabil bleiben. Beschrifte jede Mischung mit Namen, Bestandteilen und Verwendungszweck.

BEISPIELE FÜR TYPISCHE WIRKLOGIKEN

Viele Mischungen folgen einer wiederkehrenden funktionalen Struktur. Ein **Hustentee** vereint häufig schleimlösende, reizlindernde und antiviral wirkende Kräuter. Eine **Verdauungsmischung** kombiniert krampflösende, beruhigende und entzündungshemmende Elemente. **Tees für Schlaf und Nerven** enthalten sanft sedierende und entspannende Pflanzen, ergänzt durch harmonisierende Aromakräuter, die den Abend angenehm ausklingen lassen.

Passende Tees für jede Wirklogik findest du im Symptomregister auf Seite 185/188 sowie in der Basis-Tee-Apotheke auf Seite 184/186.

Mit ein wenig Übung erkennst du schnell, welche Kräuter miteinander harmonieren. So entsteht nach und nach deine eigene Tee-Apotheke – klar strukturiert, vielseitig einsetzbar und genau auf deine Bedürfnisse abgestimmt.

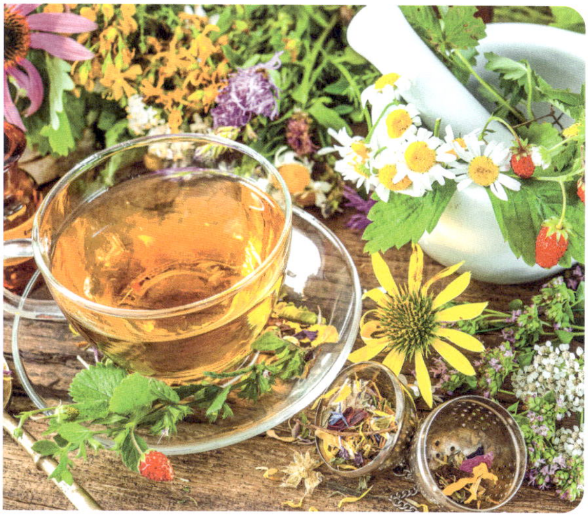

Rezepte

BEWÄHRTE TEEMISCHUNGEN

Nachfolgend findest du 13 besonders beliebte Teemischungen, die sich leicht nachahmen lassen. Diese Rezepte sind Vorschläge, die du gerne durch Weglassen oder Hinzufügen weiterer Zutaten nach deinen Vorstellungen variieren kannst. **Die umfassende Basis-Tee-Apotheke zur gezielten Behandlung verschiedener gesundheitlicher Beschwerden findest du auf Seite 184.**

AROMATISCHE GRUNDMISCHUNG

Wirkung/Anlass:
Eine Basis zum Experimentieren, um die belebende Wirkung des schwarzen Tees mit den aromatischen Heilkräften anderer Pflanzen zu kombinieren.

Zutaten:
- Eine Basis aus losem Schwarztee (ca. 1 TL pro Tasse) und ein oder mehrere weitere Zutaten nach Geschmack, etwa:
- Einige Blätter Zitronenverbene
- 1 gestrichener TL getrocknete Lavendelblüten pro Tasse (sehr intensiv!)
- Das Mark einer Vanilleschote
- Zimtrinde oder Kardamom

Zubereitung:
Übergieße die Mischung mit kochendem Wasser. Beachte die klassische Ziehzeit für Schwarztee (2–3 Minuten für anregend, 5 Minuten für beruhigend), aber verlängere sie leicht, wenn du harte Gewürze verwendest.

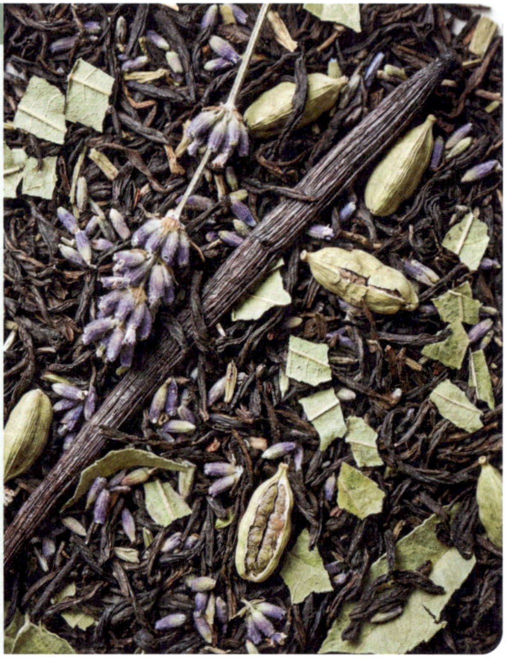

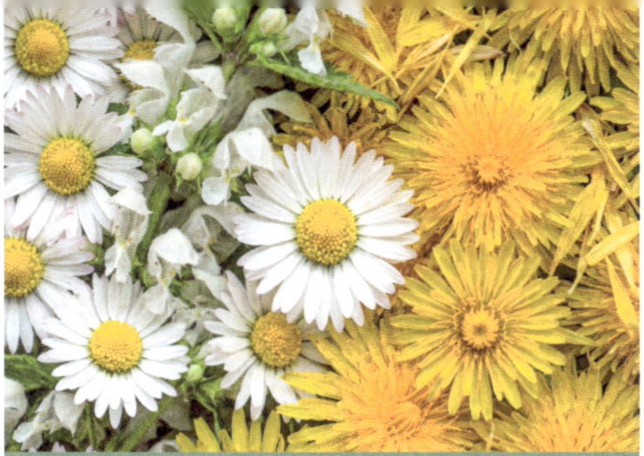

ERWACHENDER FRÜHLING

Wirkung/Anlass:
Ein revitalisierender Tee aus den ersten gesunden Frühlingsblüten.

Zutaten (für 1 Liter):
- 1 gehäufter EL frische Gänseblümchenblüten
- 1 gehäufter EL frische Taubnesselblüten
- 2 gehäufte EL frische Löwenzahnblüten

Zubereitung:
Vor der Zubereitung die gelben Zungenblüten des Löwenzahns aus den Blütenkelchen zupfen (die Kelche haben einen bitteren Geschmack). Die Zutaten mit 1 Liter kochendem Wasser übergießen und anschließend 5–10 Minuten ziehen lassen.

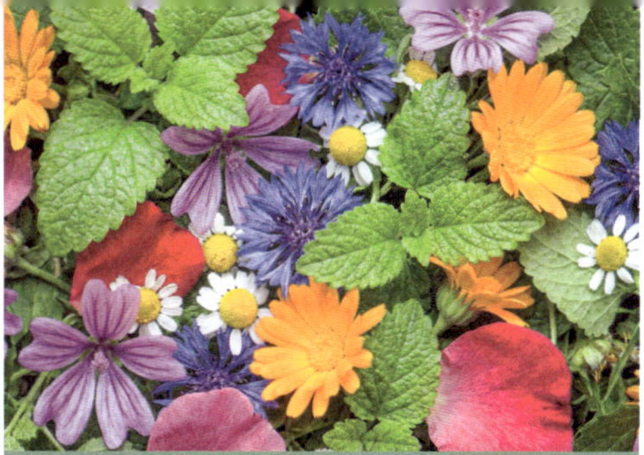

FLORALES SEELENLICHT

Wirkung/Anlass:
Ein optisch wunderschöner und sanfter Tee, der die Seele streichelt. Gut für eine kleine Auszeit am Nachmittag.

Zutaten (für 1 Liter):
- 5 EL frische Zitronenmelisse-Blätter
- 1 gehäufter EL frische Malvenblüten
- 1 gehäufter EL frische Kornblumenblüten
- 1 gehäufter EL frische Ringelblumenblüten
- 1 gehäufter EL frische Gänseblümchenblüten
- 1 EL frische Rosenblütenblätter

Zubereitung:
Mit 1 Liter kochendem Wasser übergießen und 5 Minuten ziehen lassen. Falls du süßen möchtest, eignet sich Akazienhonig besonders gut, da er die florale Komposition unterstreicht.

SOMMER-HARMONIE

Wirkung/Anlass:
Ein harmonisches Zusammenspiel von Blüten und frischem Kraut. Gut gekühlt, ein hervorragender sommerlicher Durstlöscher.

Zutaten (für 1 Liter):
- 25 g frische Pfefferminze
- 1 gehäufter EL frische Lindenblüten
- 1 gehäufter EL frische Muskatellersalbei-Blüten

Zubereitung:
Die Mischung in eine Kanne geben, mit 1 Liter kochendem Wasser übergießen und 5 Minuten ziehen lassen.

KÜHLER LIMETTEN-TRAUM

Wirkung/Anlass:
Ein Klassiker für den Sommer, der erfrischt und leicht beruhigt.

Zutaten (für 1 Liter):
- 100–150 g frische Zitronenmelisse (gut 1 Handvoll)
- 100 g frische Ananas, in kleine Stücke geschnitten
- 1 Limette (mit Schale), in dünne Scheiben geschnitten

Zubereitung:
Die Zutaten in eine Kanne geben und mit 1 Liter kochendem Wasser übergießen. Zum Ziehen benötigt dieser Tee etwa 5 Minuten. Für maximale Frische die Limettenscheiben erst nach dem Abkühlen hinzufügen.

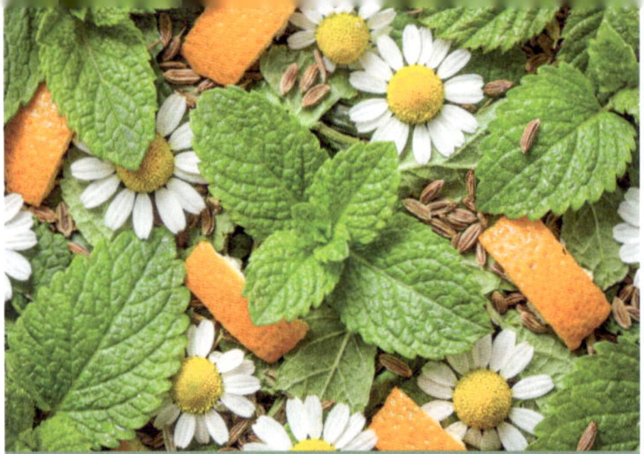

MORGENFRISCHER AKTIV-TEE

Wirkung/Anlass:
Ein angenehm schmeckender Tee, der belebt und gleichzeitig den Magen beruhigt.

Zutaten (für 1 Liter):
- 50 g frische Grüne Minze
- 50 g frische Brombeer-, Himbeer- oder Walderdbeerblätter (oder eine Mischung daraus)
- 20 g frische Kamillenblüten
- 50 g frische Zitronenmelisse
- Gut gewaschene Schale einer Orange (alternativ zweier Mandarinen)
- ¼ TL Anissamen (zerdrückt)

Zubereitung:
Mit 1 Liter kochendem Wasser übergießen und 5–10 Minuten ziehen lassen.

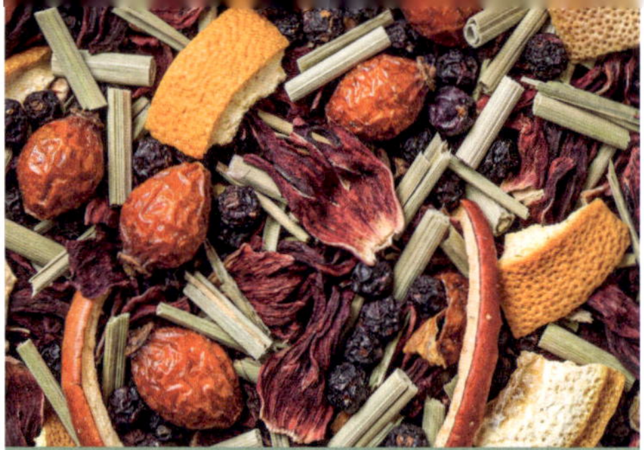

ANTIOXIDANS-WUNDER

Wirkung/Anlass:
Ein fein säuerlich schmeckender Tee mit hohem Gehalt an Antioxidantien, gut geeignet für die kalte Jahreszeit.

Zutaten (für 1 Liter):
- 3 g getrocknete rote Stockrosenblüten
- 40 g getrocknete Hagebutten (zerdrückt)
- 5 g getrocknete Holunderbeeren (zerdrückt)
- 40 g Zitronengras (frisch oder getrocknet)
- Gut gewaschene Schale einer Orange
- Schale eines roten Apfels
- Gut gewaschene Schale einer Zitrone

Zubereitung:
Das Ganze mit 1 Liter kochendem Wasser übergießen. Danach lässt man den Ansatz 15 Minuten ziehen, da die harten Hagebutten und Schalen länger benötigen, um ihre Wirkstoffe freizugeben.

SANFTE MITTE

Wirkung/Anlass:
Therapeutikum, das bei Magenverstimmungen wirken und die Heilung einer Magenschleimhautentzündung unterstützen kann.

Zutaten (für 1 Tasse):
- Mischung zu gleichen Teilen aus frischen oder getrockneten Kamillenblüten, Pfefferminz- und Brombeerblättern.

Zubereitung:
2 gehäufte Teelöffel dieser Mischung mit 200 ml kochendem Wasser übergießen und 5–10 Minuten ziehen lassen. Um den Magen nicht unnötig zu reizen, sollte auf Süßungsmittel verzichtet werden.

ZITRUS-MINZ-KICK

Wirkung/Anlass:
Kühlt und ist sehr erfrischend – ideal als sommerlicher Durstlöscher.

Zutaten (für 1 Liter):
- Je 50 g frische Ananasminze und Pfefferminze
- 50 g frische junge Brennnesseln
- 50 g frisches Zitronengras
- gut gewaschene Schale einer Orange (alternativ auch einer Zitrone oder zweier Mandarinen)

Zubereitung:
Die Zutaten mit 1 Liter kochendem Wasser übergießen und 10 Minuten ziehen lassen.

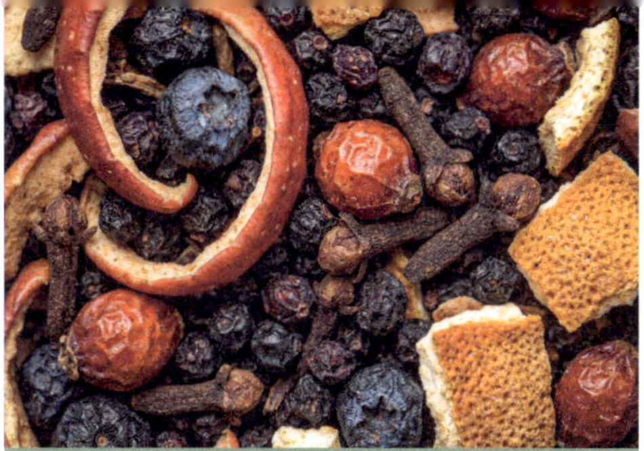

ADVENTSZAUBER

Wirkung/Anlass:
Ein herrlich schmeckender Gewürztee für die Winter- und Weihnachtszeit, der sich auch gut eignet, um die Zeit zwischen dem Mittagessen und der weihnachtlichen Bescherung stimmungsvoll zu überbrücken.

Zutaten (für 1 Liter):
» Schale eines roten Apfels
» 1 leicht gehäufter EL getrocknete, zerdrückte Heidelbeeren
» 1 gestrichener TL getrocknete, zerdrückte Holunderbeeren
» 50 g getrocknete Hagebutten
» 1–2 Gewürznelken (oder stattdessen das Mark einer Vanilleschote)
» Ein etwa 1 cm langes Stück Zimtstange
» Gut gewaschene Schale einer Orange

Zubereitung:
Wie „Wärmendes Winterlicht“ zubereiten.

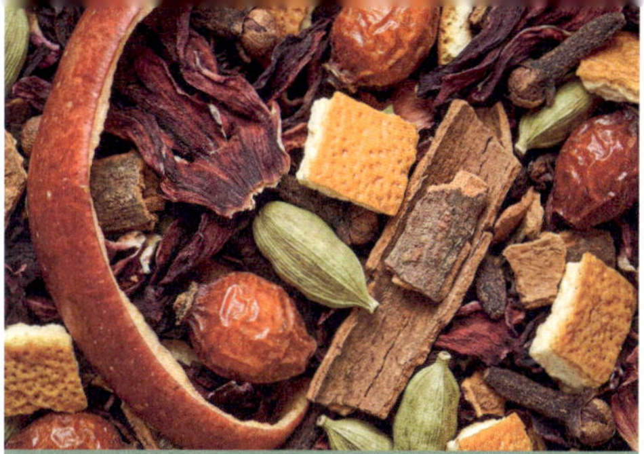

WÄRMENDES WINTERLICHT

Wirkung/Anlass:
Ein wärmender, leicht herber Tee, der an kalten Tagen von innen wärmt und die Abwehrkräfte stärkt.

Zutaten (für 1 Liter):
» Schale von drei roten Äpfeln
» 3 g getrocknete rote Stockrosenblüten
» 30 g getrocknete Hagebutten (zerdrückt)
» Gut gewaschene Schale einer Orange
» Ein etwa 1 cm langes Stück Zimtstange
» ½ TL Kardamomsamen (leicht angedrückt)
» 2 Gewürznelken

Zubereitung:
Die Mischung in eine Kanne geben und mit 1 Liter kochendem Wasser übergießen. Lasse den Tee **15 Minuten** ziehen, da Hagebutten und Gewürze eine lange Ziehzeit benötigen, um ihre Heilkraft freizugeben.

INGWER-WÄRMEKICK

Wirkung/Anlass:
Ein intensiv scharfer, aber extrem gesunder Tee, der das Immunsystem und die Durchblutung anregt.

Zutaten (für 1 Liter):
» 30 g frische, in dünne Scheiben geschnittene Ingwerwurzel
» 25 g frisches Zitronengras
» 5 Stängel frischer Rosmarin

Zubereitung:
Alle Zutaten in eine Kanne geben und mit 1 Liter kochendem Wasser übergießen. Lass ihn am besten 10 Minuten ziehen. Optional bietet es sich an, ihn mit etwas Lindenblütenhonig zu süßen.

WOHLFÜHLTEE

Wirkung/Anlass:
Ein Tee, den man dank seiner harmonischen Zusammensetzung zu jeder Tageszeit trinken kann. Unterstützt das allgemeine Wohlbefinden.

Zutaten (für 1 Liter):
» 40 g frische junge Brennnesseln
» 40 g frische Zitronenmelisse
» 30 g frische Schafgarbe
» 10 g frischer Thymian
» 50 g frische Pfefferminze
» 40 g frischer Gartensalbei
» 20 g frische Ringelblumenblüten

Zubereitung:
Diese frische Mischung mit 1 Liter kochendem Wasser übergießen und 5 Minuten ziehen lassen.

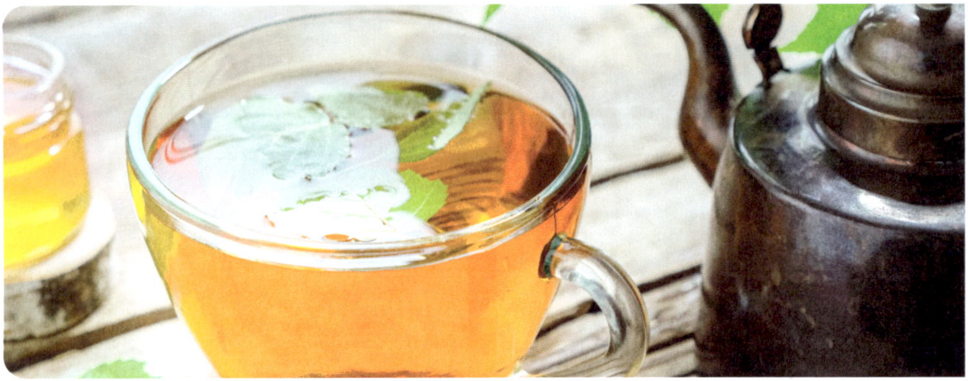

GESUNDHEITSKUREN MIT TEE

Im Frühling sehnt sich der Körper nach einer innerlichen Reinigung und einem Neustart. Viele Menschen nutzen diese Zeit traditionell für eine sogenannte Frühjahrskur, die darauf abzielt, den Stoffwechsel anzuregen und die Ausscheidungsorgane (insbesondere Leber und Nieren) zu unterstützen, um den Körper nach der dunklen Winterzeit wieder „in Schwung" zu bringen, traditionell als „Entschlackung" oder moderner „Detox" bezeichnet.

DIE PRINZIPIEN EINER ERFOLGREICHEN KUR

Damit deine Tee-Kur maximalen Erfolg erzielt, beachte bitte diese einfachen Regeln, die für alle Entschlackungs- und Aufbaukuren gelten:

- **Dauer:** Eine Kur sollte idealerweise über 2 – 3 Wochen hinweg durchgeführt werden.
- **Trinkmenge:** Trinke täglich über den Tag verteilt mindestens 4 – 5 Tassen der gewählten Teemischung.
- **Einnahmezeitpunkt:** Für eine optimale Wirkung sollte der Tee ungesüßt und idealerweise nüchtern oder zwischen den Mahlzeiten getrunken werden. So können die Wirkstoffe schneller in den Körper aufgenommen werden.
- **Ernährung:** Verstärke die ausleitende Wirkung, indem du die Kur mit leichten saisonalen Gerichten kombinierst, die ebenfalls den Stoffwechsel anregen (z. B. mit Löwenzahn, Bärlauch oder Brennnesselspinat).
- **Pausen:** Heilkuren sind nicht für den Dauerkonsum gedacht. Lege nach Abschluss der Kur eine Pause von ebenfalls 2–3 Wochen ein, bevor du sie gegebenenfalls wiederholst.

Als klassischer „Entschlackungstee" gilt der Tee aus frischen jungen Brennnesseln. Daneben haben sich auch die folgenden Frühlingsmischungen als wertvolle Begleiter für eine Kur bestens bewährt.

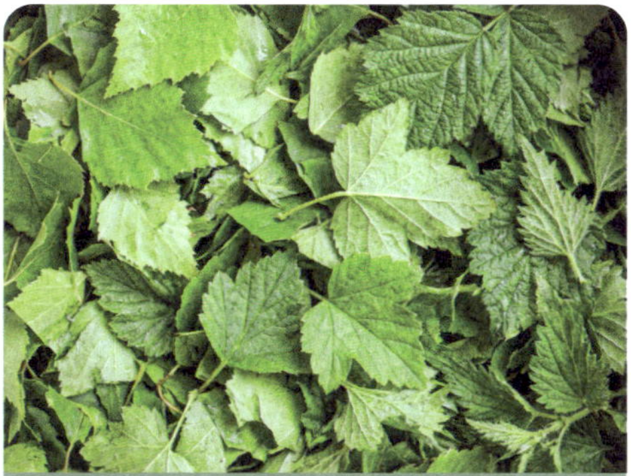

FRÜHLINGSKUR „GARTENZAUBER“

Wirkung/Anlass:
Dieser Tee nutzt die belebende Kraft der heimischen Blätter und bringt dich sanft in Schwung. Er ist stoffwechselanregend, leicht harntreibend, unterstützt die Ausscheidung.

Zutaten (für 1 Liter):
- 2 EL frische Birkenblätter
- 2 EL frische Brombeerblätter
- 2 EL frische Himbeerblätter
- 2 EL frische Schwarze-Johannisbeere-Blätter
- 1 Handvoll ganz junge, frische Brennnesselspitzen

Zubereitung:
Alle Zutaten in eine Kanne geben und mit 1 Liter kochendem Wasser übergießen. Nach 5–10 Minuten Ziehzeit ist der Tee bereit zum Genuss.

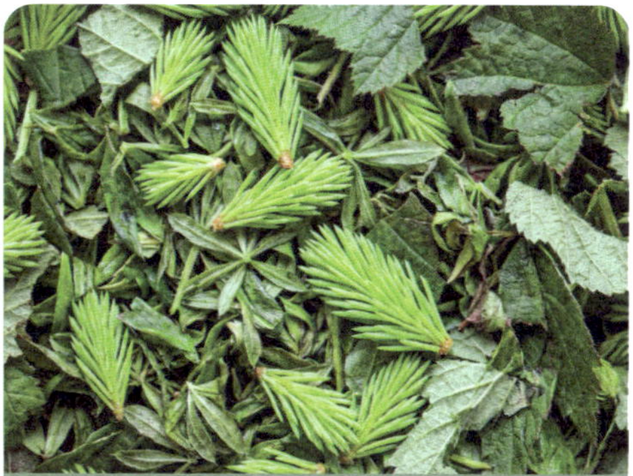

FRÜHLINGSKUR „WALDGEISTER“

Wirkung/Anlass:
Dieser Tee spiegelt die Würze und den Duft des Waldes wider und eignet sich perfekt, um dich mit der Natur zu verbinden. Die dafür erforderlichen Zutaten kannst du beispielsweise bei einem Waldspaziergang sammeln. Der Tee belebt, hat ein würziges Aroma und wirkt leicht beruhigend (durch Waldmeister).

Zutaten (für 1 Liter):
- 50 g frische junge Fichtentriebspitzen (Maitriebe)
- 1 Handvoll angewelkter Waldmeister
- 50 g frische Brombeerblätter
- 50 g frische Himbeerblätter
- 50 g frische Walderdbeerblätter

Zubereitung:
Lasse den Waldmeister vor der Zubereitung mindestens einen Tag anwelken. Erst dadurch wird das volle Aroma (Cumarin) freigesetzt, und die Inhaltsstoffe sind unbedenklich.
Alle Zutaten in eine Kanne geben, mit 1 Liter kochendem Wasser übergießen und 5 Minuten ziehen lassen.

COOL UND GESUND: EISTEE OHNE ZUCKERFALLE

In dem Maße, wie die Temperaturen in den Sommermonaten ansteigen, wächst auch das Bedürfnis nach erfrischender Abkühlung. Ein kühler Tee ist dabei die ideale Wahl: Er löscht den Durst, ist frei von unnötigen Kalorien und versorgt dich mit wertvollen Inhaltsstoffen. Warum solltest du Eistee selbst zubereiten, anstatt ihn im Supermarkt zu kaufen? Die Antwort liegt in der Philosophie deiner Tee-Apotheke:

1. **Keine Zuckerfalle:** Industrieeistees sind oft wahre Zuckerbomben, die das Durstgefühl paradoxerweise verstärken. Selbst gemachte Varianten erlauben dir, die Süße selbst zu kontrollieren oder ganz darauf zu verzichten.

2. **Frische pur:** Du brauchst weder Konservierungsmittel noch Geschmacksverstärker.

3. **Nachhaltigkeit und Kreativität:** Du kannst Reste verwerten, wie es schon unsere Vorfahren taten. Die Schalen von Bio-Äpfeln beispielsweise sind viel zu wertvoll, um sie wegzuwerfen!

DIE ZWEI WEGE ZUM EISTEE-GLÜCK

Du hast zwei Hauptmethoden, um einen wirksamen und aromatischen Eistee zuzubereiten:

Heißaufguss (die schnelle Variante): Intensives Aroma, kurze Wartezeit bis zum Abkühlen.

Kaltaufguss (Cold Brew bzw. Cold Infusion): Die schonendste Methode, bei der weniger Gerb- und Bitterstoffe gelöst werden. Hitzeempfindliche Vitamine bleiben maximal erhalten.

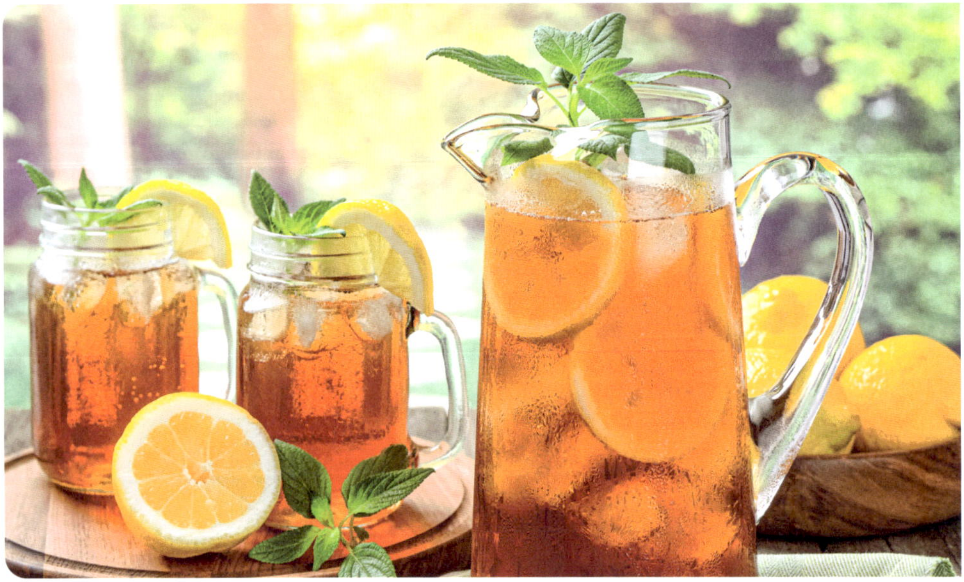

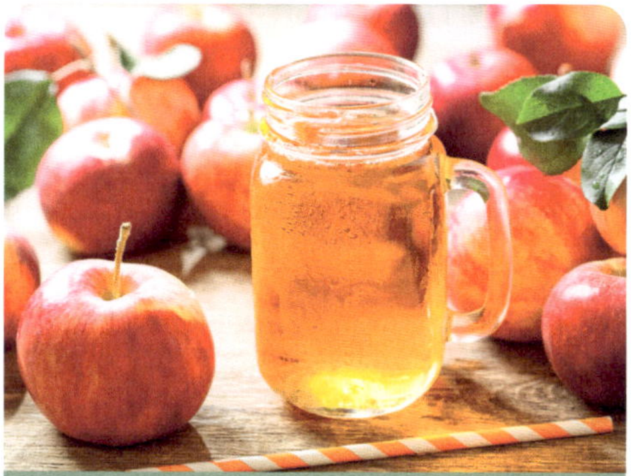

APFELSCHALENTEE: DIE NACHHALTIGE BASIS

Wenn du Äpfel vorbereitest, fallen die Schalen an. Sie sind reich an Pektin und haben ein feines, leicht säuerliches Aroma. Sie eignen sich hervorragend als günstige, gesunde Eistee-Basis.

Zubereitung (nährstoffschonend):

1. Gib etwa 300 g Apfelschalen in eine Kanne.
2. Übergieße sie mit 1 Liter heißem Wasser (ca. 80–90 °C, nicht mehr kochend).
3. Lasse den Aufguss etwa 20 Minuten ziehen.
4. Gieße den Tee durch ein Sieb und lasse ihn abkühlen.

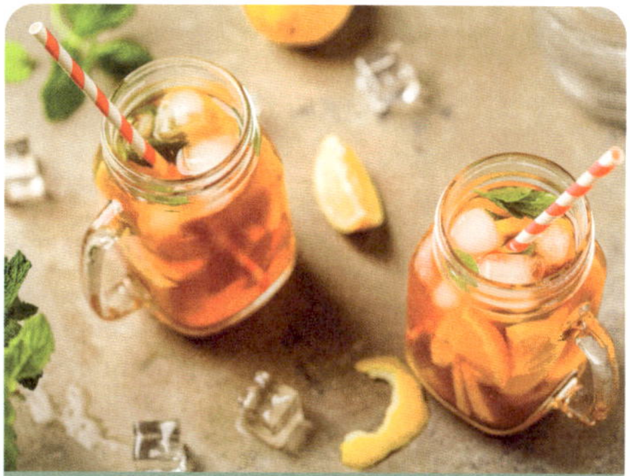

DER EISTEE-KLASSIKER: ZITRONEN-EISTEE

Ein Basisrezept, das du nach Belieben variieren kannst.

Zutaten (für 1 Liter):

» 4 gehäufte TL Schwarztee (z. B. Darjeeling)
» 1 Liter kochendes Wasser
» Frisch gepresster Saft dreier Zitronen (alternativ Orangen oder Limetten)
» 50 g Zucker oder 3 EL Honig (nach Geschmack)
» 25 Eiswürfel

Zubereitung:

1. Übergieße den Schwarztee mit dem kochenden Wasser und lasse ihn 3–4 Minuten ziehen. Gieße den Tee ab.
2. Lasse den Tee auf etwa 35 °C abkühlen. Füge den Zucker oder Honig erst bei dieser Temperatur hinzu, um die heilenden Inhaltsstoffe des Honigs nicht zu zerstören.
3. Rühre den Zitronensaft und die Süße ein.
4. Stelle den Tee in den Kühlschrank. Füge die Eiswürfel erst kurz vor dem Servieren hinzu, damit der Eistee optimal gekühlt und sofort trinkfertig ist.

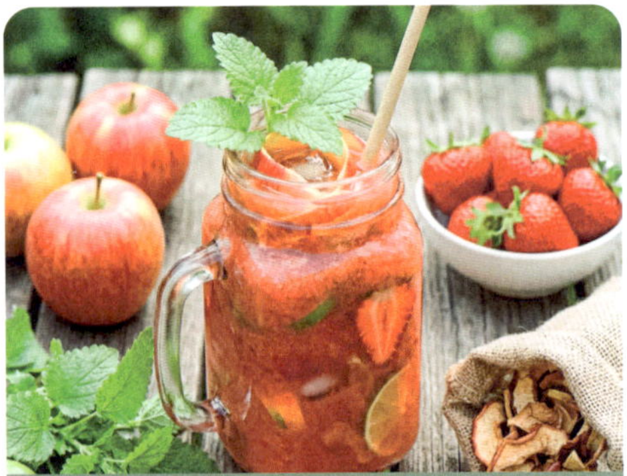

FRUCHT-VARIANTE 1: ERDBEER-FRISCHE

Dieser Tee lebt von der natürlichen Süße und Frische der Erdbeeren. Indem du einen Teil der Früchte pürierst, erhältst du ein intensives, gesundes Aroma.

Zutaten (für ca. 1,5 Liter):

» 1 Liter kalter Apfelschalentee
» (oder Basistee aus Pfefferminze/Melisse)
» 1 kg frische Erdbeeren
» Saft zweier Limetten
» Ein paar Blättchen Zitronenmelisse
» Eiswürfel

Zubereitung (nährstoffschonend):

1. Säubere die Erdbeeren. Halbiere 500 g und püriere die restlichen 500 g.
2. Mische den kalten Basistee mit dem pürierten Erdbeer- und dem Limettensaft.
3. Verteile die halbierten Erdbeeren und die Eiswürfel auf 5–6 Gläser.
4. Gieße die Flüssigkeit darüber und garniere mit Zitronenmelisse.

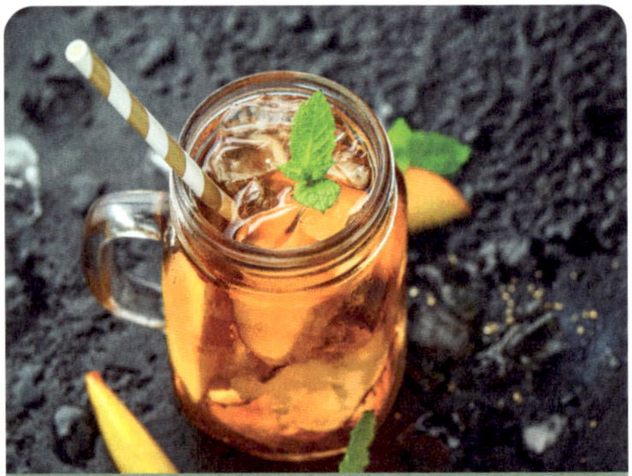

FRUCHT-VARIANTE 2: PFIRSICH-ROOIBOS-TRAUM

Die Kombination aus süßem Rooibos (der von Natur aus kein Koffein enthält) und Pfirsich ist ein sanfter Genuss für die ganze Familie.

Zutaten (für 1 Liter):

» 3 gehäufte TL Rooibos-Tee
» 1 Liter kochendes Wasser
» 4 saftige, süße Pfirsiche
» 8–12 Blättchen Zitronenmelisse
» Eiswürfel

Zubereitung:

1. Übergieße den Rooibos-Tee in einer Kanne mit 1 Liter kochendem Wasser. Lasse ihn 4–5 Minuten ziehen und gieße ihn ab.
2. Schneide drei Pfirsiche in kleine Stücke und lasse sie mit dem noch warmen Tee in der Kanne ziehen (sie geben so ihr Aroma ab).
3. Lasse den Tee vollständig abkühlen. Gieße ihn durch ein Sieb.
4. Schneide den vierten Pfirsich in Spalten. Verteile diese Spalten, die Eiswürfel und die Zitronenmelisse auf Longdrinkgläser und fülle mit dem Rooibos-Pfirsich-Tee auf.

Pflanzenprofile: 70 Teepflanzen

In diesem Hauptteil des Buches stellen wir dir die 70 wichtigsten Pflanzen für heilsame und aromatische Tees detailliert vor. Du suchst passende Pflanzen, um bestimmte Symptome gezielt zu behandeln? Verwende das **Symptom-Register auf Seite 185/188**, um die geeignetsten Heilpflanzen zu finden.

Und wenn du sofort loslegen möchtest, empfehlen wir dir die **essenzielle Basis-Tee-Apotheke auf Seite 184/186**. Sie erfordert nur zwölf Teesorten und bietet die passenden Mischungen zur Linderung fast aller weitverbreiteten Beschwerden.

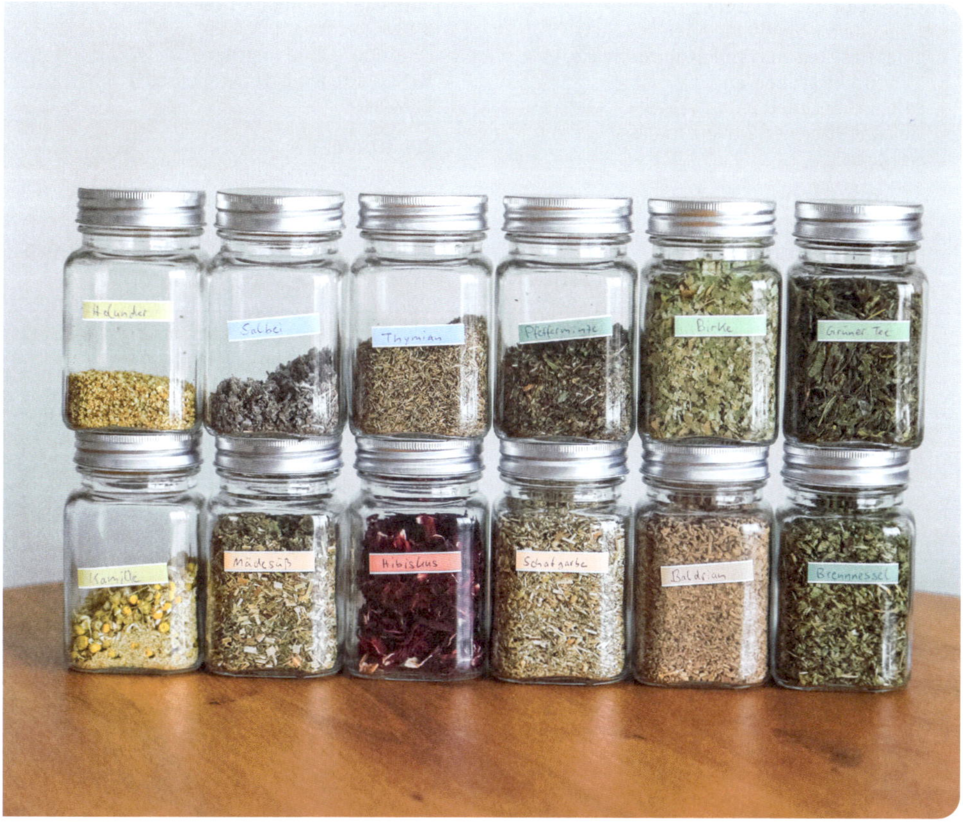

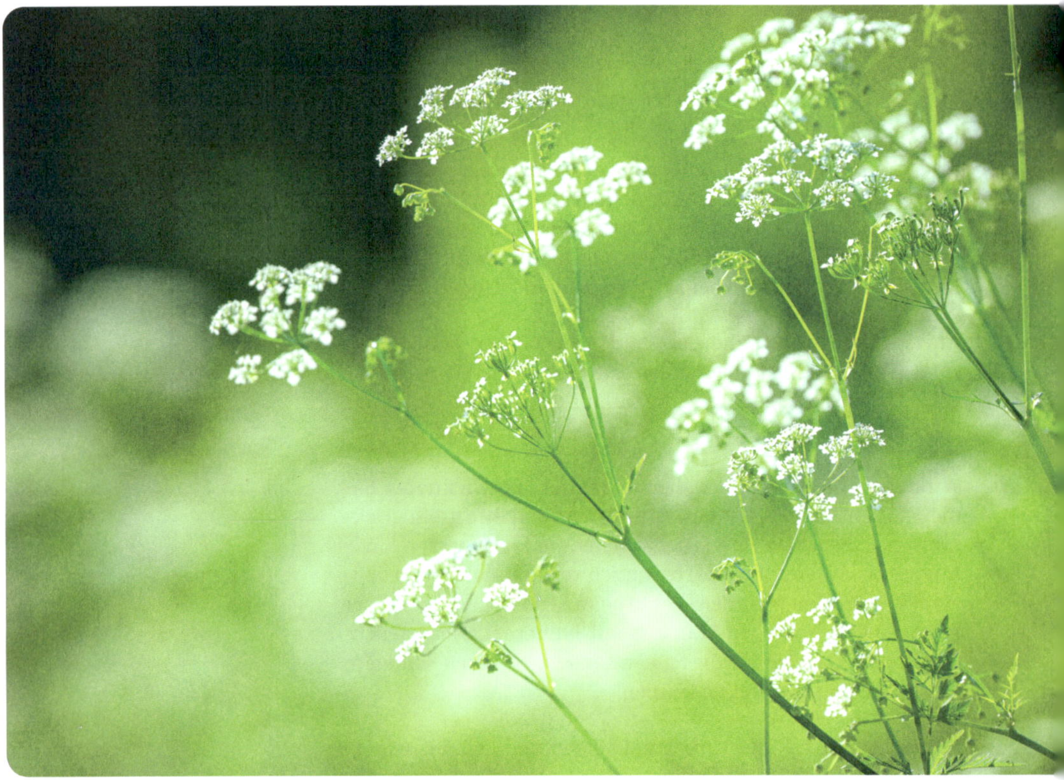

BOTANISCHER NAME	*Pimpinella anisum*
PFLANZENFAMILIE	Doldenblütler *(Apiaceae)*
ERNTE	August, September (Samen)
PFLANZENTEILE FÜR TEE	Reife Samen (Früchte)
ERKENNUNG	Grundblätter rundlich-nierenförmig, Stängelblätter fiederartig eingeschnitten; Blüten weiß
FUNDORTE	Kulturpflanze; sonnige, humose Beete im Garten
BESONDERE INHALTSSTOFFE	Ätherische Öle (v. a. Anethol)
WICHTIGE EIGENSCHAFTEN	Krampflösend, schleimlösend, blähungswidrig, milchbildend
WARNHINWEISE	Allergien: Sehr selten. Dosierung: Längere Anwendung in sehr hohen Dosen vermeiden, wegen des Estragol-Gehalts und möglicher hormoneller Wirkung, die wissenschaftlich diskutiert werden. Kontraindikation: Während der Schwangerschaft und Stillzeit nur nach Rücksprache mit Arzt/Hebamme anwenden.

ANIS
SANFTER BAUCHFREUND

Die unscheinbaren Samen der Anispflanze *(Pimpinella anisum)* sind seit der Antike als Heilmittel geschätzt und verströmen einen aromatisch-süßlichen Geruch, der an die Weihnachtsbäckerei erinnert. In deiner Tee-Apotheke ist Anis ein wichtiger **Klassiker zur Entkrampfung des Verdauungstrakts** und zur **Linderung von Husten** bei Erwachsenen und Kindern.

Anis gehört zur Familie der Doldenblütler und stammt ursprünglich aus den Gebieten der östlichen Adria bis nach Bulgarien. Heute wird die zarte, nur 10 bis 60 cm hohe einjährige Pflanze weltweit in gemäßigten Klimaregionen kultiviert.

Wir nutzen für den Tee vor allem die **reifen, getrockneten Samen**. Sie entfalten ihr intensivstes Aroma und ihre größte Heilkraft, nachdem sich ihre Fruchtschalen im Spätsommer (Ende August bis Anfang Oktober) bräunlich verfärbt haben und vollständig getrocknet wurden. Achte beim Eigenanbau darauf, der Pflanze einen sonnigen Standort mit humosem, leicht feuchtem Boden zu bieten, da die Samen sonst in kühleren Sommern nicht vollständig ausreifen können.

Die heilende Kraft des Anis beruht hauptsächlich auf seinem hohen Gehalt an **Anethol**, einem ätherischen Öl, das ihm seinen typischen Geschmack und seine therapeutische Wirksamkeit verleiht. Verwechsle Anis nicht mit dem botanisch verschiedenen Sternanis *(Illicium verum)*.

Anwendungsgebiete[3]

Die Samen wirken **krampflösend und karminativ**, indem sie die glatte Muskulatur im Magen-Darm-Trakt entspannen, Blähungen lindern und leichte Verdauungsbeschwerden beseitigen. Zudem wirkt Anis **sekretlösend (expektorans)**, da das enthaltene Anethol zähflüssigen Schleim in den Bronchien verflüssigt und so das Abhusten bei Katarrhen der Atemwege erleichtert. Eine Studie deutet auf eine **Steigerung der Milchbildung (galaktagog)** bei stillenden Müttern hin.

Traditionelle Anwendung (Volksheilkunde): Traditionell wird Anis als sanftes Mittel zur allgemeinen **Entspannung** und zur Förderung des **Schlafs** eingesetzt. Es wird auch volksheilkundlich zur Linderung von **Magenkrämpfen** empfohlen, insbesondere in bewährter Kombination mit Fenchel und Kümmel. Anis-Tee gilt aufgrund seiner milden Wirkung (neben Fenchel) auch als gut verträglich für Babys und Kleinkinder.

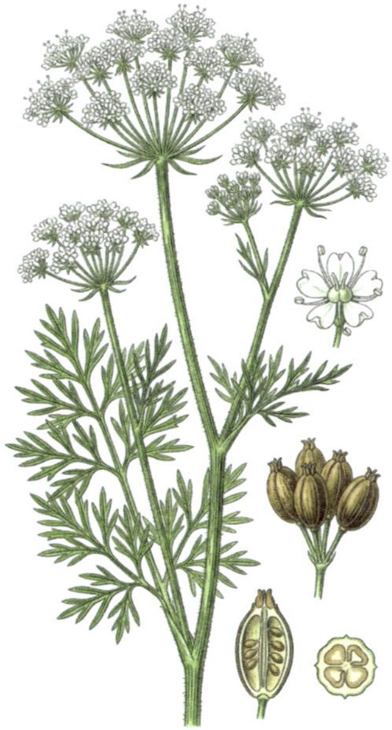

ZUBEREITUNG

Für eine Tasse Tee (250 ml) genügen knapp ½ Teelöffel Anissamen. Die Samen vor dem Aufguss in einem Mörser leicht zerstoßen, um die ätherischen Öle freizusetzen. Anschließend mit sprudelnd kochendem Wasser übergießen und den Tee abgedeckt 10–15 Minuten ziehen lassen. Bei der Anwendung für Säuglinge und Kleinkinder sollte die Dosierung auf maximal ¼ Teelöffel pro Tasse reduziert werden, und die Menge auf maximal eine Tasse täglich begrenzt bleiben.

3 Quellen und Referenzen: kostbarenatur.net/anis

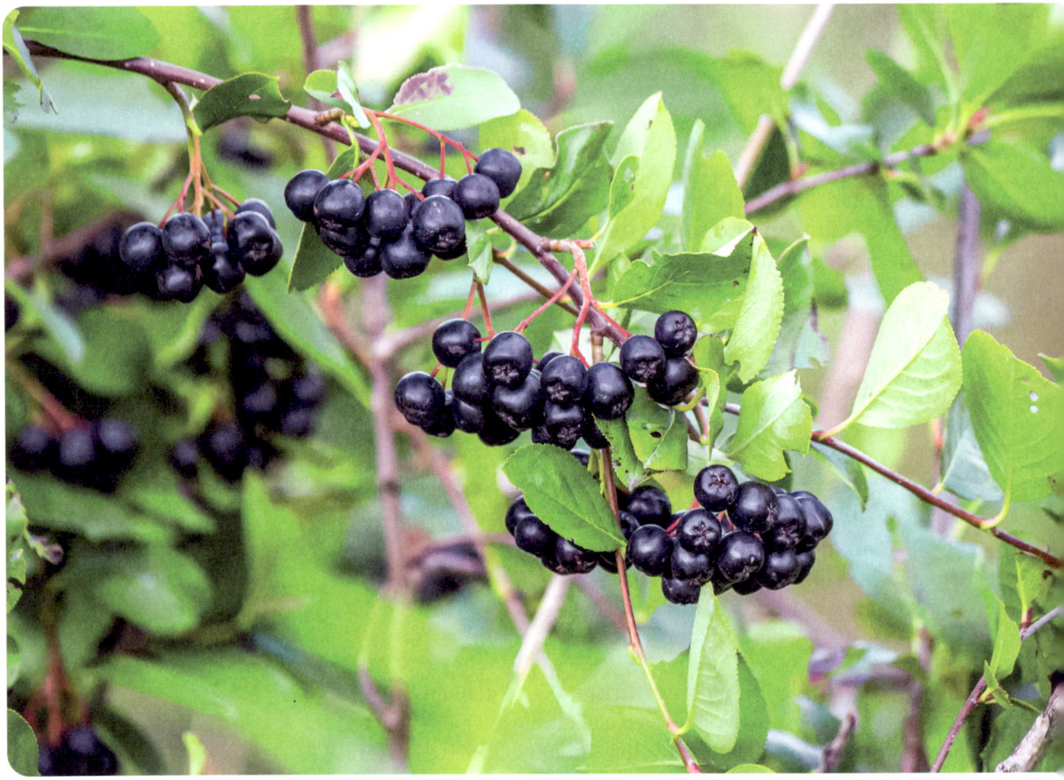

BOTANISCHER NAME	*Aronia melanocarpa*
PFLANZENFAMILIE	Rosengewächse *(Rosaceae)*
ERNTE	August–Oktober (Früchte)
PFLANZENTEILE FÜR TEE	Reife Beerenfrüchte (frisch oder getrocknet)
ERKENNUNG	Eiförmig, am Rand gesägt; Blüten weiß
FUNDORTE	Kulturpflanze; sonnige Lagen in Gärten
BESONDERE INHALTSSTOFFE	Anthocyane, Proanthocyanidine, Flavonole (v. a. Quercetin), Phenolsäuren sowie Gerbstoffe; daneben Vitamin C und Folsäure
WICHTIGE EIGENSCHAFTEN	Ausgeprägt antioxidativ, in experimentellen Studien entzündungshemmend; Hinweise auf günstige Effekte auf Blutdruck, Blutfette und Gefäßfunktion sowie auf immunmodulierende Wirkungen
WARNHINWEISE	Größere Mengen roher Beeren wirken leicht abführend. Kann wegen der enthaltenen Gerbstoffe in sehr hoher Dosierung die Aufnahme von Eisen hemmen.

ARONIA

DIE ANTIOXIDANTIEN-BEERE

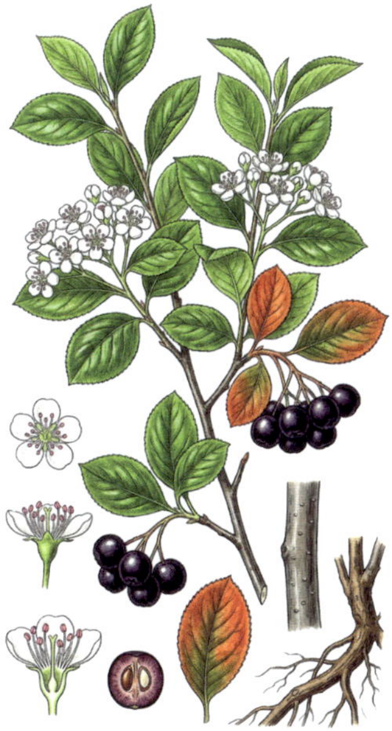

Die Aroniabeere *(Aronia melanocarpa)* ist ein sehr polyphenolreiches Beerenobst in deiner Tee-Apotheke. Mit ihren tiefschwarzen Früchten liefert sie reichlich Antioxidantien, die **freie Radikale abfangen und so vor oxidativem Stress schützen** können. Erste Studien deuten darauf hin, dass sich ihre Inhaltsstoffe günstig auf Blutgefäße und bestimmte Immunfunktionen auswirken können. Aronia ist daher vor allem dann ein spannender Tee, wenn du deine Ernährung bewusst mit antioxidativen Pflanzenstoffen ergänzen möchtest.

Die Schwarze Apfelbeere (wie sie auch genannt wird) ist ein extrem robuster und winterharter Strauch aus der Familie der Rosengewächse. Ursprünglich stammt die Aronia aus dem östlichen Nordamerika, wird heute aber weltweit als Kulturpflanze angebaut und erreicht eine Höhe von bis zu zwei Metern. Sie ist ein echtes „Sonnenkind“: Je sonniger der Standort ist, desto stärker wandelt sich der herb-säuerliche Geschmack der Beeren zugunsten angenehm süßlicher Nuancen.

Für den Tee dienen die **Beerenfrüchte**, die in kleinen Dolden zusammenstehen. Die Vollreife erreichen diese erst zwischen **Ende August und Anfang Oktober**. Im Juli geerntete Beeren, die noch auberginefarbig sind, haben ihr volles Aroma noch nicht ausgebildet.

Anwendungsgebiete[4]

Die Beeren sind reich an Antioxidantien (Polyphenole), insbesondere an Anthocyanen, Proanthocyanidinen und Flavonolen, die nachweislich **freie Radikale neutralisieren und damit oxidative Zellschäden begrenzen** können. Studien liefern Hinweise darauf, dass Aroniaextrakte **Blutdruck, Blutfette und Gefäßfunktion günstig beeinflussen** können; die Ergebnisse sind jedoch noch nicht einheitlich, mit moderater Evidenz. Auch für immunmodulierende Effekte liegen erste klinische Daten vor, die aber weiterer Bestätigung bedürfen.

Traditionell wird Aronia genutzt, um Entzündungen allgemein zu hemmen und das Bindegewebe zu stärken. Volksheilkundlich wird ihr auch eine krampflösende Wirkung zugeschrieben.

ZUBEREITUNG

Für eine Tasse Tee (250 ml) werden 2 leicht gehäufte TL frische oder getrocknete Aroniabeeren verwendet. Vor dem Übergießen die harten Beeren in einem Mörser leicht zerdrücken. Anschließend mit kochendem Wasser übergießen und den Aufguss abgedeckt mindestens 15 Minuten ziehen lassen. Die lange Ziehzeit gewährleistet, dass die wirksamen Stoffe aus den harten Fruchtschalen extrahiert werden.

4 Quellen und Referenzen: kostbarenatur.net/aronia

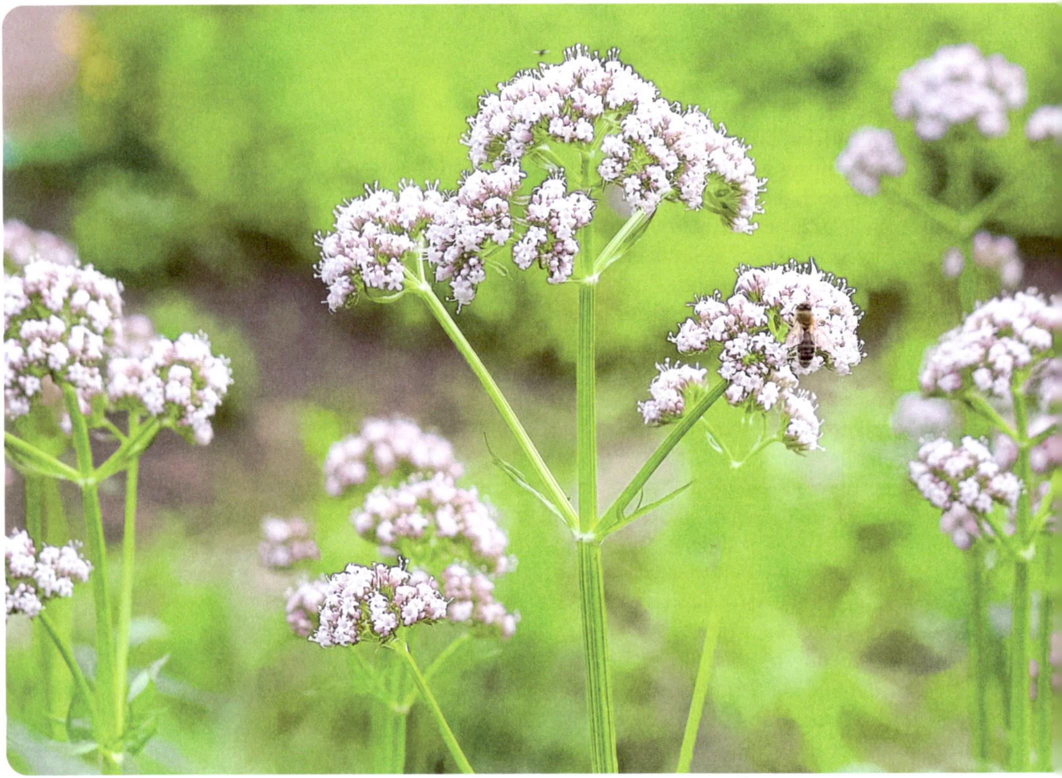

BOTANISCHER NAME	*Valeriana officinalis*
PFLANZENFAMILIE	Baldriangewächse *(Valerianaceae)*
ERNTE	Herbst (Wurzel)
PFLANZENTEILE FÜR TEE	Getrocknete, zerkleinerte Wurzel (Rhizom)
ERKENNUNG	Fiederblätter aus 7–13 lanzettlichen Einzelblättchen; Blüten weiß bis zart rosafarbig
FUNDORTE	Feuchte Wiesen, Uferbereiche von Bächen und Gräben, Waldränder
BESONDERE INHALTSSTOFFE	Valerensäuren, Lignane, ätherische Öle
WICHTIGE EIGENSCHAFTEN	Sedierend (beruhigend), schlaffördernd, krampflösend, angstlösend
WARNHINWEISE	Kann die Wirkung von Beruhigungsmitteln (Sedativa) und Schlafmitteln verstärken. Nicht zusammen mit Alkohol konsumieren. Bei dauerhaftem Konsum oder auftretenden Nebenwirkungen (Kopfschmerzen, Schwindel) ärztliche Rücksprache halten.

BALDRIAN

DER KLASSISCHE SCHLAFHELFER

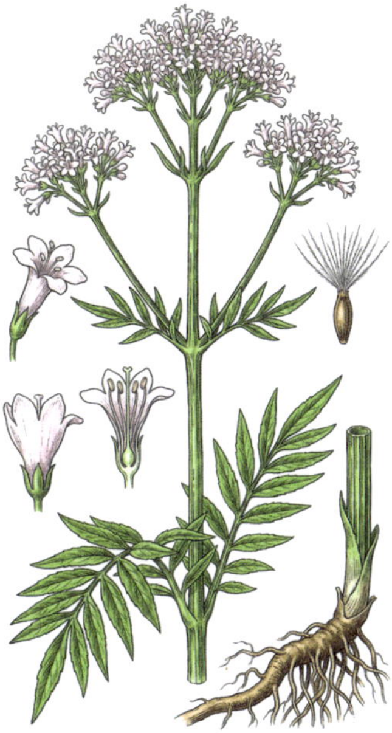

Der Echte Baldrian *(Valeriana officinalis)* ist wertvoll, wenn **nervöse Anspannung gelindert** und ein **gesunder Schlaf gefördert werden soll**. Im Gegensatz zu seinem süßlichen Blütenduft besitzt die Wurzel einen charakteristischen, erdigen Geruch, der sofort verrät, dass es sich um eine wirkstarke Arzneipflanze handelt. Über einen längeren Zeitraum getrunken, hilft Baldriantee, den Alltagsstress hinter dir zu lassen und dient als natürliches Beruhigungsmittel, auch wenn die Wirkung milder ausfällt als bei medizinischen Baldrian-Präparaten.

Der Baldrian ist eine robuste, Horste bildende Staude aus der Familie der Baldriangewächse, deren natürliches Verbreitungsgebiet sich über nahezu ganz Europa erstreckt. Sie liebt feuchte Standorte wie Uferbereiche, feuchte Wiesen und Waldränder.

Als Sammelgut dient die **Wurzel (Rhizom)**, die idealerweise im Herbst ausgegraben wird, da sich dann die höchsten Konzentrationen der Wirkstoffe in ihr gespeichert haben. Nach der Ernte wird die Wurzel gründlich gewaschen, in kleine, dünne Stücke geschnitten und vorsichtig bei niedriger Temperatur (maximal 45–50 °C) getrocknet.

Die vermuteten Hauptmechanismen der Heilkraft des Baldrians beruhen auf den **Valerensäuren** und **Lignanen**, die im Körper die sogenannten GABA-Rezeptoren beeinflussen und dadurch das zentrale Nervensystem auf natürliche Weise dämpfen.

Anwendungsgebiete[5]

Der Aufguss aus der Baldrianwurzel wird wissenschaftlich anerkannt dazu verwendet, **nervös bedingte Einschlafstörungen und Unruhezustände** zu behandeln. Die Valerensäuren sind in Verbindung mit weiteren Wirkstoffen für die sedierende (beruhigende) und krampflösende Wirkung verantwortlich. Baldrian wird gezielt eingesetzt, um die Einschlafzeit zu verkürzen und die Schlafqualität zu verbessern, ohne physiologische Schlafmuster zu stören.

Traditionell wird Baldrian bei stressbedingten Beschwerden eingesetzt, etwa bei nervöser Migräne, Spannungskopfschmerzen, Gallen- und Wechseljahrbeschwerden. Er wird volksheilkundlich empfohlen, um sich allgemein zu entspannen und stressbedingten Bluthochdruck zu lindern.

ZUBEREITUNG

Da die Hauptwirkstoffe des Baldrians hitzeempfindlich sind, ist der Kaltauszug die bevorzugte Zubereitungsmethode. Verwende 1 leicht gehäuften TL getrocknete, zerkleinerte Baldrianwurzel pro Tasse (250 ml). Übergieße die Wurzel mit kaltem Wasser und lasse den Ansatz mindestens 12 Stunden abgedeckt ziehen (z. B. über Nacht). Durch ein Sieb abgießen und täglich 2–3 Tassen des Aufgusses trinken. Da die Wirkung häufig erst nach 7–14 Tagen einsetzt, empfiehlt sich eine kurmäßige Anwendung über 2–4 Wochen.

5 Quellen und Referenzen: kostbarenatur.net/baldrian

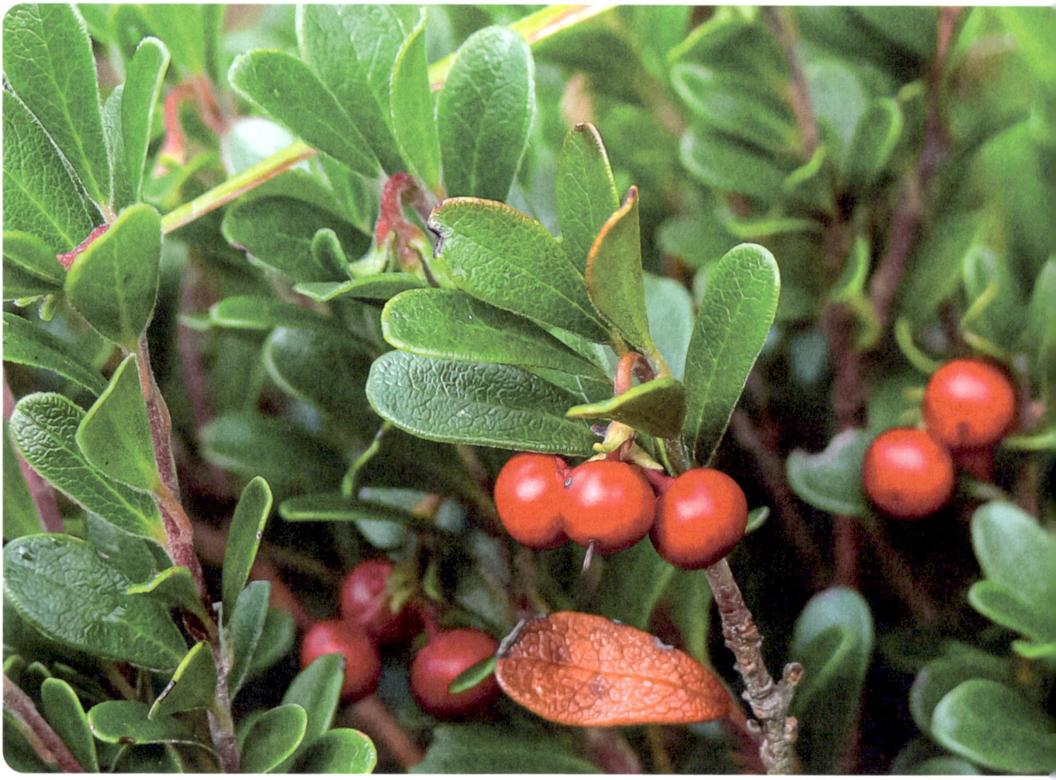

BOTANISCHER NAME	*Arctostaphylos uva-ursi*
PFLANZENFAMILIE	Heidekrautgewächse *(Ericaceae)*
ERNTE	Nur Kaufware (ganzjährig geerntet) oder Eigenanbau
PFLANZENTEILE FÜR TEE	Getrocknete Blätter
ERKENNUNG	Blätter immergrün, oval, ledrig; Blüten rosa bis weiß
FUNDORTE	Gebirgsgegenden, sandige Böden, lichte Wälder (Nordhalbkugel)
BESONDERE INHALTSSTOFFE	Hydrochinon-Glykoside (v. a. Arbutin), Gerbstoffe (Tannine), Flavonoide
WICHTIGE EIGENSCHAFTEN	Harnwegsdesinfizierend (antibakteriell), adstringierend, leicht harntreibend
WARNHINWEISE	Maximal eine Woche lang anwenden und höchstens 3–4 Tassen pro Tag; die Kur nicht häufiger als wenige Male pro Jahr durchführen. Nicht anwenden während Schwangerschaft und Stillzeit, bei Kindern unter 12 Jahren sowie bei Nierenerkrankungen. Vermeide gleichzeitig Präparate, die den Urin ansäuern (z. B. hohe Dosen Vitamin C), da dies die lokale antibakterielle Wirkung abschwächen kann.

BÄRENTRAUBE

DIE HARNWEGS-SPEZIALISTIN

Der Tee aus den Blättern der Echten Bärentraube *(Arctostaphylos uva-ursi)* ist mit seinem bitteren, herben Geschmack kein Wohlfühlgetränk. Dennoch ist dieser Aufguss ein wertvolles Mittel in deiner Tee-Apotheke. Die Bärentraube wird als traditionelles Mittel eingesetzt, um leichte, unkomplizierte **Infektionen der unteren Harnwege (z. B. Blasenentzündung)** unterstützend zu behandeln. Du trinkst ihn gezielt als Medizin, nicht als Genusstee.

Die Heilkraft der Bärentraube beruht auf dem **Hydrochinon-Glykosid Arbutin**, das erst im Körper über Zwischenschritte in den wirksamen **antibakteriellen Stoff Hydrochinon** umgewandelt wird.

Die Bärentraube ist ein niederliegender, bis zu 50 cm hoher, immergrüner Strauch aus der Familie der Heidekrautgewächse, der optisch ein wenig an die Preiselbeere erinnert. Man findet sie bevorzugt in Gebirgsgegenden und lichten Wäldern auf der gesamten Nordhalbkugel, wo sie dichte, teppichartige Bestände bildet.

In Deutschland darf die Bärentraube **nicht der Natur entnommen werden**, da sie stark gefährdet ist und unter Naturschutz steht. Du solltest daher ausschließlich auf kontrollierte Kaufware aus der Apotheke oder dem Fachhandel zurückgreifen. Falls du einen milderen Tee bevorzugst, kannst du alternativ die Blätter und Früchte der Preiselbeere verwenden. Diese enthalten jedoch weniger Gerbstoffe und haben deshalb eine schwächere Wirkung.

Anwendungsgebiete[6]

Der Tee wird auf Grundlage langjähriger Anwendung eingesetzt, um Beschwerden bei leichten, unkomplizierten **Infektionen der unteren Harnwege (z. B. Brennen beim Wasserlassen, häufiger Harndrang)** zu lindern. Im Urin freigesetzte Hydrochinon-Metaboliten zeigen antibakterielle Effekte, und der Tee wirkt leicht harntreibend, sodass Keime besser ausgespült werden. Die adstringierende (zusammenziehende) Wirkung der Gerbstoffe kann zusätzlich gereizte Schleimhäute unterstützen.

Der Tee wird traditionell bei Blasensteinen, Nierenbeckenentzündungen sowie leichten Durchfällen eingesetzt, ebenso, um Gallenbeschwerden allgemein zu lindern.

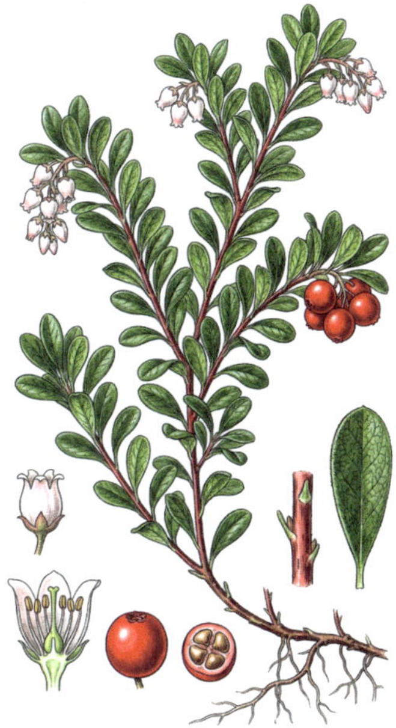

ZUBEREITUNG

Kaltaufguss (empfohlen): Übergieße 1,5 g Blätter mit 200 ml kaltem Wasser und lasse diesen Ansatz etwa 8 Stunden ziehen. Gieße den Tee anschließend ab. Diese Methode reduziert die Extraktion der Bitterstoffe und schont den Magen.

Heißaufguss: Für eine schnellere Zubereitung ist ein Aufguss mit kochendem Wasser möglich, der anschließend 10–15 Minuten ziehen sollte.

6 Quellen und Referenzen: kostbarenatur.net/baerentraube

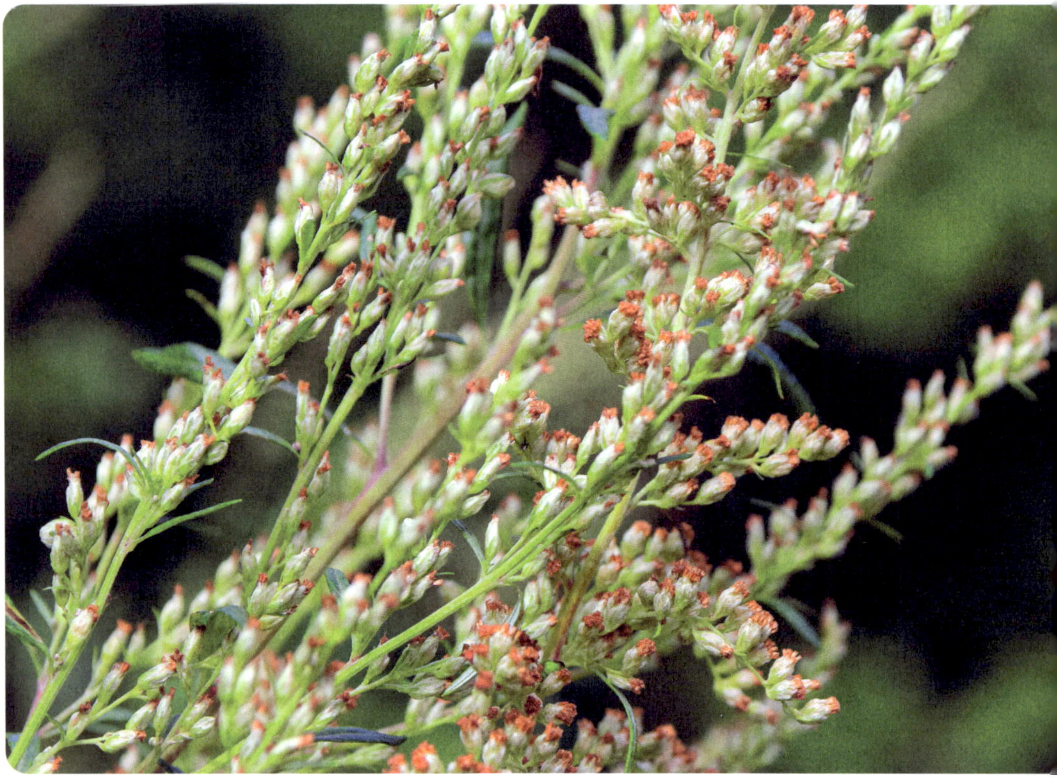

BOTANISCHER NAME	*Artemisia vulgaris*
PFLANZENFAMILIE	Korbblütler *(Asteraceae)*
ERNTE	Mai–Juni (Blätter)
PFLANZENTEILE FÜR TEE	Blätter
ERKENNUNG	Blätter fiederteilig, lanzettlich, auf der Unterseite weißfilzig; Blüten unscheinbar, gelblich-grün bis rötlich
FUNDORTE	Wege, Bahndämme, Brachflächen, Waldränder
BESONDERE INHALTSSTOFFE	Bitterstoffe (Sesquiterpenlactone), ätherische Öle (v. a. Campher, Cineol, Thujon), Flavonoide
WICHTIGE EIGENSCHAFTEN	Antimikrobiell, antioxidativ, krampflösend; traditionell verdauungsfördernd, appetitanregend, galletreibend (regt Gallenfluss an)
WARNHINWEISE	Darf nicht in der Stillzeit oder Schwangerschaft eingenommen werden (kann Wehen auslösen). Personen mit Epilepsie oder bekannter Artemisia-Allergie oder Korbblütler-Allergie sollten diesen Tee meiden. Starke Bitterkeit bei Überdosierung, die zu Magenreizungen führen kann. Wegen des enthaltenen Thujons nicht zum Dauergebrauch geeignet.

BEIFUSS
BITTERES VERDAUUNGSKRAUT

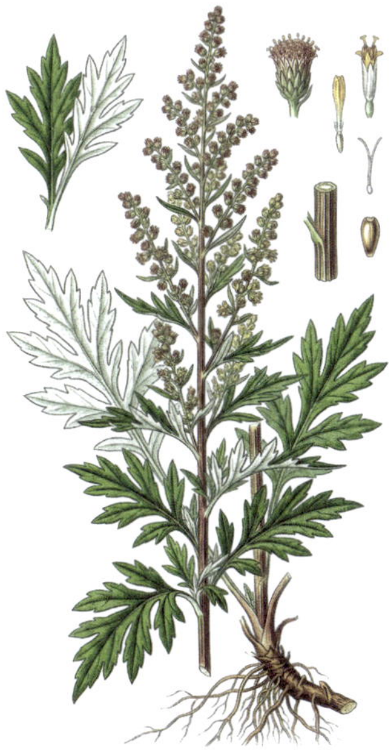

Der Gemeine Beifuß *(Artemisia vulgaris)* ist eine robuste, kurzlebige Staude aus der Familie der Korbblütler und ein klassisches, stark wirksames Bittermittel in deiner Tee-Apotheke. Er ist der traditionelle Experte, wenn es darum geht, die **Verdauung zu fördern**, indem die Magensäfte und die Gallenproduktion angeregt werden. Zudem besitzt er eine lange Tradition bei der **Linderung von Frauenleiden**.

Der Beifuß wächst anspruchslos in Europa, Nordafrika und Asien. Man findet ihn häufig an Wegen, Bahndämmen und auf Brachflächen. Obwohl er oft als Unkraut wahrgenommen wird, ist er eine geschätzte Heil- und Gewürzpflanze. Verwechsle ihn nicht mit dem Einjährigen Beifuß *(Artemisia annua)*, der in der Malariatherapie genutzt wird.

Gesammelt werden die **Blätter**, idealerweise zwischen **Mai und Juni**, bevor die Pflanze blüht. Nach der Blüte reichern sich zusätzliche Bitterstoffe an, was den Tee sehr herb machen kann. Die Blätter lassen sich frisch, getrocknet oder gefroren verwenden.

Die therapeutische Wirkung des Beifußes beruht primär auf seinen **Bitterstoffen** und den **ätherischen Ölen** wie Campher und Cineol.

Anwendungsgebiete[7]

Extrakte der Pflanze zeigen **antimikrobielle, antioxidative und antispasmolytische Effekte**, die auf ätherische Öle, Bitterstoffe und Flavonoide zurückgeführt werden. Außerdem wurden uterusstimulierende Wirkungen beschrieben, weshalb Beifuß in der Schwangerschaft nicht angewendet werden sollte. Klinische Studien fehlen jedoch bisher.

Traditionell wird der Beifuß besonders bei Verdauungsbeschwerden sowie bei Frauenleiden geschätzt. Ihm werden menstruationsanregende und krampflösende Eigenschaften zugeschrieben, weshalb er empfohlen wird, um Krämpfe zu lindern und eine verzögerte Menstruation anzuregen. Volksheilkundlich wird ihm auch eine durchblutungsfördernde Wirkung zugeschrieben.

ZUBEREITUNG

Aufgrund der intensiven Bitterstoffe wird der Beifuß sehr sparsam dosiert. Für eine Tasse Tee (250 ml) verwende nur ½ gestrichenen TL getrocknete Blätter oder die entsprechende Menge frischer Blätter. Übergieße sie mit kochendem Wasser und lasse den Tee maximal 5 Minuten ziehen. Eine längere Ziehzeit führt zu einem extrem bitteren Geschmack.

7 Quellen und Referenzen: kostbarenatur.net/beifuss

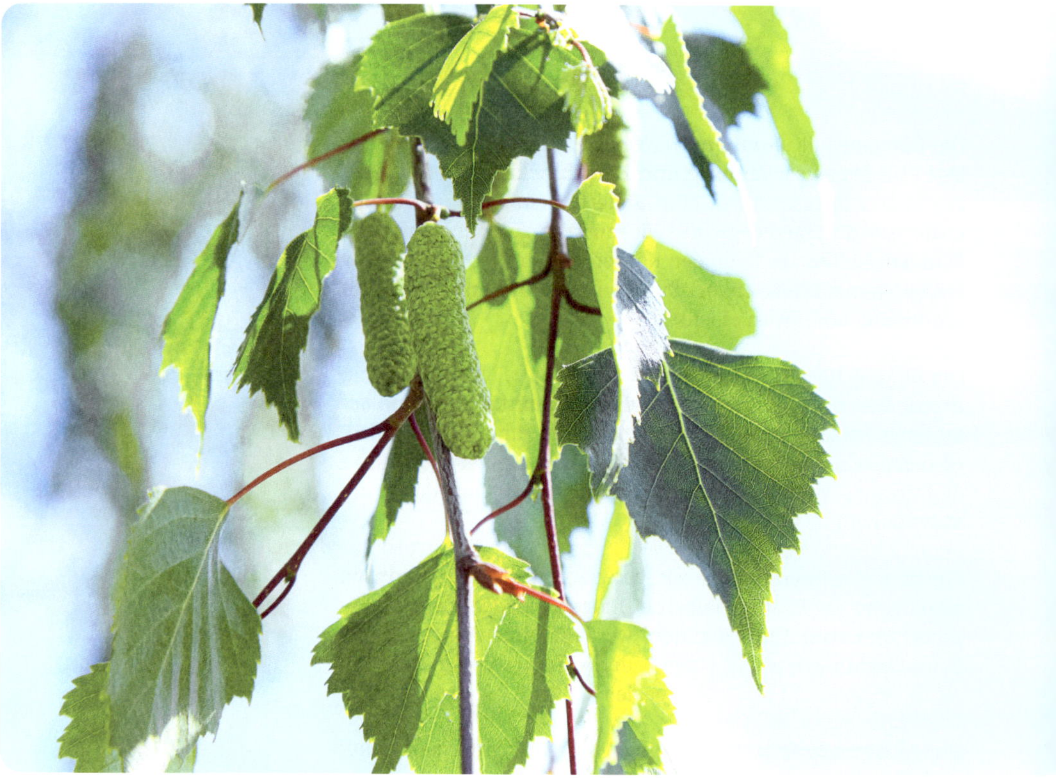

BOTANISCHER NAME	*Betula pendula/Betula pubescens*
PFLANZENFAMILIE	Birkengewächse *(Betulaceae)*
ERNTE	Mai–Juni (Blätter, Blattknospen)
PFLANZENTEILE FÜR TEE	Junge Blätter, Blattknospen
ERKENNUNG	Blätter dreieckig bis rautenförmig, doppelt gesägt; Blüten gelblich-grüne Kätzchen
FUNDORTE	Lichte Wälder, Heiden, feuchte oder sandige Standorte
BESONDERE INHALTSSTOFFE	Flavonoide (stark harntreibend), Triterpensaponine, ätherische Öle, Gerbstoffe
WICHTIGE EIGENSCHAFTEN	Harntreibend (diuretisch), stoffwechselanregend, entzündungshemmend, unterstützend bei Gicht/Rheuma
WARNHINWEISE	Täglich maximal drei Tassen über einen Zeitraum von höchstens zwei Wochen trinken (wegen der Saponine) und auf ausreichend Flüssigkeitszufuhr achten (mindestens 2 L pro Tag). Nicht bei Ödemen (Wassereinlagerungen) trinken, die durch Herz- oder Niereninsuffizienz bedingt sind.

BIRKE

DURCHSPÜLERIN FÜR NIEREN UND GELENKE

Die Birke, oft als „Königin der Wälder" bezeichnet, ist Spezialistin für die **Ausscheidung und Entschlackung**. Der Aufguss aus Birkenblättern ist seit Jahrhunderten ein bewährtes Hausmittel, um die **Harnwege und Nieren** sanft zu aktivieren. Er ist dein idealer Tee, wenn du den Körper von Stoffwechselprodukten befreien oder Gelenkbeschwerden wie **Rheuma und Gicht** unterstützend lindern möchtest.

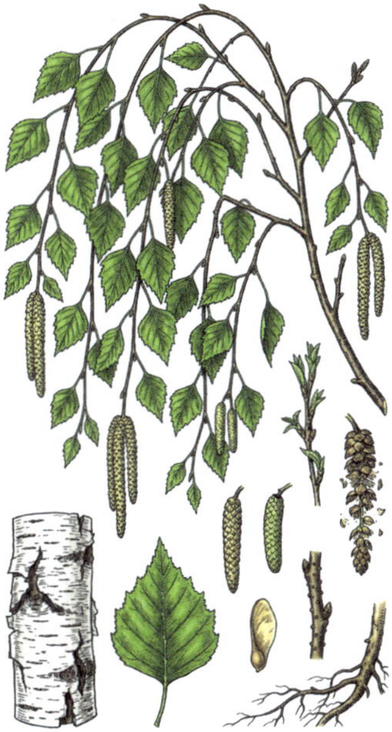

Die Birke gehört zur artenreichen Gattung der Birkengewächse. Die bekanntesten Arten sind die Hängebirke *(Betula pendula)*, auch als Sand- oder Weißbirke bekannt, und die Moorbirke *(Betula pubescens)*. Sie werden bis zu 30 Meter hoch und sind an der schwarz-weißen Musterung ihrer Stämme und Äste leicht zu erkennen.

Für den Arzneitee nutzen wir vorwiegend die **Blattknospen** oder die bereits **voll entfalteten Blätter**, die idealerweise zwischen **Mai und Juni** gepflückt werden. Birkenblättertee hat einen leicht bitteren Geschmack und wird deshalb meist nicht als reiner Genusstee, sondern gezielt als Medizin angewendet.

Die starke harntreibende Wirkung der Birkenblätter beruht auf einer Kombination aus **Flavonoiden** und **Saponinen**. Saponine sind seifenartige Substanzen, die in höheren Dosen reizend wirken können, in der üblichen Teedosierung jedoch unbedenklich sind und ihre Heilwirkung entfalten.

Anwendungsgebiete[8]

Der Tee wird wegen der enthaltenen Flavonoide unterstützend als **pflanzliches Diuretikum (harntreibendes Mittel)** bei bakteriellen und entzündlichen Erkrankungen der ableitenden Harnwege eingesetzt. Durch die erhöhte Urinproduktion (Diurese) werden Keime schneller ausgeschwemmt. Zudem fördert der Tee die Ausscheidung von Stoffwechselendprodukten wie Harnsäure und ist daher zur **unterstützenden Behandlung von Rheuma und Gicht** anerkannt.

Traditionell wird Birkenblättertee eingesetzt, um im Rahmen von Frühjahrskuren das „Blut zu reinigen", kleine Nierensteine aufzulösen („steinlösend") und die Nierenfunktion allgemein zu stärken. Die Annahme, der Tee könne zur Auflösung von Nierensteinen beitragen, wird durch Erfahrungsberichte gestützt.

ZUBEREITUNG

Für eine Tasse Tee (250 ml) genügt 1 leicht gehäufter TL frische oder getrocknete Birkenblätter. Übergieße die Blätter mit etwa 85 °C heißem, nicht mehr sprudelnd kochendem Wasser, um die Saponine nicht zu intensiv zu lösen, und lasse den Tee anschließend etwa 10 Minuten ziehen. Der Tee sollte kurmäßig über 1–2 Wochen angewendet und ungesüßt getrunken werden.

8 Quellen und Referenzen: kostbarenatur.net/birke

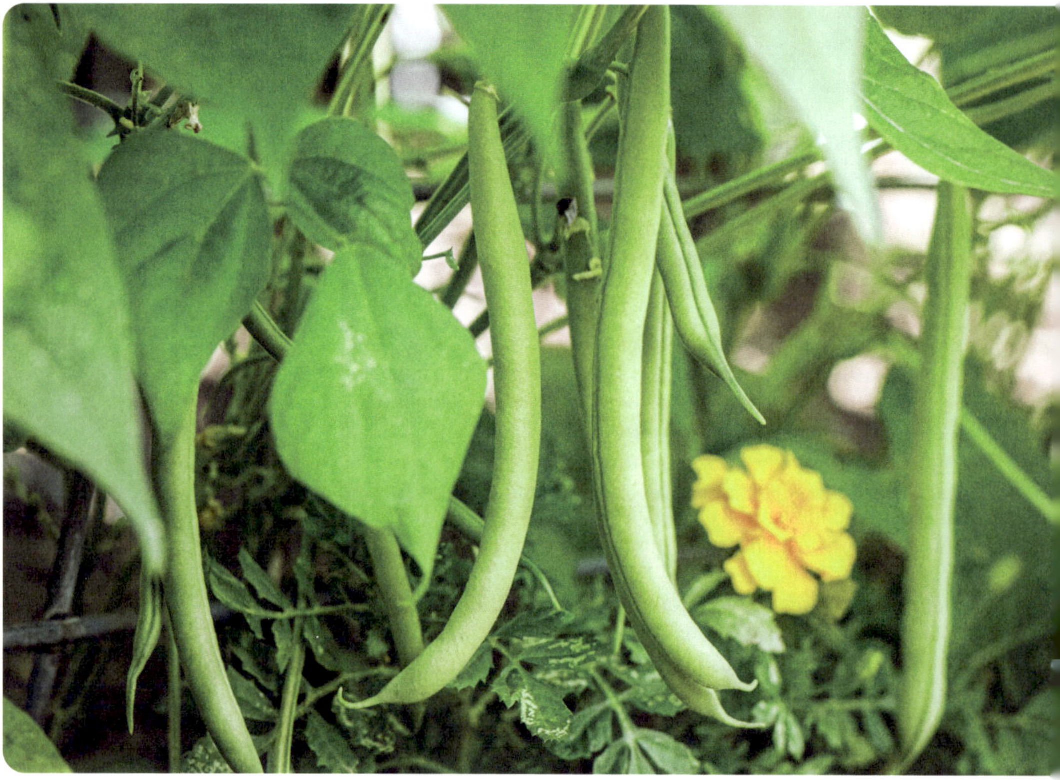

BOTANISCHER NAME	*Phaseolus vulgaris*
PFLANZENFAMILIE	Hülsenfrüchtler *(Fabaceae)*
ERNTE	Herbst (wenn die Schalen vergilbt und trocken sind)
PFLANZENTEILE FÜR TEE	Getrocknete, zerkleinerte Fruchtschalen (Hülsen)
ERKENNUNG	Blätter dreizählig, eiförmig; Blüten weiß, rosa, violett
FUNDORTE	Kulturpflanze; Gartenanbau
BESONDERE INHALTSSTOFFE	Flavonoide, Kieselsäure, Chrom, Phasin (roh giftig!)
WICHTIGE EIGENSCHAFTEN	Harntreibend (diuretisch), blutzuckersenkend, stoffwechselanregend, kann das Herz-Kreislauf-System entlasten
WARNHINWEISE	Unbedingt mindestens 10 Minuten mit kochendem Wasser ziehen lassen, um das enthaltene Phasin unschädlich zu machen. Bei Diabetes und Einnahme von Blutzuckermedikamenten nur in ärztlicher Rücksprache anwenden.

BOHNENSCHALEN

SANFTE UNTERSTÜTZUNG FÜR DEN BLUTZUCKER

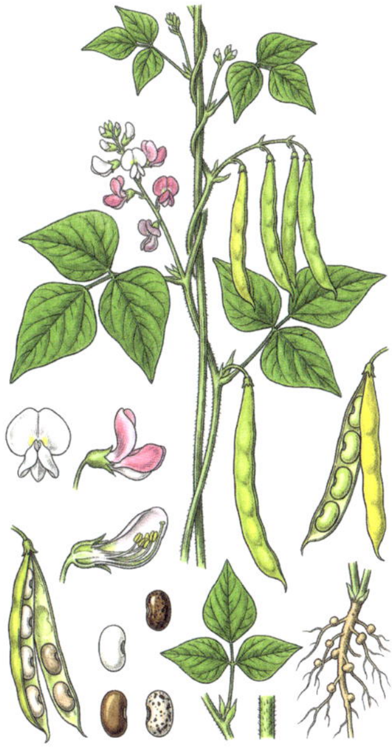

Die Schalen der Gartenbohne *(Phaseolus vulgaris)* – oft als Abfallprodukt betrachtet – sind ein überraschend wirksames Mittel in deiner Tee-Apotheke. Dieser Aufguss wird traditionell bei **leichten Blutzuckerschwankungen** und zur **Entlastung des Herz-Kreislauf-Systems** eingesetzt, da er eine ausgeprägt harntreibende Wirkung besitzt.

Die Gartenbohne stammt ursprünglich aus Mittel- und Südamerika und wurde im 16. Jahrhundert in Europa zu einem beliebten Gemüse. Für den Tee nutzen wir die **getrockneten Fruchtschalen**, nachdem die reifen Samen entnommen wurden.

⚠ **Anwendungssicherheit:** Alle Teile der Gartenbohne enthalten im rohen Zustand das leicht giftige **Phasin**. Dieses Toxin wird jedoch durch Hitzeeinwirkung in Substanzen umgewandelt, die für den menschlichen Körper unbedenklich sind. Eine **ausreichend lange Ziehzeit mit kochendem Wasser** ist daher zwingend erforderlich, um das Phasin unschädlich zu machen.

Zur Eigenproduktion lässt du die Bohnen an der Pflanze trocknen, bis die Schalen vergilben. Anschließend entfernst du die Samen, schneidest die Schalen in kleine Stücke und lässt diese noch ein paar Tage nachtrocknen, bevor du sie lagerst. In Apotheken und Reformhäusern sind die zerkleinerten Schalen auch erhältlich.

Anwendungsgebiete[9]

Bohnenschalen sind ein klassisches pflanzliches Diuretikum (harntreibendes Mittel) mit spezifischen Vorteilen für den Stoffwechsel.

Die Schalen besitzen harntreibende Eigenschaften, da die enthaltenen Flavonoide und die Kieselsäure die **Nierentätigkeit anregen**. Dies trägt zur allgemeinen **Durchspülung der Harnwege** bei, was das Herz-Kreislauf-System entlastet und das Wohlbefinden steigert.

Traditionell wird Bohnenschalentee vor allem dazu verwendet, den Blutzuckerspiegel zu regulieren. Man nimmt an, dass das enthaltene Spurenelement Chrom die Insulinwirkung unterstützen kann. Volksheilkundlich wird der Tee zudem unterstützend bei Rheuma, Gicht sowie zur Blutreinigung eingesetzt. Äußerlich angewandt, lassen sich mit dem Aufguss Ausschläge und (eitrige) Hautunreinheiten behandeln.

ZUBEREITUNG

Für eine Tasse Tee (250 ml) genügt 1 gestrichener TL zerkleinerte Bohnenschalen. Übergieße die Schalen mit sprudelnd kochendem Wasser und lasse den Tee anschließend mindestens 10 Minuten ziehen. Erst durch die lange Ziehzeit und die Hitze wird das Phasin neutralisiert, sodass der Tee sicher verzehrt werden kann.

9 Quellen und Referenzen: kostbarenatur.net/gartenbohne

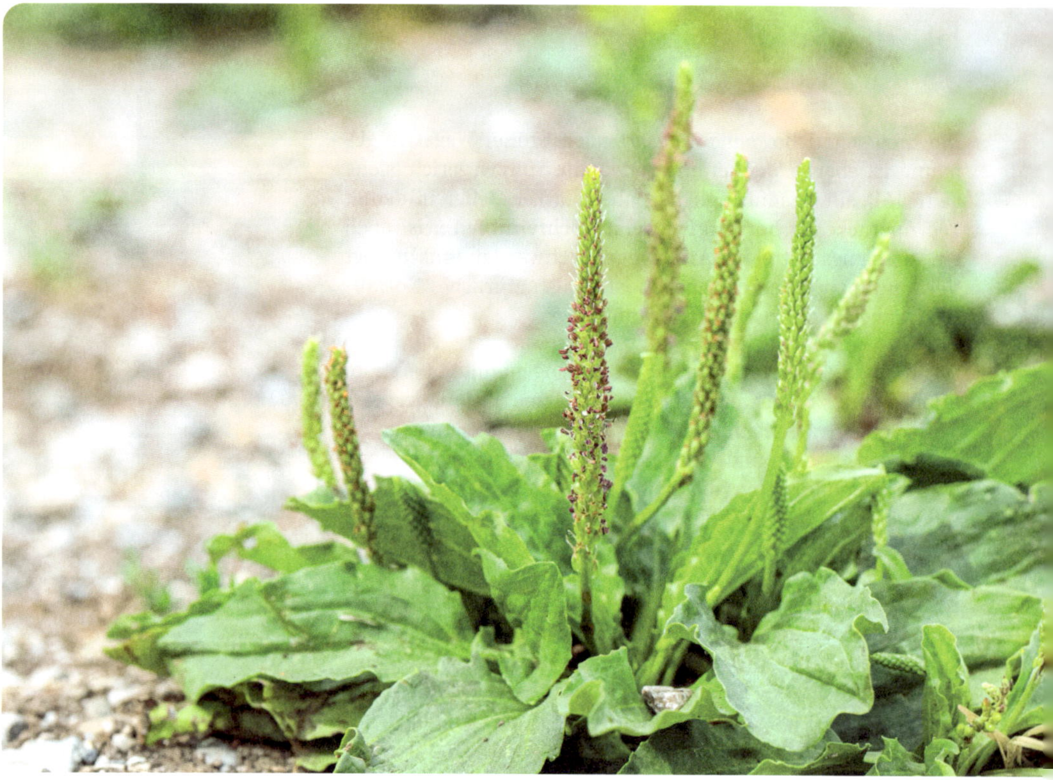

BOTANISCHER NAME	*Plantago major*
PFLANZENFAMILIE	Wegerichgewächse *(Plantaginaceae)*
ERNTE	Mai–Juni (Blätter)
PFLANZENTEILE FÜR TEE	Blätter
ERKENNUNG	Blätter breit-eiförmig, rosettenartig, am Boden aufliegend; Blüten unscheinbar, gelblich-grün
FUNDORTE	Unbefestigte Wege, Wiesen, Weiden, freie Flächen (trittfest)
BESONDERE INHALTSSTOFFE	Schleimstoffe (bis zu 6,5 %), Iridoidglykoside (v. a. Aucubin), Gerbstoffe, Flavonoide
WICHTIGE EIGENSCHAFTEN	Hustenlindernd, reizstillend, entzündungshemmend, leicht harntreibend
WARNHINWEISE	Kann die Wirkung anderer Medikamente leicht verzögern, wenn er gleichzeitig eingenommen wird (wegen der Schleimstoffe). Ein Abstand von mindestens 1–2 Stunden wird empfohlen.

BREITWEGERICH

MILDES SCHLEIMHAUT-KRAUT

Der Breitwegerich *(Plantago major)*, auch Großer Wegerich genannt, ist ebenso wie der eng verwandte Spitzwegerich (siehe Seite 161) ein unaufdringlicher, aber starker Helfer in deiner Tee-Apotheke. Er **beruhigt gereizte Schleimhäute,** ist auch ein wirksames Mittel bei **Atemwegsbeschwerden** und **lindert Verdauungsprobleme**. Daneben ist er als natürliches Notfallpflaster bei Insektenstichen bekannt.

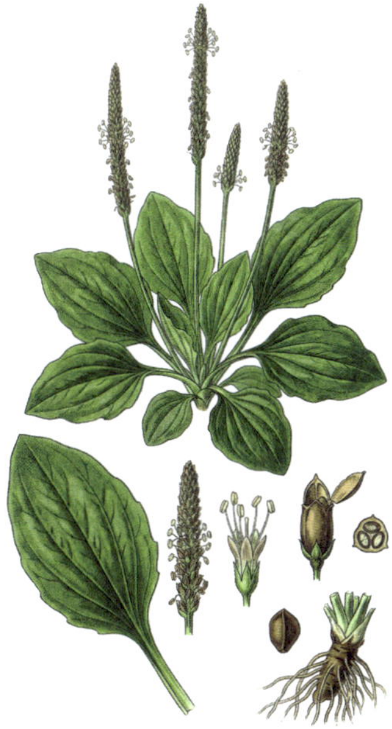

Die robuste, langlebige Staude ist als sogenannte „trittfeste Pflanze" nahezu weltweit verbreitet. Ihr Name rührt daher, dass sie bevorzugt auf häufig begangenen Stellen wie unbefestigten Wegen, Wiesen und Weiden wächst. Ihre breit-eiförmigen Blätter bilden Rosetten, die dicht am Boden aufliegen. Die unscheinbaren Blüten erscheinen von Juni bis Oktober in winzigen Ähren an den Blütenschäften.

Als Sammelgut werden die **Blätter** verwendet, vorzugsweise zwischen **Mai und Juni** geerntet. Sie können sowohl frisch als auch in getrocknetem Zustand genutzt werden. Die Blätter enthalten eine wertvolle Kombination aus **Schleimstoffen** (für die Reizlinderung), **Iridoidglykosiden** (für die Entzündungshemmung) und **Gerbstoffen** (für die adstringierende Wirkung).

Anwendungsgebiete[10]

Seine Hauptwirkung beruht auf dem hohen Gehalt an Schleimstoffen, die im Magen und Rachen eine schützende Schicht bilden. Dies wirkt reizmildernd und ist wissenschaftlich anerkannt, um **Katarrhe der oberen Atemwege zu behandeln und Husten, auch Reizhusten, zu lindern**. Pharmakologisch plausibel, wenngleich noch nicht klinisch bestätigt, wirken die Iridoidglykoside (Aucubin) und die Gerbstoffe im Zusammenspiel entzündungshemmend und adstringierend (zusammenziehend).

Traditionell wird der Tee aufgrund der Gerbsäuren und Flavonoide als blutreinigend und harntreibend empfohlen. Volksheilkundlich wird er auch bei Blasenschwäche verwendet sowie dazu, den Appetit anzuregen und Blutungen zu stillen. Äußerlich aufgelegte zerdrückte Blätter sind ein altes Hausmittel bei Insektenstichen und kleineren Wunden.

ZUBEREITUNG

Um den Tee zuzubereiten, übergieße 1 EL frische oder getrocknete Blätter mit 200–250 ml kochendem Wasser. Lasse den Aufguss abgedeckt 7–8 Minuten ziehen. Um den herben Geschmack der Gerbsäuren zu überdecken und die beruhigende Wirkung auf die Schleimhäute zu unterstützen, empfiehlt es sich, den Tee mit einem Löffel Honig zu süßen.

10 Quellen und Referenzen: kostbarenatur.net/breitwegerich

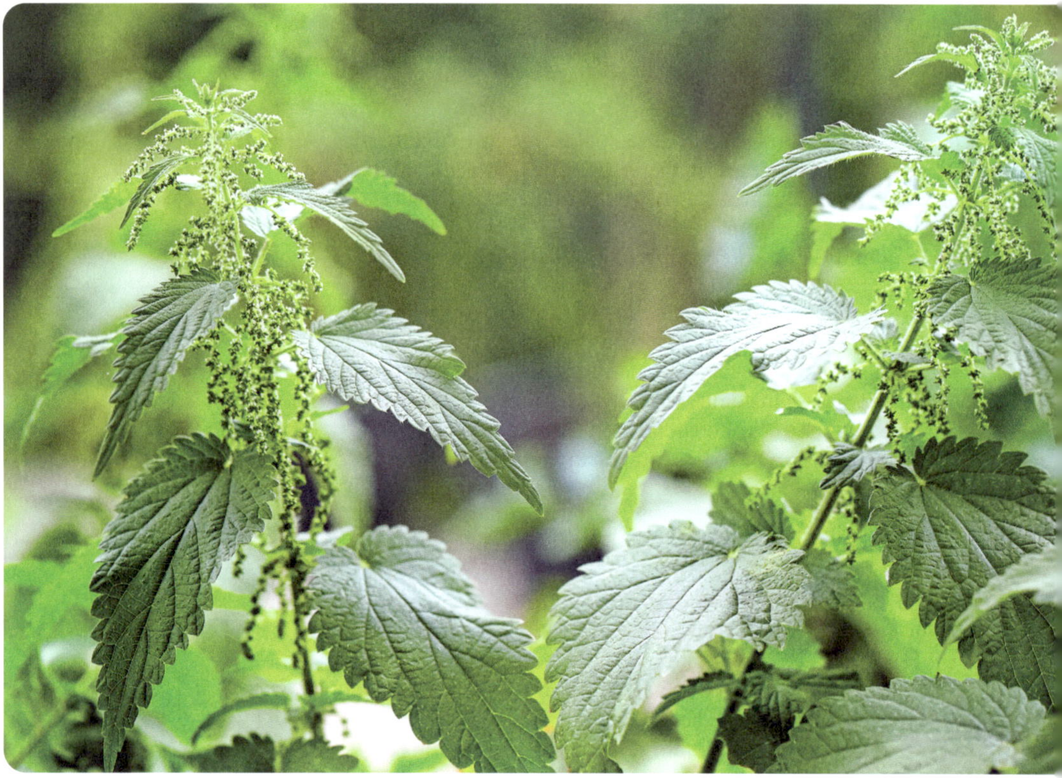

BOTANISCHER NAME	*Urtica dioica/Urtica urens*
PFLANZENFAMILIE	Brennnesselgewächse *(Urticaceae)*
ERNTE	April–September (junge Blätter/Triebe); Herbst (Wurzeln)
PFLANZENTEILE FÜR TEE	Blätter/junge Triebe, Wurzeln
ERKENNUNG	Blätter herz-/eiförmig bis lanzettlich, am Rand grob gesägt; Blüten unscheinbar, grünlich
FUNDORTE	Wege, Zäune, Ruderalflächen, lichte Wälder (Stickstoffanzeiger)
BESONDERE INHALTSSTOFFE	Flavonoide (stark diuretisch), Chlorophyll, Kieselsäure, Eisen, Kaliumsalze; in der Wurzel: Phytosterole, Lignane
WICHTIGE EIGENSCHAFTEN	Harntreibend (diuretisch), entzündungshemmend, unterstützt die Prostatafunktion (Wurzel)
WARNHINWEISE	Darf nicht bei Ödemen (Wassereinlagerungen) getrunken werden, die durch Herz- oder Niereninsuffizienz bedingt sind. Werden gleichzeitig harntreibende Medikamente (Diuretika) oder Prostata-Medikamente eingenommen, nur nach ärztlicher Rücksprache anwenden.

BRENNNESSEL

VIELSEITIGE STOFFWECHSELPFLANZE

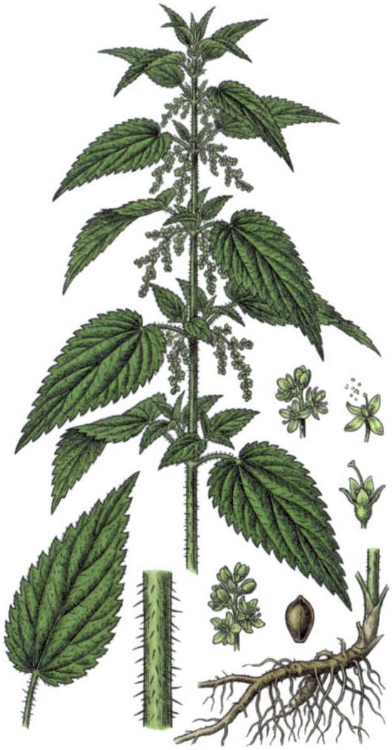

Die Brennnessel (*Urtica dioica* sowie *Urtica urens*) wird häufig als lästiges Unkraut abgetan, ist aber in Wahrheit ein wahres Vitalstoffpaket und ein **starker Entwässerungstee**. Sie ist nützlich für Frühjahrskuren, um die **Harnwege durchzuspülen** und **Rheuma und Gicht unterstützend zu behandeln**.

Die Brennnesseln kommen mit zahlreichen Arten fast überall auf der Welt vor. Hierzulande sind die Große Brennnessel (*Urtica dioica* – eine langlebige Staude) und die Kleine Brennnessel (*Urtica urens* – eine einjährige Art) die häufigsten Vertreter, die beide ähnlich verwendbar sind. Sie sind robust und anpassungsfähig, bilden oft große Bestände und zeigen stickstoffreiche Böden an.

Die Brennwirkung beruht auf einem Gemisch aus u. a. Histamin, Acetylcholin, Serotonin und organischen Säuren wie Ameisensäure in den Brennhaaren. Für den Tee eignen sich vorwiegend die **jungen Blätter und Stängelspitzen**, die man am besten im Frühling erntet, da sie dann die höchste Konzentration an Vitalstoffen aufweisen. Nach dem Übergießen mit heißem Wasser verliert die Pflanze ihre stechenden Eigenschaften.

Die Wirkung der Brennnesselblätter beruht auf ihrem Gehalt an **Flavonoiden** und dem Zusammenspiel von **Mineralstoffen** wie Eisen und Kieselsäure. **Die Wurzel** enthält **Phytosterole und Lignane**, die spezifisch auf die Prostata wirken.

Anwendungsgebiete[11]

Der Aufguss der Blätter wirkt stark harntreibend (diuretisch), indem er die Nierentätigkeit steigert. Er ist daher zur **Durchspülungstherapie** bei leichten Harnwegsinfektionen anerkannt, aber auch, um Nierengrieß vorzubeugen und **Stoffwechselendprodukte** wie Harnsäure **auszuscheiden**, was auch unterstützend bei **Rheuma** wirkt. Die Wurzel wird zur **unterstützenden Behandlung der gutartigen Prostatavergrößerung (BPH)** eingesetzt, klinisch allerdings eher in Form alkoholischer Extrakte.

Traditionell wird die Brennnessel zur Blutbildung (aufgrund des Eisengehalts) und Blutreinigung bei Frühjahrskuren genutzt. Volksheilkundlich wird sie empfohlen, um den Blutzuckerspiegel zu regulieren, Gicht und Frühjahrsmüdigkeit zu lindern und den Haarwuchs zu fördern.

ZUBEREITUNG

Blätter: Für eine Tasse Tee (250 ml) verwende 1–2 leicht gehäufte TL getrocknete oder 1 EL frische Blätter. Übergieße die Blätter mit sprudelnd kochendem Wasser und lasse den Tee abgedeckt 5–10 Minuten ziehen. Der Tee sollte kurmäßig ungesüßt getrunken werden und profitiert von frischer Minze oder einem Spritzer Zitrone.

Wurzel (Abkochung/Dekokt für Prostata): Setze 1,5–2 g getrocknete, zerkleinerte Wurzel mit 250 ml kaltem Wasser an. Kurz aufkochen und dann 1–2 Minuten leicht köcheln lassen. Anschließend den Topf vom Herd nehmen und abgedeckt weitere 10 Minuten ziehen lassen. Trinke diese Abkochung zwei- bis dreimal täglich.

11 Quellen und Referenzen: kostbarenatur.net/brennnessel

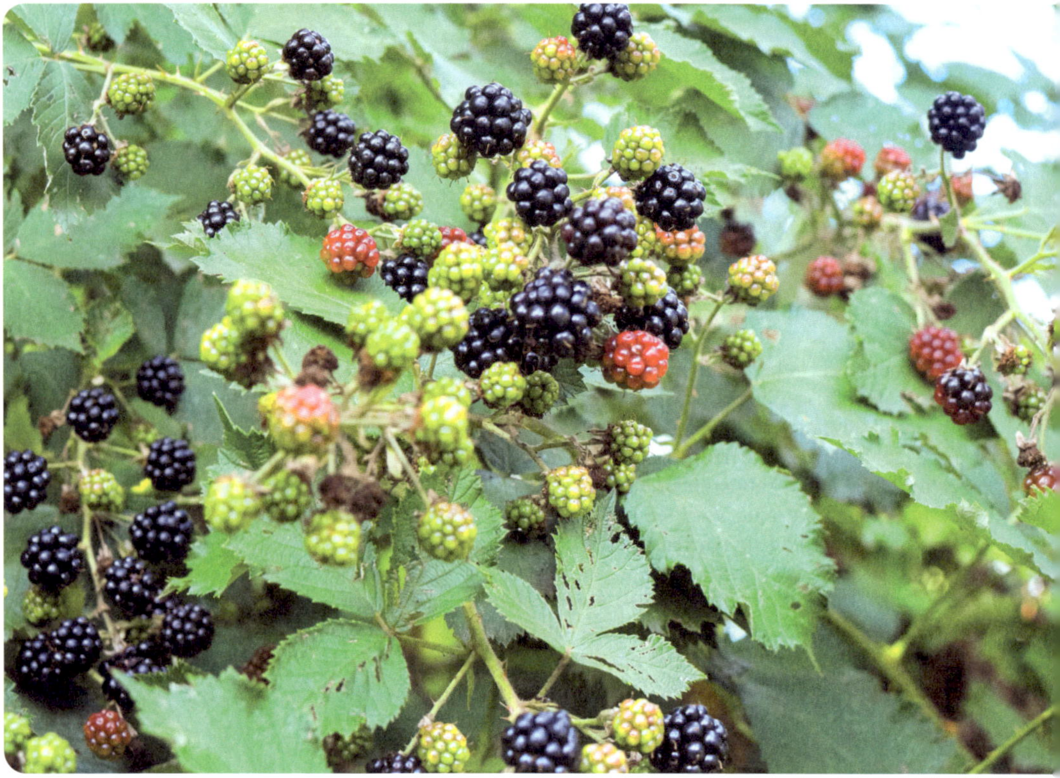

BOTANISCHER NAME	*Rubus fruticosus agg.*
PFLANZENFAMILIE	Rosengewächse *(Rosaceae)*
ERNTE	Mai–Juli (Blätter); August–September (Früchte)
PFLANZENTEILE FÜR TEE	Junge Blätter (vor der Blüte) und reife Früchte
ERKENNUNG	Blätter fünf- bis siebenzählig gefiedert, gezähnt; Blüten weiß bis hellrosa
FUNDORTE	Hecken, Waldränder, Gebüsche, lichte Wälder
BESONDERE INHALTSSTOFFE	Gerbstoffe (Tannine), organische Säuren, Flavonoide
WICHTIGE EIGENSCHAFTEN	Adstringierend (zusammenziehend), entzündungshemmend, antidiarrhoisch (gegen Durchfall)
WARNHINWEISE	Tannine können die Eisenaufnahme aus der Nahrung hemmen; der Tee sollte daher nicht unmittelbar zu den Mahlzeiten getrunken werden. Nicht längerfristig einnehmen und nicht bei Kindern unter 12 Jahren anwenden (wie alle gerbstoffreichen Tees).

BROMBEERE

SANFTE BERUHIGUNG FÜR DEN DARM

Die Brombeere (*Rubus fruticosus agg.*) ist ein sanftes Mittel, das **Durchfall lindert** und **gereizte Schleimhäute im Mund- und Rachenraum beruhigt**. Während die Beeren ein vitaminreicher Genuss sind, werden die Blätter seit Jahrhunderten in der Volksheilkunde geschätzt. Der Tee aus Brombeerblättern ist mild, leicht adstringierend und eignet sich hervorragend als Basis für Hausteemischungen.

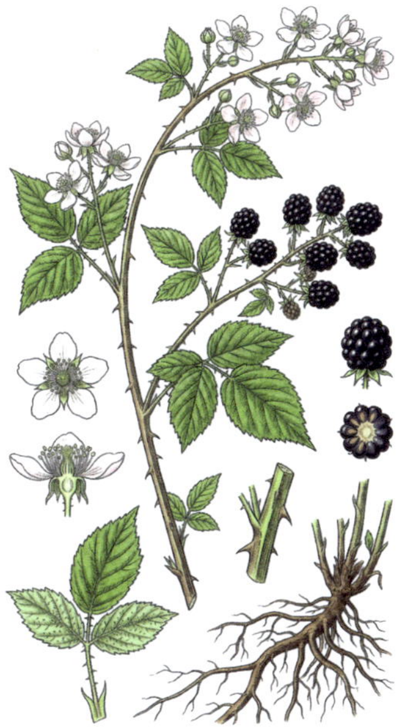

Die Brombeere gehört zur Familie der Rosengewächse und wächst als robuster, dorniger Strauch fast überall in den gemäßigten Klimazonen. Ihr Name leitet sich vom althochdeutschen Wort „bramberi“ („Dornengestrüpp“) ab – eine passende Bezeichnung für den robusten und anpassungsfähigen Strauch. Die Brombeere hat eine Vorliebe für kalk- und stickstoffreiche Standorte und findet sich in sonnigen bis halbschattigen Lagen.

Für Tee eignen sich die **Blätter und die Früchte** (frisch, gefroren oder getrocknet). Praktisch für die Ernte sind Kulturformen ohne Stacheln (Sortenkreis „Thornfree“). Möglich sind Verwechslungen mit der ähnlichen Kratzbeere *(Rubus caesius)*. Das ist jedoch unproblematisch, da beide Arten eng verwandt sind und ein ähnliches Wirkstoffspektrum haben.

Die heilende Wirkung der Blätter basiert auf ihrem Gehalt an **Gerbstoffen (Tanninen)**, die auf der Haut oder Schleimhaut eine schützende Schicht bilden und so Reizungen lindern.

Anwendungsgebiete[12]

Der Aufguss aus Brombeerblättern **lindert** aufgrund der Gerbstoffe (Tannine) wissenschaftlich anerkannt **unspezifische, akute Durchfallerkrankungen**. Die Tannine bilden eine Schutzschicht auf der Darmschleimhaut, was die Flüssigkeitsabgabe reduziert und die Regeneration der Schleimhaut unterstützt. Ebenso werden **Entzündungen im Mund- und Rachenraum** gelindert (z. B. bei Zahnfleischentzündungen), wenn man mit dem Tee gurgelt bzw. spült.

Traditionell wird der Tee aufgrund seiner milden, leicht süßsauren Note als Durstlöscher, als fiebersenkendes Mittel, zur allgemeinen Blutreinigung und zur Entspannung des Verdauungstrakts eingesetzt. Die Früchte dienen als vitaminreicher Bestandteil von Früchtetee-Mischungen.

ZUBEREITUNG

Übergieße 2 TL getrocknete oder 2 EL frische, zerkleinerte Blätter mit 200 ml kochendem Wasser. Lasse den Tee für eine therapeutische Wirkung (gegen Durchfall) abgedeckt mindestens 10–15 Minuten ziehen, damit die Gerbstoffe ausreichend gelöst werden. Der Tee sollte ungesüßt getrunken werden, um die adstringierende Wirkung nicht zu beeinträchtigen.

12 Quellen und Referenzen: kostbarenatur.net/brombeere

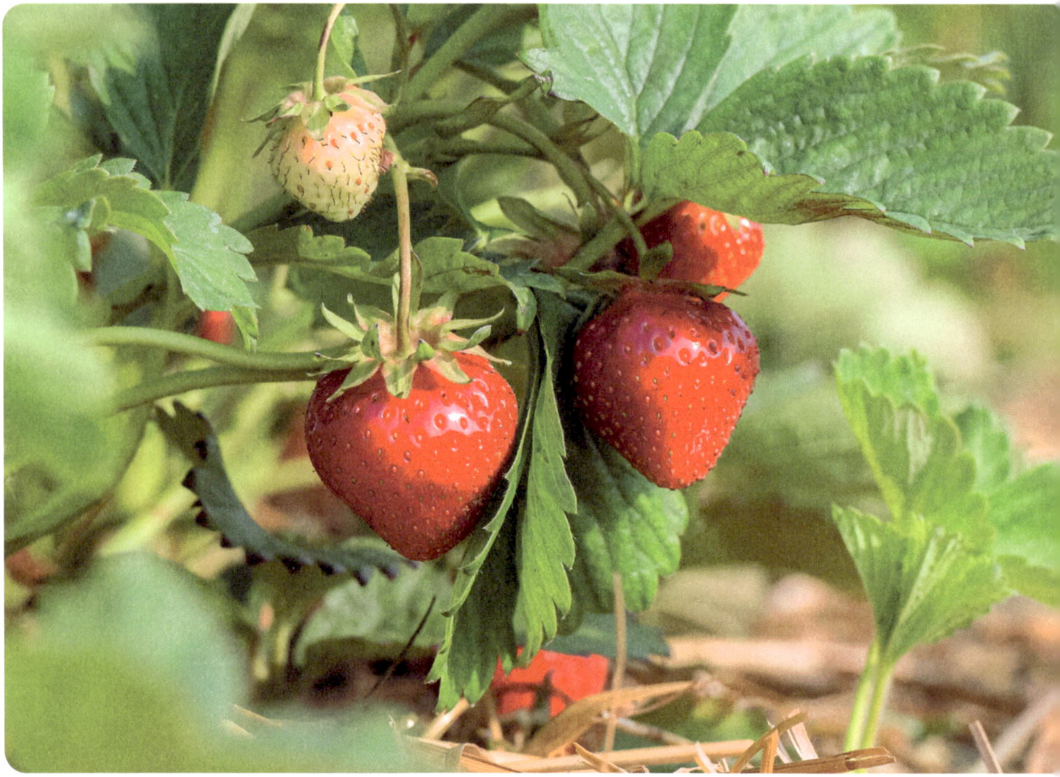

BOTANISCHER NAME	*Fragaria vesca/Fragaria × ananassa*
PFLANZENFAMILIE	Rosengewächse *(Rosaceae)*
ERNTE	Mai–Juni (Blätter)
PFLANZENTEILE FÜR TEE	Blätter, seltener Früchte
ERKENNUNG	Blätter dreizählig gefiedert, am Rand gezähn; Blüten weiß (manchmal rosa bei Gartensorten)
FUNDORTE	Lichte Wälder (Wald-), Gärten, Wegränder
BESONDERE INHALTSSTOFFE	Gerbstoffe (Tannine), Flavonoide, organische Säuren, Antioxidantien (insb. Polyphenole)
WICHTIGE EIGENSCHAFTEN	Adstringierend, entzündungshemmend, harntreibend, magenschleimhautberuhigend
WARNHINWEISE	Menschen mit einer bekannten Erdbeerallergie, Kreuzallergie oder schwerer Herz- oder Nierenerkrankung sollten diesen Tee meiden. Die enthaltenen Tannine können die Eisenaufnahme hemmen, daher den Tee nicht unmittelbar zu Mahlzeiten trinken.

ERDBEERE

VITALISIEREND FÜR HERZ UND IMMUNSYSTEM

Obwohl die Früchte der Erdbeere *(Fragaria vesca/Fragaria × ananassa)* ein Genuss sind, nutzt die Heilkunde vor allem die Blätter als sanftes Mittel, um die Abwehrkräfte zu stärken das **Herz-Kreislauf-System zu unterstützen**. Der Tee aus Erdbeerblättern hat einen milden, leicht herben Geschmack, der an Schwarztee erinnert, und ist damit ein idealer Durstlöscher mit Mehrwert. Die Blätter eignen sich hervorragend als aromatische Mischungskomponente für Kräutertees.

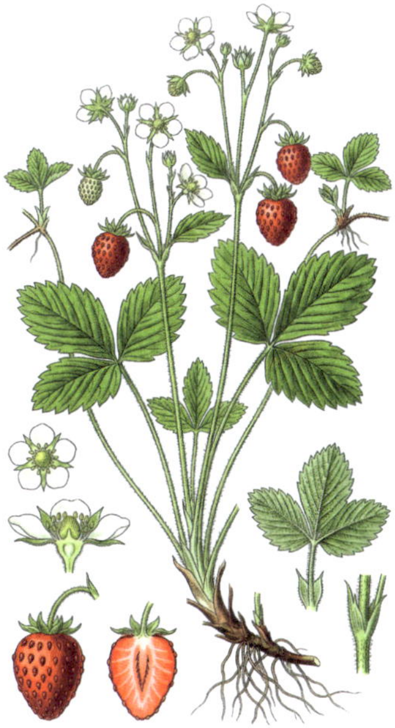

Erdbeeren sind mehrjährige Stauden aus der Familie der Rosengewächse. Hierzulande sind die Walderdbeere *(Fragaria vesca)* – deren natürliches Verbreitungsgebiet sich über Europa bis Nordasien erstreckt – und die Gartenerdbeere *(Fragaria × ananassa)* beliebt. Letztere ist ein Kreuzungsprodukt der Chile- und Scharlacherdbeere. Erdbeeren gedeihen am besten an vollsonnigen Standorten mit tiefgründigem, lockerem und humusreichem Boden, der stets leicht feucht gehalten wird.

Für Tee dienen die **Blätter**, die idealerweise zwischen **Mai und Juni** gesammelt werden. Zu diesem Zeitpunkt, kurz vor der Fruchtreife, haben die Blätter die höchste Konzentration an **Gerbstoffen** und **Antioxidantien** entwickelt.

Anwendungsgebiete[13]

Die Blätter wirken durch die enthaltenen Gerbstoffe (Tannine) adstringierend (zusammenziehend) und mild entzündungshemmend, weshalb sie eingesetzt werden, um **Magen-Darm-Katarrhe zu lindern**. Die Flavonoide fördern zudem eine leichte harntreibende Wirkung, was den Körper bei Entschlackungskuren unterstützt.

Traditionell wird der Tee empfohlen, um das Blut allgemein zu reinigen, das Immunsystem zu stärken (durch die enthaltenen Antioxidantien), und volksheilkundlich, um Herz-Kreislauf-Erkrankungen vorzubeugen und den Blutdruck zu senken. Er wird auch als mildes Mittel gegen Hämorrhoiden eingesetzt.

ZUBEREITUNG

Zur Zubereitung einer Tasse Tee (250 ml) übergieße 2 leicht gehäufte TL vorzugsweise frischer oder gefrorener Blätter (alternativ 1 knapper TL getrocknete Blätter) mit kochendem Wasser. Lasse den Aufguss abgedeckt mindestens 10 Minuten ziehen, um die Gerbstoffe optimal zu lösen.

13 Quellen und Referenzen: kostbarenatur.net/erdbeere

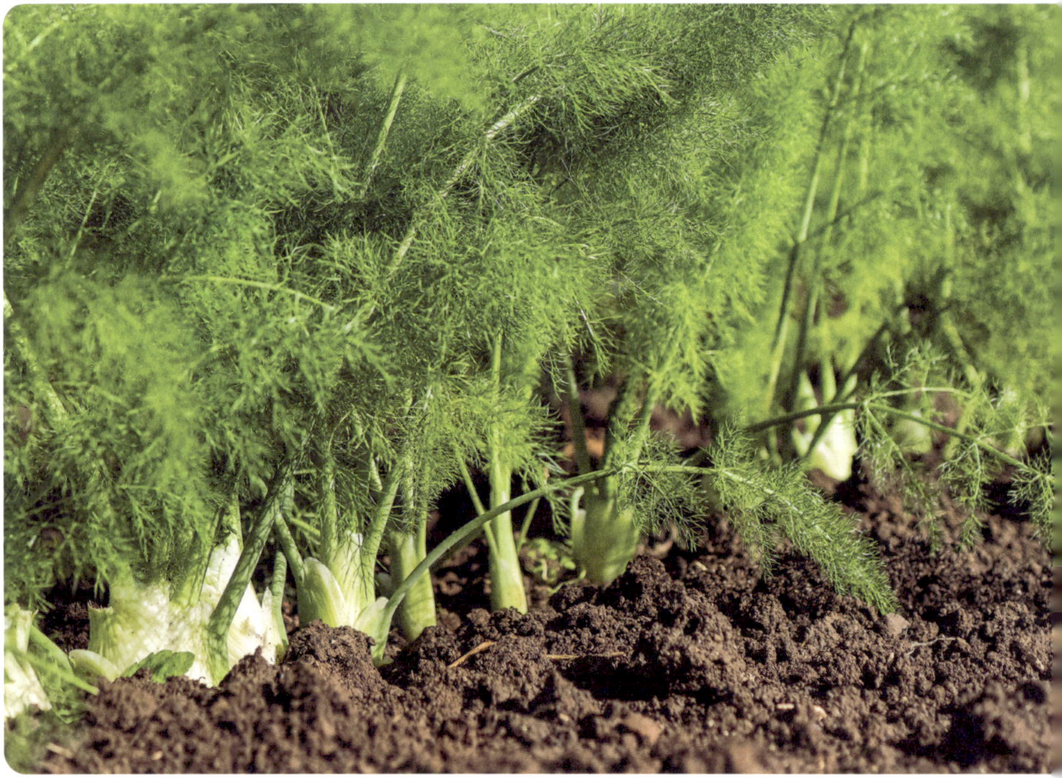

BOTANISCHER NAME	*Foeniculum vulgare*
PFLANZENFAMILIE	Doldenblütler *(Apiaceae)*
ERNTE	Juli–September (Samen)
PFLANZENTEILE FÜR TEE	Samen (Früchte)
ERKENNUNG	Blätter mehrfach fiederteilig, Endabschnitte fadenförmig; Blüten gelb
FUNDORTE	Kulturpflanze; sonnige Standorte mit kalkhaltigem Boden
BESONDERE INHALTSSTOFFE	Ätherische Öle (v. a. Anethol, Fenchon)
WICHTIGE EIGENSCHAFTEN	Krampflösend, blähungswidrig, schleimlösend, entspannend
WARNHINWEISE	Sollte wegen des enthaltenen Estragols nicht dauerhaft oder in sehr großen Mengen getrunken werden (besonders nicht von Schwangeren, Stillenden und kleinen Kindern). Selten treten Allergien auf, vor allem bei Kreuzreaktionen mit anderen Doldenblütlern.

FENCHEL

SANFTES BAUCHWOHL-ELIXIER

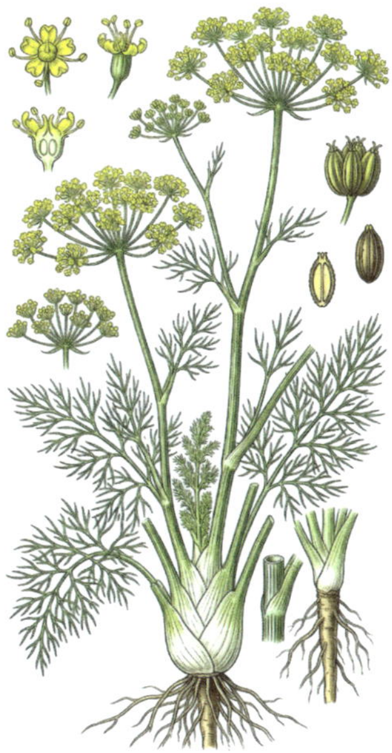

Der Fenchel *(Foeniculum vulgare)* ist dank seiner Samen ein wichtiges Hausmittel. Er ist der Spezialist, wenn es darum geht, **Blähungen sowie Krämpfe zu lindern** und **die Atemwege sanft zu unterstützen**. Sein frischer, würziger Geschmack, der an Lakritze erinnert, macht ihn zu einem beliebten Haustrunk.

Der Fenchel ist eine mehrjährige Pflanze aus der Familie der Doldenblütler. Während er ursprünglich aus dem Mittelmeerraum stammt, wird er heute weltweit als Heil- und Gemüsepflanze kultiviert. Am wohlsten fühlt er sich an sonnigen, leicht feuchten Standorten, die reich an Kalk und Humus sind.

Wir nutzen primär die kümmelähnlichen Samen (die Früchte) des Bitterfenchels sowie des Süßfenchels zur Teezubereitung, während Gemüsefenchel für Tee keine Rolle spielt. Geerntet wird im Sommer, wenn die Samen eine graubraune Färbung angenommen haben.

Die vielfältige Heilwirkung des Fenchels beruht auf seinen **ätherischen Ölen**, insbesondere auf **Anethol**, **Fenchon** und **Estragol**, die ihm seinen typischen Geschmack und seine therapeutische Wirkung verleihen.

Anwendungsgebiete[14]

Fenchelsamen wirken durch das Anethol und Fenchon nachweislich krampflösend (spasmolytisch) und blähungstreibend (karminativ), indem sie die glatte Muskulatur im Magen-Darm-Trakt entspannen und so **Blähungen, Völlegefühl und leichte Magenkrämpfe lindern**. Zudem wirkt Fenchel sekretlösend (expektorans), da die ätherischen Öle die Verflüssigung von zähem Schleim fördern und dadurch das Abhusten bei **Katarrhen der Atemwege** erleichtern. Die leicht antibakterielle Wirkung unterstützt die Bekämpfung von Infektionen.

Traditionell wird Fencheltee aufgrund seiner Milde gern stillenden Müttern (um die Milchbildung zu fördern) und als schlafförderndes, entspannendes Mittel verabreicht. Auch wird er volksheilkundlich eingesetzt, um Migräne und Wechseljahresbeschwerden zu lindern. Fenchel, oft in Mischung mit Anis und Kümmel, gilt als bewährtes Mittel zur Appetitanregung.

ZUBEREITUNG

Für eine Tasse Tee (250 ml) wird 1 TL Fenchelsamen im Mörser leicht zerstoßen, um die ätherischen Öle freizusetzen. Anschließend mit kochendem Wasser übergießen und den Tee abgedeckt 10 Minuten ziehen lassen. Pur trinken oder mit etwas Lindenblütenhonig süßen.

14 Quellen und Referenzen: kostbarenatur.net/fenchel

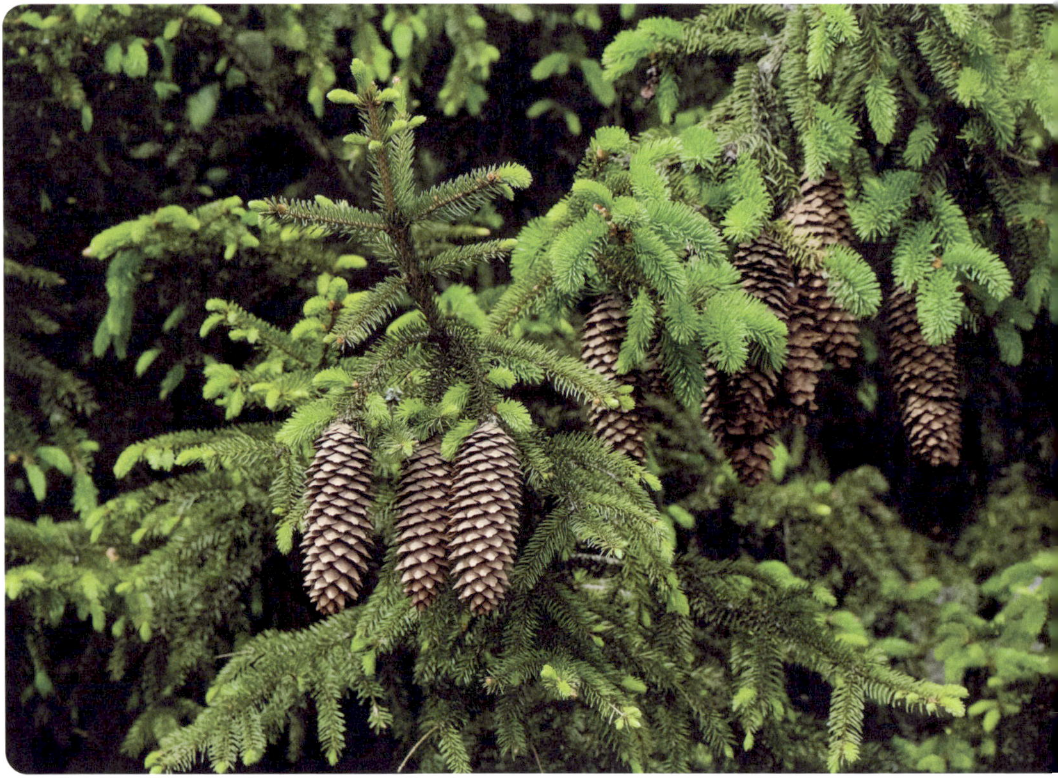

BOTANISCHER NAME	*Picea abies*
PFLANZENFAMILIE	Kieferngewächse *(Pinaceae)*
ERNTE	Mai–Juni (Maitriebe); ganzjährig (Nadeln)
PFLANZENTEILE FÜR TEE	Junge Nadeln, Maitriebe
ERKENNUNG	Nadeln, vierkantig, zugespitzt; Zapfen (weiblich rot, männlich gelblich)
FUNDORTE	Feucht-kühle Wälder, Gebirgslagen (Eurasien)
BESONDERE INHALTSSTOFFE	Ätherische Öle (v. a. Pinen, Limonen), Gerbsäuren, Harze, Vitamin C
WICHTIGE EIGENSCHAFTEN	Schleimlösend, antibakteriell, leicht durchblutungsfördernd, stärkend, schweißtreibend
WARNHINWEISE	Nadeln nur an unbelasteten Orten sammeln (keine Straßen oder Industrie). Nicht geeignet für Personen mit Nierenerkrankung, Schwangere, Kinder unter 4–6 Jahren (Gefahr von Atemwegsreizungen) sowie Personen mit bekannter Überempfindlichkeit gegenüber ätherischen Ölen oder Harzen.

FICHTENNADELN

HARZIGE KRAFT FÜR ATEMWEGE UND VITALITÄT

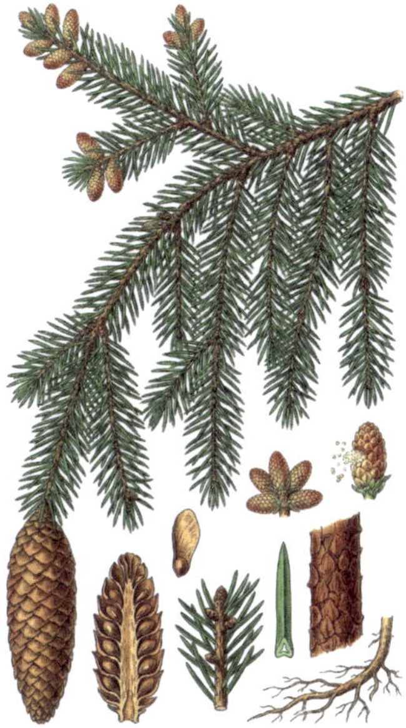

Die Nadeln der Gemeinen Fichte *(Picea abies)*, oft als Rotfichte oder Rottanne bezeichnet, sind in deiner Tee-Apotheke ein wertvolles, ganzjährig verfügbares Mittel, um **Atemwegserkrankungen zu lindern** und **die allgemeine Vitalität zu stärken**. Ihr harziger Geschmack mit einer zarten Zitronennote ist besonders in den Wintermonaten eine Wohltat. Die heilsame Wirkung der Fichtennadeln beruht hauptsächlich auf den enthaltenen **ätherischen Ölen**. Sie enthalten zwar auch **Vitamin C**, jedoch nur geringe Mengen, die kaum im Tee erhalten bleiben.

Die Fichte ist ein bis zu 50 Meter hoher Nadelbaum aus der Familie der Kieferngewächse, der vor allem in den feucht-kühlen Regionen Eurasiens heimisch ist. Als Nadelgehölz behält die Fichte ganzjährig ihre „Blätter" (die Nadeln).

Wichtig zur Unterscheidung: Im Gegensatz zur ähnlich aussehenden Tanne sind die Nadeln der Fichte vierkantig und nicht abgeflacht – eine wichtige Unterscheidung beim Sammeln.

Für den heilsamen Tee eignen sich die **Nadeln an den jungen Zweigspitzen**, die sogenannten **Maitriebe**, die im Mai/Juni erscheinen. Um die Bäume nicht zu schädigen, solltest du nur wenige Triebe im unteren Bereich des Baumes ernten. Das Erntegut sollte idealerweise frisch verwendet oder eingefroren werden, um den Gehalt an hitzeempfindlichem Vitamin C zu bewahren.

Anwendungsgebiete[15]

Der Aufguss wirkt durch die ätherischen Öle (v. a. Pinen) sekretlösend (expektorans) und schleimlösend, indem die Nadeln die **Sekretverflüssigung anregen und das Abhusten erleichtern**. Die leichte antibakterielle Wirkung unterstützt die Bekämpfung von Keimen in den Atemwegen.

Aufgrund des Gehalts an Polyphenolen und gewisser Mengen Vitamin C trägt Fichtennadeltee dazu bei, den Körper allgemein zu kräftigen und zu vitalisieren. Traditionell wird er im Rahmen einer Frühlingskur zur Blutreinigung, als schweißtreibendes Mittel bei Fieber und zur Schmerzlinderung eingesetzt. Die harzigen Inhaltsstoffe wirken zudem entspannend und können den Schlaf fördern.

ZUBEREITUNG

Zur Zubereitung einer Tasse (250 ml) Fichtennadeltee verwende 1 TL klein geschnittener Nadeln (frisch oder gefroren). Übergieße die Nadeln mit kochendem Wasser und lasse sie abgedeckt 5 Minuten ziehen. Bei einer Frühlingskur werden eine Woche lang täglich 3–4 Tassen getrunken. Der harzige Geschmack kann bei Bedarf mit etwas Honig gesüßt werden.

15 Quellen und Referenzen: kostbarenatur.net/fichte

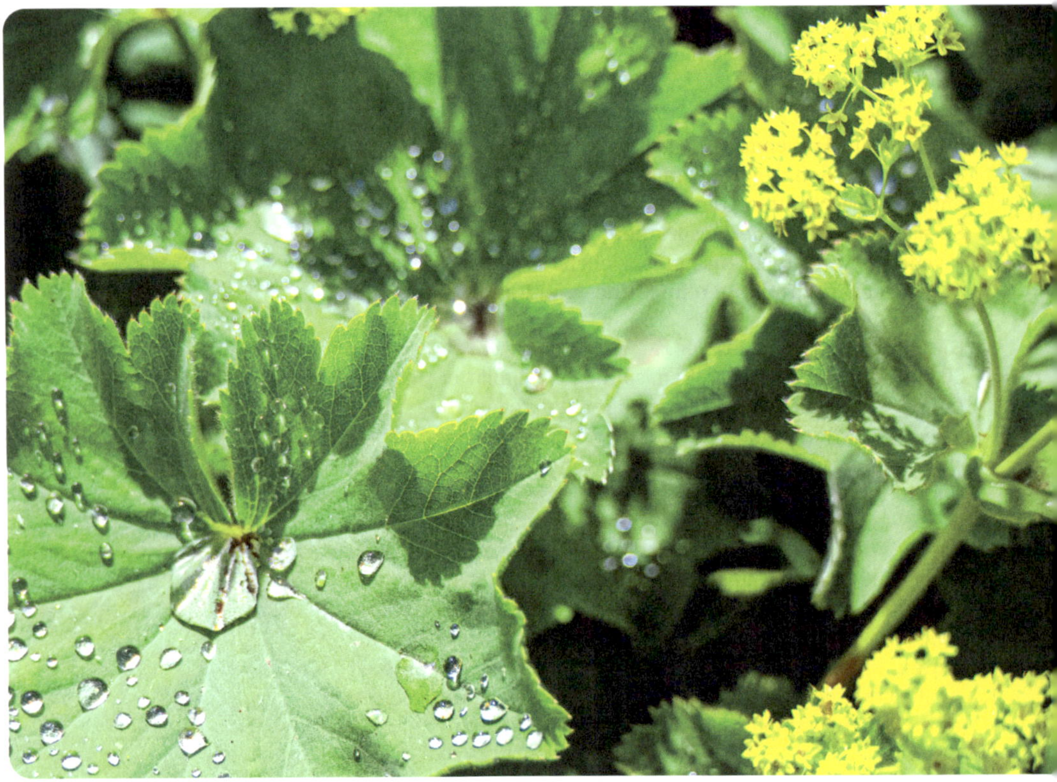

BOTANISCHER NAME	*Alchemilla vulgaris agg.*
PFLANZENFAMILIE	Rosengewächse *(Rosaceae)*
ERNTE	Mai–August (Blätter und blühendes Kraut)
PFLANZENTEILE FÜR TEE	Laubblätter und Stängel
ERKENNUNG	Blätter nierenförmig bis rundlich, spitz gelappt, gefaltet; Blüten unscheinbar, gelblich-grün
FUNDORTE	Feuchte Wiesen, Weiden, Heidelandschaften (vom Tiefland bis ins Gebirge)
BESONDERE INHALTSSTOFFE	Gerbstoffe (Tannine), Flavonoide, Bitterstoffe
WICHTIGE EIGENSCHAFTEN	Adstringierend (zusammenziehend), krampflösend, entzündungshemmend
WARNHINWEISE	Nicht bei schweren Durchfallerkrankungen, Fieber oder blutigem Durchfall einsetzen. Hemmt die Eisenaufnahme (nicht unmittelbar zu den Mahlzeiten einnehmen). Bei übermäßigem Konsum können Gerbstoffe den Magen reizen.

FRAUENMANTEL

HEILPFLANZE NICHT NUR FÜR FRAUEN

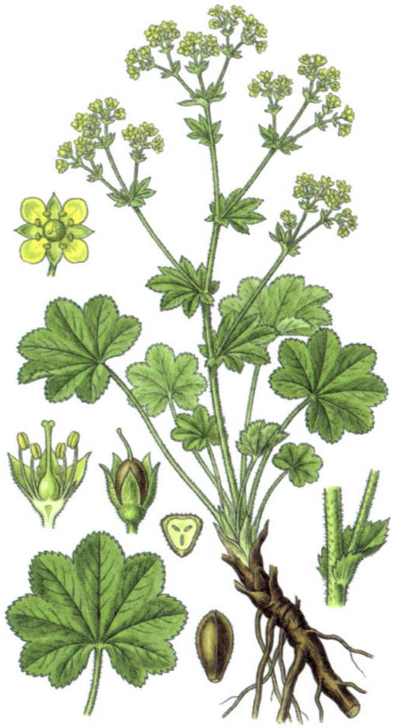

Der Gemeine Frauenmantel *(Alchemilla vulgaris agg.)*, auch Wiesenfrau oder Spitzlappiger Frauenmantel genannt, ist ein unentbehrliches, sanftes Kraut in deiner Tee-Apotheke. Er ist der Spezialist für die **Frauengesundheit**, wirkt aber ebenso hervorragend adstringierend (zusammenziehend) bei leichtem Durchfall und bei **Entzündungen im Mund- und Rachenraum**.

Diese robuste Staude aus der Familie der Rosengewächse wird 30 bis 60 cm hoch. Ihre großen, spitzlappigen Blätter sind auffällig, da sie morgens den Tautropfen (das sogenannte „Aqua alchemistica") in ihrer Mitte sammeln – ein Phänomen, das Alchemisten faszinierte und der Pflanze ihren wissenschaftlichen Namen gab.

Das natürliche Verbreitungsgebiet des Frauenmantels umfasst weite Teile Europas und erstreckt sich bis nach Sibirien. Er liebt humusreiche Weiden, Wiesen und Heidelandschaften. Als Sammelgut eignen sich die **Laubblätter samt Stängeln** und die **Blüten**, die vorzugsweise zwischen **Mai und Anfang August** gepflückt werden. Sie lassen sich sowohl im frischen als auch im getrockneten Zustand verwenden.

Die therapeutische Wirkung des Frauenmantels beruht hauptsächlich auf dem hohen Gehalt an **Gerbstoffen (Tanninen)**, ergänzt durch die leicht krampflösenden **Flavonoide**.

Anwendungsgebiete[16]

Der Aufguss **lindert**, wissenschaftlich anerkannt, **unspezifische, leichte Durchfallerkrankungen**. Die Tannine wirken adstringierend auf die Schleimhäute. Zudem wird er bei **Entzündungen im Mund- und Rachenraum** (z. B. Zahnfleisch- oder Halsentzündungen) unterstützend eingesetzt.

Traditionell ist der Frauenmantel die wichtigste Heilpflanze für Frauen: Er wird empfohlen, um Menstruationsbeschwerden zu lindern (krampflösend), bei übermäßiger Regelblutung (blutstillend) und volksheilkundlich zur Förderung der Milchbildung. Die Tradition schreibt ihm auch eine beruhigende, blutreinigende und harntreibende Wirkung zu.

ZUBEREITUNG

Zur Zubereitung einer Tasse Tee (250 ml) verwende 1–2 gehäufte TL des frischen oder getrockneten Krautes (Blätter und Stängel). Übergieße das Kraut mit sprudelnd kochendem Wasser. Lasse den Ansatz abgedeckt 8–10 Minuten ziehen, damit die Gerbstoffe ausreichend gelöst werden. Der Tee kann sowohl warm als auch kalt getrunken werden.

16 Quellen und Referenzen: kostbarenatur.net/frauenmantel

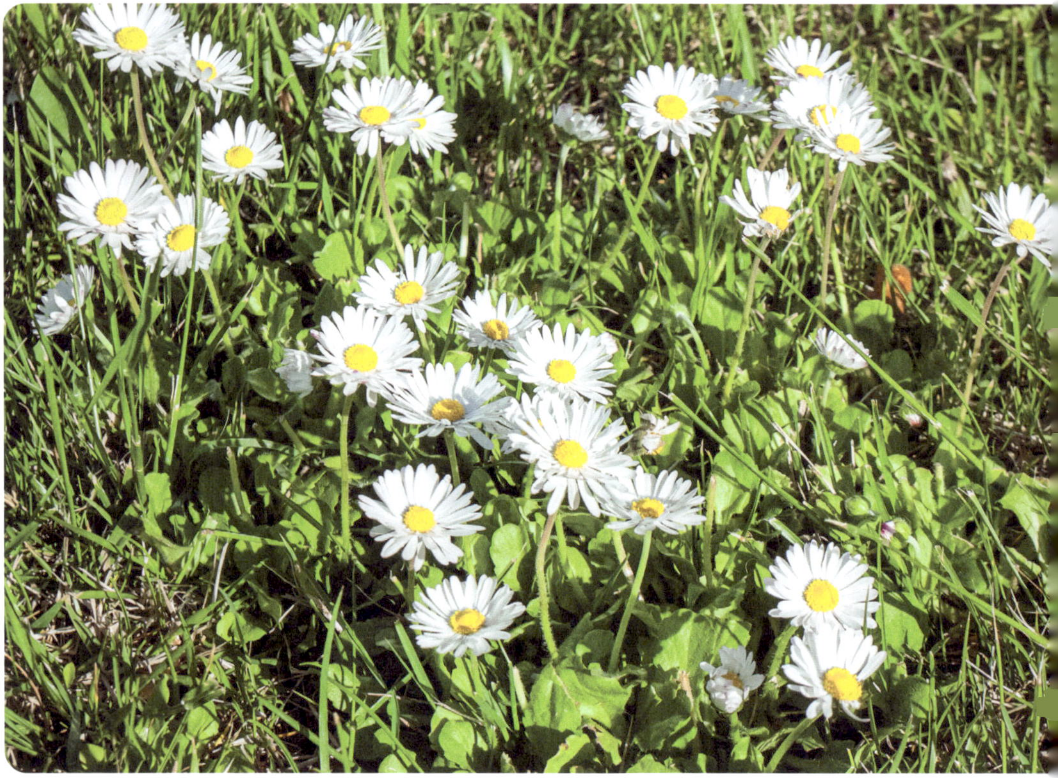

BOTANISCHER NAME	*Bellis perennis*
PFLANZENFAMILIE	Korbblütler *(Asteraceae)*
ERNTE	März–September (Blüten, Blätter)
PFLANZENTEILE FÜR TEE	Blüten und Blätter
ERKENNUNG	Blätter eiförmig, löffelartig, in einer grundständigen Rosette; Blüten weiß mit gelber Mitte (oft rot überlaufen)
FUNDORTE	Wiesen, Weiden, Parks, städtische Grünanlagen
BESONDERE INHALTSSTOFFE	Saponine, Bitterstoffe, Gerbstoffe, Flavonoide, Schleimstoffe, Triterpene
WICHTIGE EIGENSCHAFTEN	Stoffwechselanregend, harntreibend, blutreinigend, entzündungshemmend
WARNHINWEISE	Kann bei einer Allergie gegen Korbblütler (z. B. Kamille, Beifuß) allergische Reaktionen auslösen. Die Anwendung bei Schwangeren und Stillenden wird nicht empfohlen.

GÄNSEBLÜMCHEN

DIE MILDE STOFFWECHSELBLÜTE

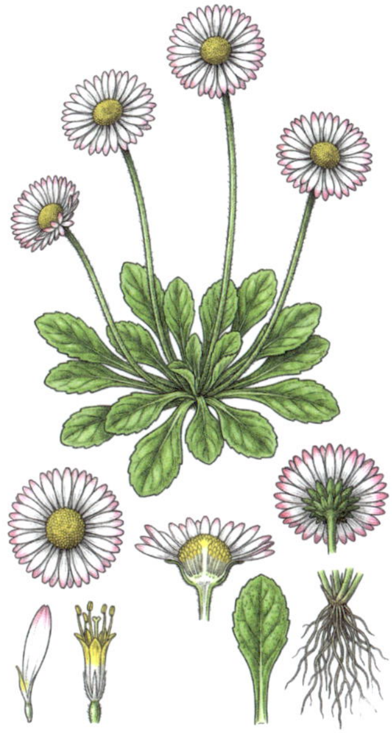

Das Gänseblümchen *(Bellis perennis)* ist weit mehr als nur eine hübsche Zierde auf dem Rasen; es ist ein vielseitiger Schatz in deiner Tee-Apotheke. Die kleine Staude, die von März bis November unermüdlich blüht, wirkt vor allem **stoffwechselanregend, blutreinigend und harntreibend**. Lange Zeit verkannt, wurde das Gänseblümchen 2017 zur Heilpflanze des Jahres gekürt.

Das Gänseblümchen gehört zur Familie der Korbblütler und ist in ganz Europa heimisch. Es ist extrem anspruchslos, trittfest und wächst in großer Anzahl auf Wiesen, Weiden, in Parks und städtischen Grünanlagen.

Für Heiltees eignen sich vor allem die **Blüten** (von März bis September) und ferner die **Blätter**. Aufgrund der unscheinbaren Blütenköpfchen ist die Ernte zeitaufwendig, aber lohnend. Da Gänseblümchen oft an sehr trittbelasteten oder durch Tiere frequentierten Orten wachsen, solltest du beim Sammeln auf die Reinheit des Standortes achten.

Die therapeutischen Wirkungen beruhen vor allem auf dem Gehalt an **Saponinen** (seifenartigen Stoffen) und **Flavonoiden**, die die Ausscheidungsprozesse des Körpers anregen.

Anwendungsgebiete[17]

Die enthaltenen Saponine besitzen eine **mild schleimlösende Wirkung**, während Bitterstoffe und Saponine traditionell als unterstützend für die Harnbildung gelten, was eine leichte harntreibende Wirkung plausibel macht. Flavonoide und Triterpene tragen zu einer **entzündungshemmenden Wirkung** bei, die insbesondere äußerlich bei leichten Hautreizungen bedeutsam ist; innerlich ist dieser Effekt bislang nur begrenzt untersucht.

Traditionell wird Gänseblümchen-Tee als Hausmittel bei Darmentzündungen, Gicht und Steinleiden eingesetzt. Volksheilkundlich wird ihm eine krampfstillende, blutreinigende und schmerzlindernde Wirkung zugeschrieben, weshalb er bei Erkältungen empfohlen wird. Äußerlich angewendet, wird der Aufguss aufgrund seiner adstringierenden und blutstillenden Eigenschaften empfohlen, um Hauterkrankungen, unreine Haut und kleine Wunden zu behandeln.

ZUBEREITUNG

Für eine Tasse Tee (250 ml) ist 1 gehäufter TL getrocknete oder 1 EL frische Blüten notwendig. Übergieße die Blüten mit kochendem Wasser und lasse den Tee abgedeckt 8–10 Minuten ziehen. Der Geschmack des Gänseblümchen-Tees ist säuerlich-herb und kann in Mischungen integriert werden.

17 Quellen und Referenzen: kostbarenatur.net/gaensebluemchen

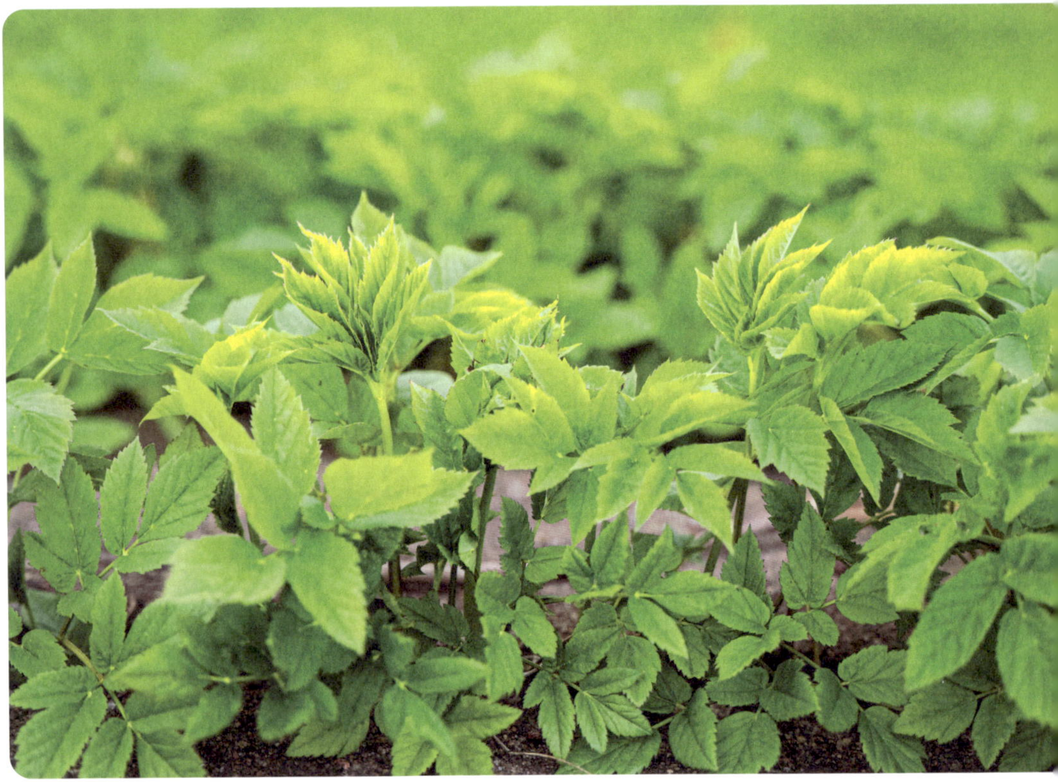

BOTANISCHER NAME	*Aegopodium podagraria*
PFLANZENFAMILIE	Doldenblütler *(Apiaceae)*
ERNTE	April–Mai (junge Blätter)
PFLANZENTEILE FÜR TEE	Blätter
ERKENNUNG	Blätter zweifach dreizählig gefiedert; dreieckiger Blattstielansatz („Geißfüßchen“); Blüten weiß (Doldenblüten)
FUNDORTE	Feuchte, schattige bis halbschattige Standorte; nährstoffreiche Böden
BESONDERE INHALTSSTOFFE	Flavonoide, Polyacetylene, Kalium, ätherische Öle, Cumarine, Phenolcarbonsäuren
WICHTIGE EIGENSCHAFTEN	Harntreibend (diuretisch), entwässernd, entzündungshemmend, antirheumatisch
WARNHINWEISE	Verwechslung mit dem **hochgiftigen Gefleckten Schierling** *(Conium maculatum)* oder **Wasserschierling** *(Cicuta virosa)* möglich! Darf nicht bei Ödemen (Wassereinlagerungen) getrunken werden, die durch Herz- oder Niereninsuffizienz bedingt sind.

GIERSCH

DAS BEWÄHRTE RHEUMAKRAUT

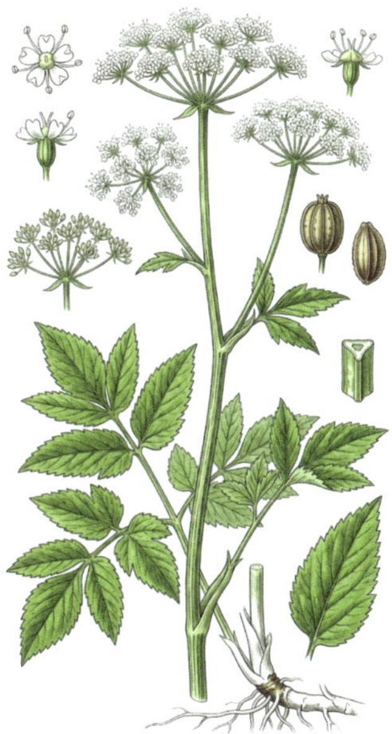

Der Giersch *(Aegopodium podagraria)*, auch Geißfuß oder Zipperleinskraut genannt, ist ein wertvolles Wildkraut in deiner Tee-Apotheke. Er ist der Spezialist für die **Entwässerung und Durchspülung**, weshalb er traditionell bei **rheumatischen Beschwerden und Gicht** eingesetzt wird. Viele kennen ihn nur als hartnäckiges Unkraut, doch die enthaltenen **Flavonoide**, der **hohen Gehalt an Kalium** und die **Polyacetylene** machen ihn zu einem wertvollen Teil der Naturheilkunde.

Giersch ist eine robuste, mehrjährige Staude aus der Familie der Doldenblütler und in den gemäßigten Zonen Eurasiens verbreitet. Er liebt feuchte, nährstoffreiche Böden im Halbschatten. Die Populärbezeichnung „Geißfuß" rührt von dem charakteristischen, dreieckigen Blattstielansatz her, der an einen Ziegenhuf erinnert.

Als Sammelgut eignen sich die **jungen Blätter**, die am besten von **April bis Ende Mai** geerntet werden. Beim Sammeln ist Vorsicht geboten, da der Giersch mit dem giftigen Gefleckten Schierling *(Conium maculatum)* und dem Wasserschierling *(Cicuta virosa)* verwechselt werden kann. Die markantesten Erkennungsmerkmale des echten Gierschs sind sein dreikantiger Stängel (beim Schierling rund), die „Geißfüßchen" und sein angenehmer Geruch nach Petersilie und Möhre. Sein Aroma macht ihn zu einer beliebten Zutat in Salaten und Pestos.

Anwendungsgebiete[18]

Wissenschaftlich wurde Giersch bisher nicht therapeutisch bewertet. Plausibel, aber nicht pharmakologisch belegt, wirkt der Aufguss durch die Flavonoide und das Kalium harntreibend (diuretisch) und entwässernd. Dies ist wertvoll bei **bakteriellen und entzündlichen Erkrankungen der ableitenden Harnwege** und um Nierengrieß vorzubeugen.

Aufgrund seiner entwässernden und entsäuernden Eigenschaften ist der Giersch seit Langem als unterstützendes Mittel bei rheumatischen Erkrankungen und Gicht geschätzt. Er wird genutzt bei Ischiasbeschwerden, um die Verdauung anzuregen und den Körper bei Frühjahrskuren zu kräftigen. Die Polyacetylene tragen zudem zur entzündungshemmenden und antibakteriellen Wirkung bei.

ZUBEREITUNG

Um den Tee zuzubereiten, wird 1 gehäufter TL frisches oder getrocknetes Sammelgut in eine Tasse (250 ml) gegeben. Übergieße das Kraut mit kochendem Wasser und lasse den Aufguss abgedeckt etwa 10 Minuten ziehen. Giersch-Tee ist mild, leicht würzig und kann ungesüßt getrunken werden.

18 Quellen und Referenzen: kostbarenatur.net/giersch

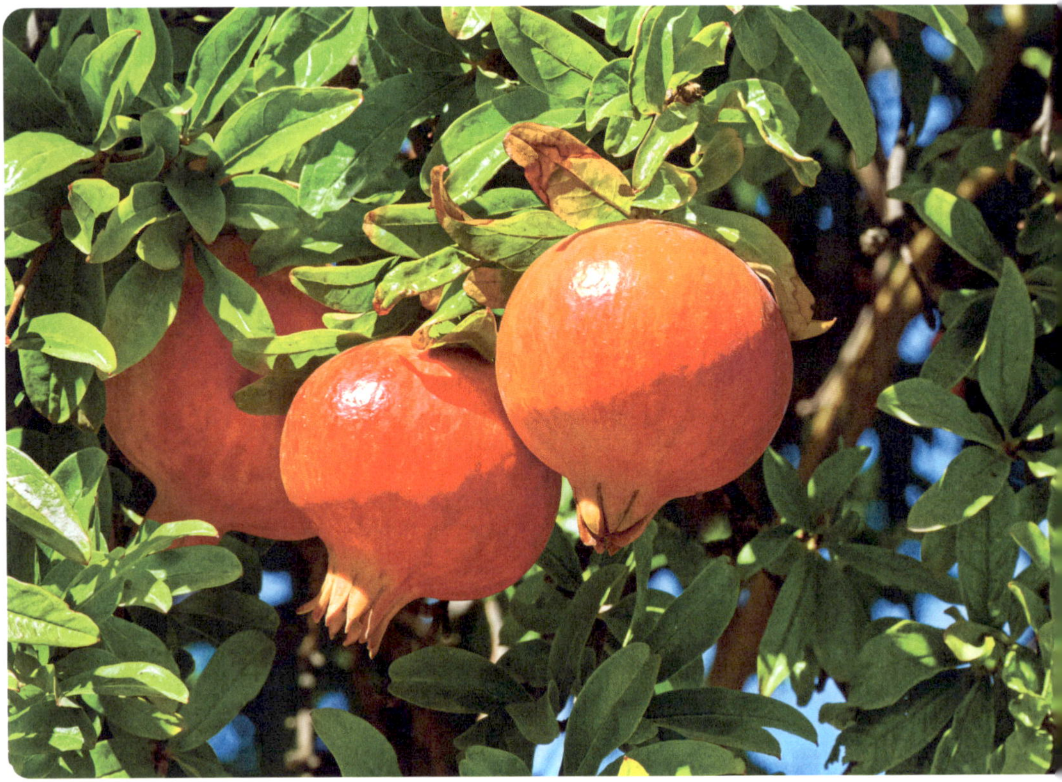

BOTANISCHER NAME	*Punica granatum*
PFLANZENFAMILIE	Weiderichgewächse *(Lythraceae)*
ERNTE	Spätsommer-Herbst (Früchte)
PFLANZENTEILE FÜR TEE	Kerne (Arillus), Fruchtschalen
ERKENNUNG	Blätter länglich-oval, gegenständig oder büschelig; Blüten rot (große, auffällige Blüten)
FUNDORTE	Kulturpflanze; Plantagen in warm-gemäßigten Klimazonen
BESONDERE INHALTSSTOFFE	Polyphenole (Ellagitannine, Punicalagin), Gerbstoffe (v. a. in den Schalen), Flavonoide
WICHTIGE EIGENSCHAFTEN	Antioxidativ, entzündungshemmend, adstringierend (Schalen)
WARNHINWEISE	Aufgrund des hohen Gerbstoffgehalts sollten Schalentees nur kurmäßig bei Bedarf und nicht von Schwangeren eingenommen werden. Die blutdrucksenkende Wirkung kann die Wirkung von Blutdruckmedikamenten verstärken; ärztliche Rücksprache ist ratsam. Generell: 1–2 Stunden Einnahmeabstand zu Medikamenten.

GRANATAPFEL

ANTIOXIDANTIEN FÜR ZELLSCHUTZ UND VITALITÄT

Der Granatapfel *(Punica granatum)* ist ein Symbol für Fruchtbarkeit und Vitalität und ein Schatz für die Tee-Apotheke. Er enthält sowohl in den Kernen als auch in der Schale viele Antioxidantien, die **das Herz-Kreislauf-System stärken** und zum Zellschutz beitragen.

Das strauch- oder baumförmige Gehölz aus der Familie der Weiderichgewächse stammt ursprünglich aus einem Verbreitungsgebiet, das sich von der Türkei bis nach China erstreckt. Heute wird der Granatapfel weltweit in warm-gemäßigten Regionen angebaut.

Für den Tee nutzen wir Teile der reifen Früchte: **Die Kerne** eignen sich zur Frischzubereitung oder als Trockengut. Sie schmecken süß-sauer mit einer zart herben Note und dienen primär dem Genuss und der Vitalstoffzufuhr. **Die Schalen** schmecken deutlich herber und wirken adstringierender (zusammenziehend). Sie werden getrocknet (nur von pestizidfreien Exemplaren) und aufgrund ihrer hohen Konzentration an Gerbstoffen gezielt therapeutisch eingesetzt.

Die Heilkraft des Granatapfels beruht auf dem hohen Gehalt an **Polyphenolen**, insbesondere den **Ellagitanninen**. Sie werden im Darm in zellschützende **Urolithine** umgewandelt und sind wichtige Akteure im Kampf gegen freie Radikale und in der Unterstützung der Gefäßgesundheit.

Anwendungsgebiete[19]

Der Kern-Aufguss wirkt durch die Polyphenole nachweislich antioxidativ und entzündungshemmend. Es gibt Hinweise auf positive Effekte auf Blutmarker und Gefäßfunktion, was für die **Herz-Kreislauf-Gesundheit** bedeutsam ist. Die Schalen wirken aufgrund ihres besonders hohen Gerbstoffgehalts stark adstringierend und werden eingesetzt, um **akuten Durchfall** zu lindern.

Traditionell wird der Granatapfel als antivirales und antiseptisches Mittel genutzt, um das Immunsystem zu stärken. Zudem gibt es Hinweise darauf, dass die Inhaltsstoffe den Blutzuckerspiegel positiv beeinflussen und die Hautalterung verlangsamen, weshalb er traditionell als Anti-Aging-Mittel empfohlen wird. Volksheilkundlich wird ihm eine unterstützende Rolle bei der Vorbeugung von Krebserkrankungen zugeschrieben (Zellschutz).

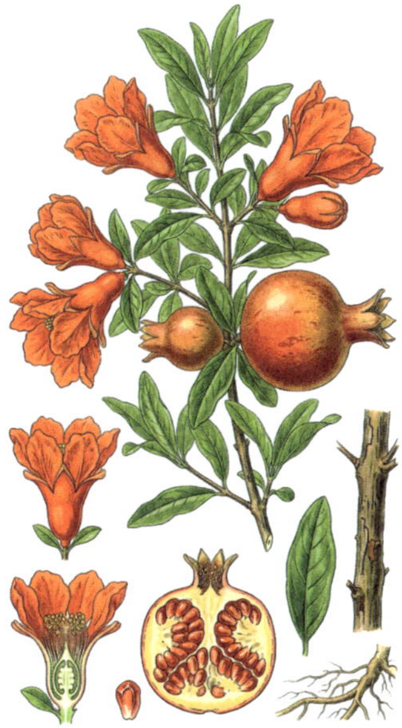

ZUBEREITUNG

Für einen Fruchttee übergieße 1 gehäuften EL frische oder getrocknete Kerne mit 200 ml kochendem Wasser. Lasse den Tee 10 Minuten ziehen. Die Kerne können im Aufguss verbleiben. Für den herb-bitteren Arzneitee mit adstringierender Wirkung wird 1 gehäufter TL klein geschnittene, getrocknete Schalenstücke mit 200 ml kochendem Wasser übergossen. Die Ziehdauer sollte 10–15 Minuten betragen, um die Gerbstoffe zu lösen.

19 Quellen und Referenzen: kostbarenatur.net/granatapfel

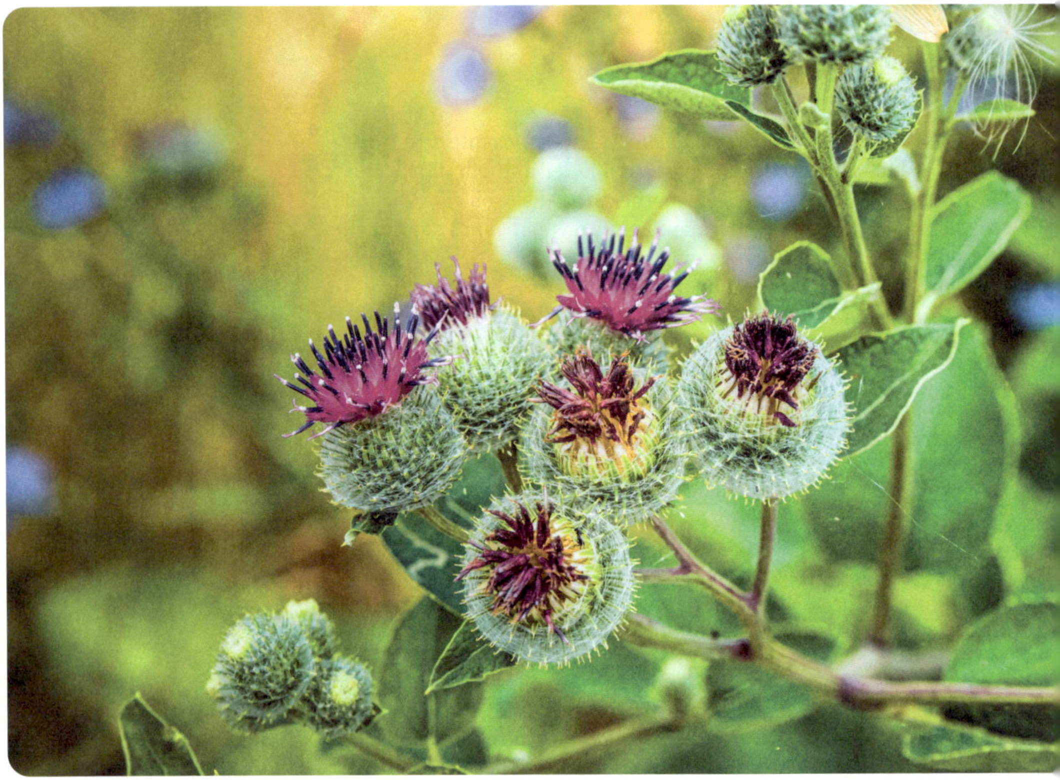

BOTANISCHER NAME	*Arctium lappa*
PFLANZENFAMILIE	Korbblütler *(Asteraceae)*
ERNTE	März-April; September–Oktober (Wurzel)
PFLANZENTEILE FÜR TEE	Wurzel der jungen Pflanze
ERKENNUNG	Blätter sehr groß, herzförmig, unterseits graufilzig; Blüten rosaviolett
FUNDORTE	Wegränder, Zäune, Ruderalflächen (nährstoffreiche Böden)
BESONDERE INHALTSSTOFFE	Inulin, Sesquiterpenlactone (Bitterstoffe), Polyacetylene, Schleimstoffe, Lignane
WICHTIGE EIGENSCHAFTEN	Entzündungshemmend, diuretisch, stoffwechselanregend
WARNHINWEISE	Selten, aber möglich sind allergische Reaktionen bei Korbblütler-Allergie. Aufgrund der diuretischen Wirkung bei gleichzeitiger Einnahme harntreibender Medikamente ärztliche Rücksprache halten. Kann leicht blutzuckersenkend wirken (Vorsicht bei Diabetes).

GROSSE KLETTE
HAUTREINIGUNG UND ENTGIFTUNG

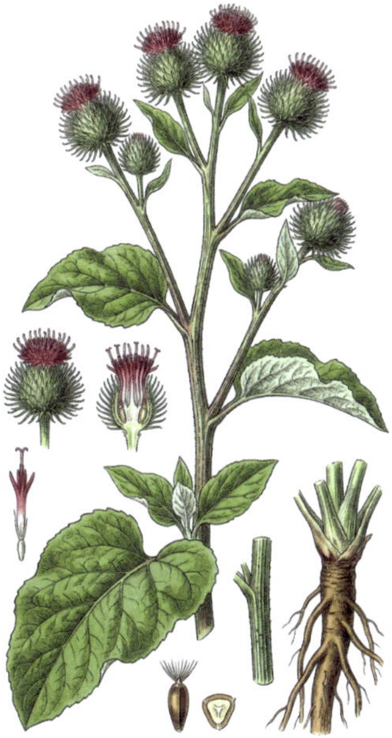

Die Große Klette *(Arctium lappa)* ist eine imposante zweijährige Staude aus der Familie der Korbblütler und ein altbewährter Spezialist in deiner Tee-Apotheke für alle Probleme, die mit dem Stoffwechsel und der Haut zusammenhängen. Traditionell wird die Wurzel als blutreinigendes und entgiftendes Mittel eingesetzt, was sich besonders positiv auf **unreine Haut, Ekzeme und die Kopfhaut** auswirkt. Die Wirkung der Klettenwurzel beruht auf dem hohen Gehalt an Inulin und Bitterstoffen.

Die Große Klette wird bis zu 150 cm hoch und ist in weiten Teilen Eurasiens heimisch. Man findet sie an Wegrändern, Zäunen, auf Kulturbrachen und in Auwäldern. Ihre Blütenkörbe sind kugelig, rosaviolett und leicht hakig – was dazu führt, dass sich Kletten leicht in Kleidung und Tierfellen verhaken.

Als Sammelgut dienen die **Wurzeln** der jungen, einjährigen Pflanzen, die idealerweise im **zeitigen Frühjahr (März/April)** oder im **Herbst (September/Oktober)** ausgegraben werden. Nur die Wurzeln der Großen Klette *(Arctium lappa)* und der Kleinen Klette *(Arctium minus)* eignen sich für Heilzwecke. Die Wurzeln werden gründlich gewaschen, in dünne Scheiben geschnitten und getrocknet.

Anwendungsgebiete[20]

Die enthaltenen Bitterstoffe, Polyacetylene und Lignane zeigen in Laborstudien entzündungshemmende, leicht **antibakterielle und mild harntreibende Effekte**. Klinisch belastbare Daten liegen jedoch kaum vor, sodass die Anwendung bei Hautproblemen wie Akne, Ekzemen oder Psoriasis als unterstützend und plausibel gilt, aber wissenschaftlich nicht ausreichend belegt ist. Inulin wirkt präbiotisch und kann die **Darmflora sowie die Verdauungsfunktion positiv beeinflussen**; ein Teil davon geht auch in den Tee über.

Traditionell wird die Klettenwurzel verwendet, um Stoffwechselprodukte auszuleiten, Gelenkschmerzen zu lindern und den Blutzuckerspiegel zu regulieren. Äußerlich wird der Aufguss genutzt, um die Haarwurzeln zu stärken und nicht hormonell bedingten Haarausfall zu behandeln, da er die Durchblutung der Kopfhaut anregt.

ZUBEREITUNG

Da die Wurzel hart ist, wird sie als Abkochung zubereitet. Dazu 1 gehäuften TL klein geschnittene, getrocknete Wurzelstücke in 200 ml kaltes Wasser geben. Diesen Ansatz 5 Stunden ziehen lassen (Kaltauszug), um das Inulin zu lösen. Anschließend die Mischung aufkochen und 1 Minute sieden lassen, danach weitere 10 Minuten ziehen lassen.

20 Quellen und Referenzen: kostbarenatur.net/grosse-klette

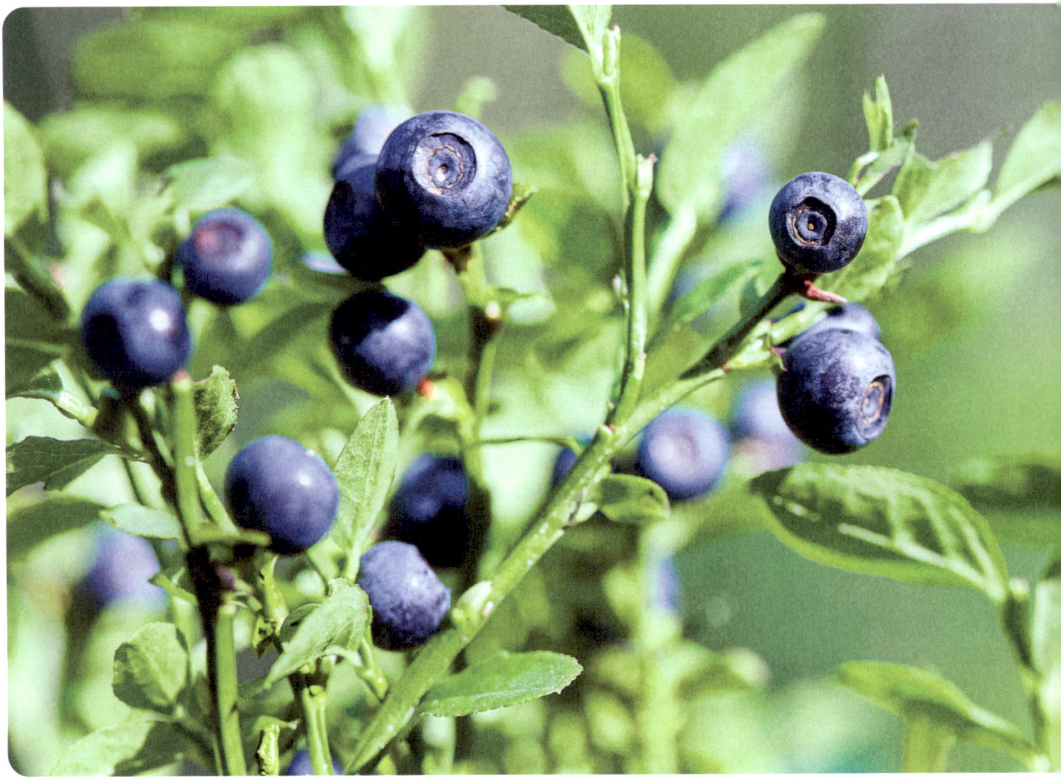

BOTANISCHER NAME	*Vaccinium myrtillus*
PFLANZENFAMILIE	Heidekrautgewächse *(Ericaceae)*
ERNTE	Juli (Beeren)
PFLANZENTEILE FÜR TEE	Getrocknete Beeren
ERKENNUNG	Blätter eiförmig, am Rand fein gesägt, hellgrün; Blüten blassrosa bis grünlich-weiß
FUNDORTE	Lichte Wälder, Moorgebiete, humose, saure Böden
BESONDERE INHALTSSTOFFE	Gerbstoffe (Tannine), Anthocyane
WICHTIGE EIGENSCHAFTEN	Adstringierend (Beeren), antioxidativ (Anthocyane)
WARNHINWEISE	Nicht bei Verstopfung anwenden. Bei Durchfall länger als 2 Tage, hohem Fieber oder Blut im Stuhl ärztliche Abklärung. Für Kinder unter 12 Jahren nur kurzzeitig. Frische Beeren eignen sich nicht zur Durchfallbehandlung.

HEIDELBEERE

ERSTE HILFE GEGEN DURCHFALL

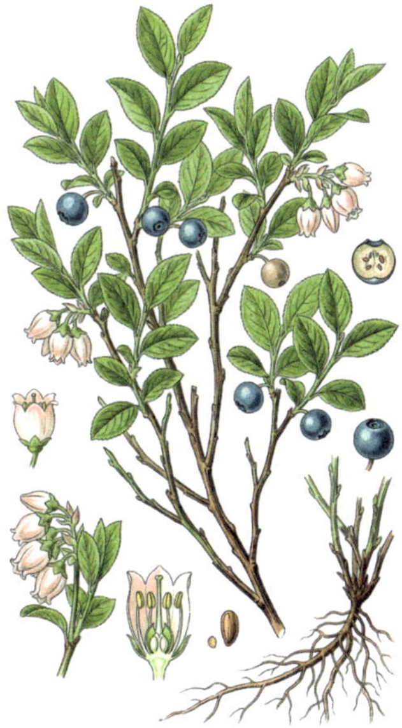

Die Heidelbeere *(Vaccinium myrtillus)*, auch Blaubeere genannt, ist ein Spezialist in deiner Tee-Apotheke: Die getrockneten Beeren sind eines der stärksten natürlichen Mittel, um **akuten Durchfall zu lindern**. Traditionell wurden die Blätter empfohlen, um **den Blutzuckerspiegel zu regulieren**, was aber als veraltet gilt. Die therapeutische Kraft der Heidelbeere beruht primär auf dem hohen Gehalt an Gerbstoffen in der Beere.

Der Strauch ist in den Wäldern und Moorgebieten Eurasiens weitverbreitet und liebt humose, saure Böden. Als Sammelgut dienen in erster Linie die blauschwarzen **Beerenfrüchte**, die zumeist im **Juli** reifen. Volksheilkundlich werden auch **Blätter** verwendet, die idealerweise zwischen **Ende Mai und Mitte Juni** gepflückt werden. Es gibt sowohl Wild- als auch Kulturformen, die sich für die Teezubereitung eignen.

Anwendungsgebiete[21]

Die getrockneten Beeren **lindern** aufgrund ihres hohen Gehalts an Gerbstoffen (Tanninen) wissenschaftlich anerkannt **unspezifischen, akuten Durchfall**. Die Tannine wirken stark adstringierend (zusammenziehend) und bilden eine Schutzschicht auf der Darmschleimhaut, was die Sekretion (Flüssigkeitsabgabe) reduziert.

Traditionell werden die Beeren (die Anthocyane enthalten) zur allgemeinen Stärkung der Sehkraft und als unterstützendes Antioxidans empfohlen.

ZUBEREITUNG

Um für einen **Anti-Durchfall-Tee** die Gerbstoffe aus den getrockneten, harten Beeren zu lösen, zerdrücke 1 leicht gehäuften EL der Früchte ein wenig und übergieße sie mit 200 ml kochendem Wasser. Lasse den Tee mindestens 15 Minuten ziehen. Der Tee sollte im akuten Fall ungesüßt getrunken werden.

21 Quellen und Referenzen: kostbarenatur.net/heidelbeere

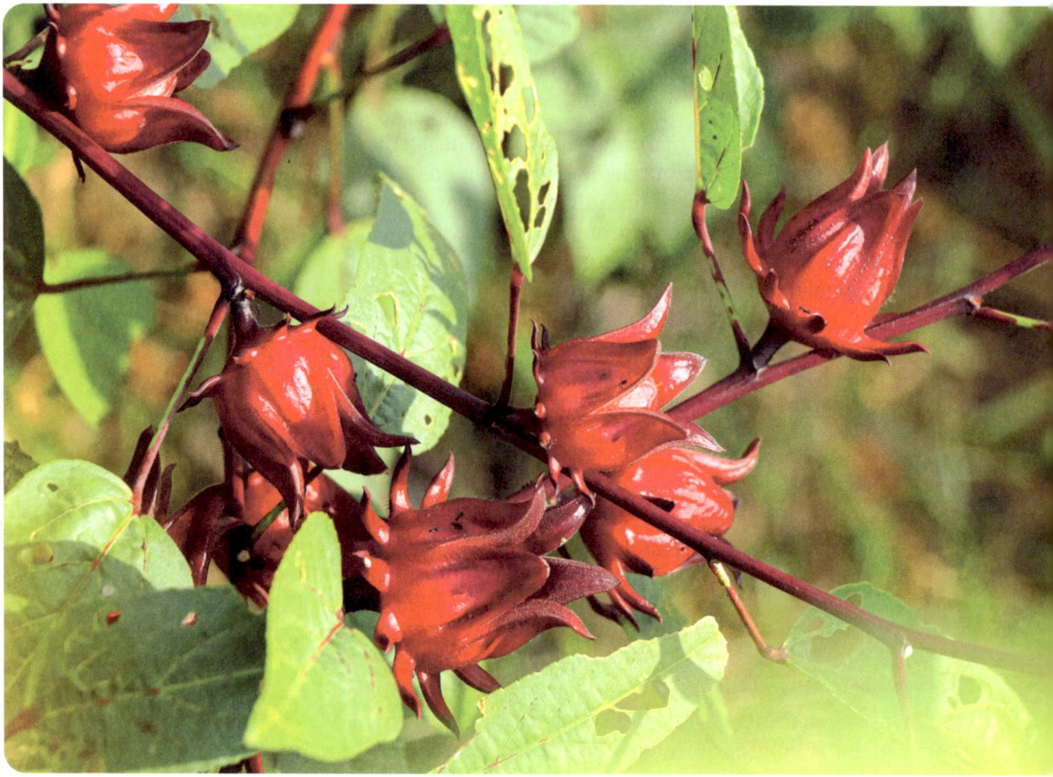

BOTANISCHER NAME	*Hibiscus sabdariffa*
PFLANZENFAMILIE	Malvengewächse *(Malvaceae)*
ERNTE	Spätsommer (Kelche)
PFLANZENTEILE FÜR TEE	Fleischige Blütenkelche (getrocknet)
ERKENNUNG	Blätter länglich-oval, oft drei- bis fünflappig; Blüten gelb mit rotem oder dunklem Zentrum
FUNDORTE	Kulturpflanze; tropische und subtropische Plantagen
BESONDERE INHALTSSTOFFE	Anthocyane (Polyphenole), Polysaccharide, Fruchtsäuren (Apfel-, Wein-, Zitronensäure), Vitamin C
WICHTIGE EIGENSCHAFTEN	Blutdrucksenkend, antioxidativ, harntreibend, reizmildernd, entzündungshemmend
WARNHINWEISE	Die blutdrucksenkende Wirkung kann die Wirkung von Blutdruckmedikamenten verstärken; ärztliche Rücksprache ist ratsam. Vorsicht in der Schwangerschaft wegen möglicher hormonähnlicher Effekte. Trocken lagern, da Hibiskus zur Schimmelbildung neigt.

HIBISKUS

EXOTISCHER BLUTDRUCKSENKER

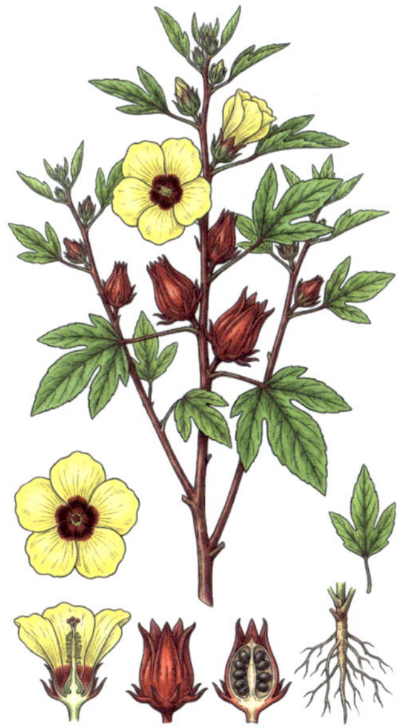

Der Hibiskus *(Hibiscus sabdariffa)*, oft auch als Roselle oder Karkade bezeichnet, ist der farbenfrohe und vitalisierende Hingucker in deiner Tee-Apotheke. Sein Aufguss, bekannt für seine kräftige, weinrote Färbung, ist nicht nur ein hervorragender **sommerlicher Durstlöscher**, sondern wird auch gezielt eingesetzt, um einen **erhöhten Blutdruck natürlich zu senken**.

Diese krautige einjährige Pflanze aus der Familie der Malvengewächse erreicht in tropischen und subtropischen Regionen, wo sie als Nutzpflanze kultiviert wird, Wuchshöhen zwischen zwei und drei Metern. Die Roselle hat sich weltweit in den warmen Klimazonen etabliert.

Als Sammelgut dienen nicht die gesamten Blüten, sondern nur die **roten, fleischigen Blütenkelche**, die nach der Ernte getrocknet werden. Sie sind Träger der intensiven Farbe und des charakteristischen, säuerlich-fein herben Geschmacks, der an Rote Johannisbeeren erinnert.

Die therapeutische Wirkung des Hibiskus beruht auf dem Zusammenspiel von **Anthocyanen** (die für die rote Farbe verantwortlich sind), **Polysacchariden** und **Fruchtsäuren** (Apfel-, Wein- und Zitronensäure).

Anwendungsgebiete[22]

Der Aufguss wirkt nachweislich **blutdrucksenkend**. Diese Wirkung ist auf die Hemmung des ACE-Enzyms (ACE-Inhibition), leichte gefäßerweiternde (vasodilatatorische) Effekte und antioxidative Effekte (u. a. Anthocyane) zurückzuführen. Die Anwendung gilt als sinnvoll, um **leichten Bluthochdruck** unterstützend zu behandeln. Die enthaltenen Polysaccharide wirken zudem reizmildernd und beruhigend auf die Schleimhäute der oberen Atemwege.

Traditionell wird Hibiskustee aufgrund der Fruchtsäuren und antioxidativen Bestandteile zur Stärkung des Immunsystems (dann bevorzugt als Kaltauszug, um möglichst viel Vitamin C zu bewahren), als harntreibendes und verdauungsstimulierendes Mittel sowie zur milden Entzündungshemmung eingesetzt.

ZUBEREITUNG

Für eine Tasse Tee (250 ml) übergieße 1 ½ gehäufte TL getrocknete Blütenkelche mit kochendem Wasser. Lasse diesen Ansatz abgedeckt 6–8 Minuten ziehen. Um die blutdrucksenkenden Eigenschaften gezielt zu nutzen, hat es sich bewährt, täglich drei Tassen dieses Tees zu trinken. Der Tee ist ein hervorragender Eistee-Ersatz, der ungesüßt oder mit wenig Honig genossen werden kann.

22 Quellen und Referenzen: kostbarenatur.net/hibiskus

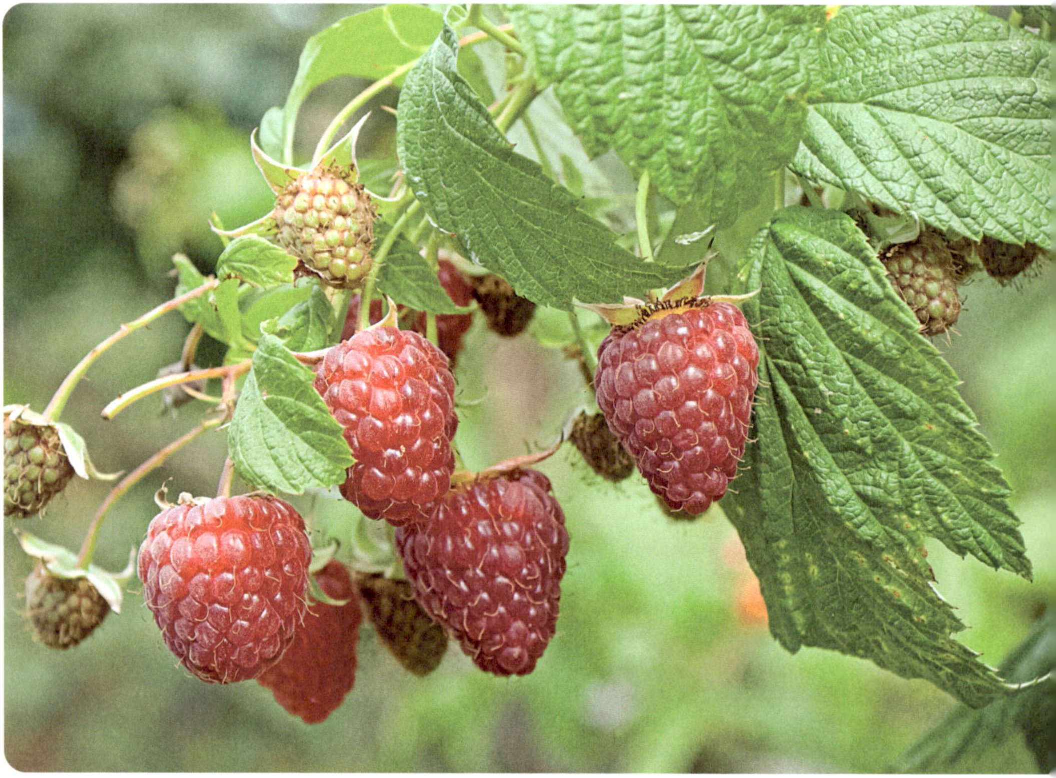

BOTANISCHER NAME	*Rubus idaeus*
PFLANZENFAMILIE	Rosengewächse *(Rosaceae)*
ERNTE	Mai–Juni (Blätter)
PFLANZENTEILE FÜR TEE	Blätter
ERKENNUNG	Blätter unpaarig gefiedert, Unterseite weißfilzig behaart; Blüten weiß bis hellrosa
FUNDORTE	Lichte Wälder, Waldränder, Gebüsche, gemäßigte Klimazonen
BESONDERE INHALTSSTOFFE	Flavonoide, Gerbstoffe (Tannine), organische Säuren, Spuren von Eisen und Magnesium
WICHTIGE EIGENSCHAFTEN	Adstringierend (zusammenziehend), leicht entzündungshemmend
WARNHINWEISE	In der Schwangerschaft nur nach ärztlicher Rücksprache (bzw. mit Hebamme) anwenden. Tannine können die Eisenaufnahme hemmen, daher nicht dauernd/hoch dosiert bei Eisenmangel oder Anämie anwenden.

HIMBEERE

NATÜRLICHER SCHLEIMHAUT-BALSAM

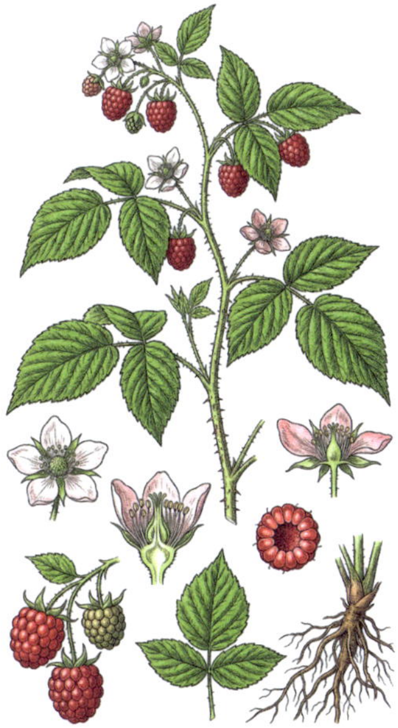

Die Himbeere *(Rubus idaeus)* ist ein sanftes Heilmittel in deiner Tee-Apotheke und hilft bei leichten **Durchfallerkrankungen** sowie **Entzündungen im Mund- und Rachenraum**. Volksheilkundlich gilt die Himbeere zudem als klassischer „Frauentee", der die Schwangerschaft und Geburt unterstützt. Der Tee aus den Blättern ist mild, leicht herb und eignet sich hervorragend als Basis für Hausteemischungen.

Die Himbeere gehört zur Familie der Rosengewächse und wächst als scheinstrauchartiges Gehölz in den gemäßigten Klimazonen Eurasiens und Nordamerikas. Ihr Populärname leitet sich von der Hinde (Hirschkuh) ab, der man früher nachsagte, die Beeren mit besonderer Vorliebe zu fressen.

Für den Tee nutzen wir primär die **Blätter** der Wild- oder Kulturformen. Sie werden vorzugsweise zwischen **Mai und Juni** gesammelt, bevor die Frucht ausreift. Der Geschmack erinnert nicht an die Beerenfrüchte, sondern ist eher herb-strohähnlich. Um den Geschmack zu verbessern, wird der Tee oft in Mischungen integriert oder mit etwas Lindenhonig gesüßt.

Die therapeutische Wirkung der Blätter basiert auf ihrem Gehalt an **Gerbstoffen**, die die Schleimhaut beruhigen und die Sekretion reduzieren.

Anwendungsgebiete[23]

Himbeerblättertee wirkt durch seine Gerbstoffe adstringierend (zusammenziehend) und **stabilisiert gereizte Schleimhäute**. Diese Wirkung bildet die Grundlage für die traditionell anerkannte **Anwendung bei leichtem Durchfall** sowie bei **entzündeten oder irritierten Schleimhäuten im Mund- und Rachenraum**.

Himbeerblättertee wird in der Volksmedizin und Geburtshilfe hochgeschätzt, da ihm eine erleichternde Wirkung bei der Schwangerschaft und Geburt zugeschrieben wird (regulierende Wirkung auf die Gebärmutter). Nach der Geburt soll er die Bildung der Muttermilch fördern und zur Rückbildung der Gebärmutter beitragen. Traditionell wird er zudem als blutreinigendes und immunstärkendes Tonikum eingesetzt.

ZUBEREITUNG

Für eine Tasse Tee (250 ml) verwendest du 1 leicht gehäuften TL getrocknete oder 1 EL frische, zerkleinerte Blätter. Übergieße das Sammelgut mit kochendem Wasser. Lasse den Tee abgedeckt 10–15 Minuten ziehen, damit die Gerbstoffe ausreichend gelöst werden.

23 Quellen und Referenzen: kostbarenatur.net/himbeere

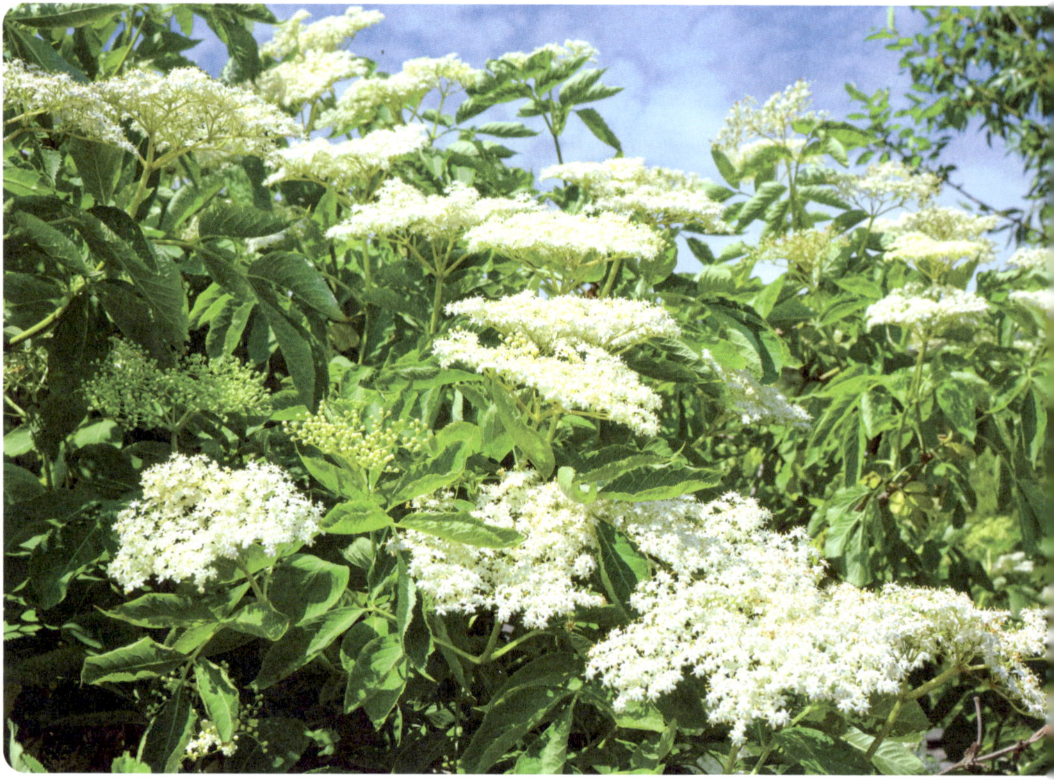

BOTANISCHER NAME	*Sambucus nigra*
PFLANZENFAMILIE	Moschuskrautgewächse *(Adoxaceae)*
ERNTE	Mai–Juni (Blüten); August–Oktober (Beeren)
PFLANZENTEILE FÜR TEE	Blüten und reife Beeren
ERKENNUNG	Blätter unpaarig gefiedert, eiförmig bis lanzettlich; Blüten weiß-gelblich
FUNDORTE	Waldränder, Gebüsche, feuchte, nährstoffreiche Böden
BESONDERE INHALTSSTOFFE	Flavonoide (v. a. in den Blüten), Anthocyane (Beeren), Phenolsäuren, geringe Mengen ätherischer Öle, Fruchtsäuren, Sambunigrin
WICHTIGE EIGENSCHAFTEN	schweißtreibend, unterstützend bei fieberhaften Erkältungen, mild entzündungshemmend, antioxidativ, traditionell harntreibend
WARNHINWEISE	Frische Beeren, Blätter und Rinde sind giftig! Beeren müssen vor dem Verzehr erhitzt (gekocht) werden, um die Blausäure-Vorstufen unschädlich zu machen.

HOLUNDER

IMMUNABWEHR UND SCHWITZKUREN

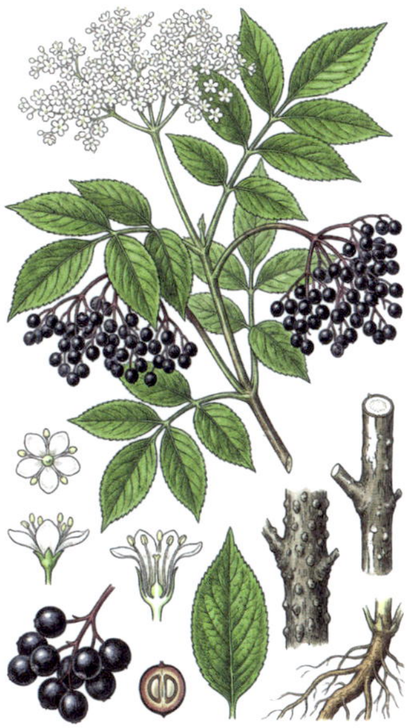

Der Schwarze Holunder *(Sambucus nigra)* ist ein robustes, traditionsreiches Gehölz und ein bewährter Bestandteil der Tee-Apotheke. Er wird vor allem wegen seiner schweißtreibenden Eigenschaften und seiner **unterstützenden Wirkung bei Erkältungskrankheiten** geschätzt. In der Volksmedizin gilt der Holunder seit jeher als einer der wichtigsten Helfer bei Fieber und Infekten der Atemwege.

Holunder wächst meist als Strauch, kann aber auch baumartig bis zu sieben Meter Höhe erreichen. Sein Verbreitungsgebiet umfasst Europa, Westasien und Nordafrika. Als Sammelgut dienen die duftenden **Blüten (Mai bis Juni)** sowie die vollreifen **Beeren (August bis Oktober)**.

⚠ **Anwendungssicherheit (Beeren):** Beeren, Blätter und Rinde enthalten das **toxische cyanogene Glykosid Sambunigrin**. Die Beeren müssen vor dem Verzehr unbedingt erhitzt werden. Getrocknete ganze Beeren können in Teemischungen verwendet werden, wenn ihre Kerne dabei intakt bleiben; das Glykosid wird jedoch nicht durch die Trocknung deaktiviert, und die Kerne dürfen nicht gekaut oder zerstoßen werden.

Die therapeutisch bedeutsamen Inhaltsstoffe sind die **Flavonoide** in den Blüten und die **Anthocyane** in den Beeren, ergänzt durch **Phenolsäuren** und antioxidative Begleitstoffe.

Anwendungsgebiete[24]

Holunderblüten wirken mild schweißtreibend (diaphoretisch) und eignen sich, um **fieberhafte Erkältungen und Atemwegsinfekte** unterstützend zu behandeln. Extrakte aus den Beeren zeigen in Studien antioxidative und entzündungshemmende Effekte, die das Immunsystem in Phasen erhöhter Belastung unterstützen können. Eine direkte fiebersenkende oder immunaktivierende Wirkung ist jedoch bisher nicht eindeutig wissenschaftlich belegt.

In der Volksmedizin werden Holunderblüten als schweißtreibend, sanft krampflösend und leicht harntreibend eingesetzt. Ihnen wird außerdem eine „blutreinigende" Wirkung zugeschrieben – ein historischer, nicht medizinisch definierter Begriff. Gekochte Beeren werden traditionell verwendet, um Durchfall zu lindern.

ZUBEREITUNG

Für eine Tasse Tee (250 ml) nimmst du 2 TL frische oder getrocknete Holunderblüten und übergießt sie mit kochendem Wasser. Abgedeckt 10 Minuten ziehen lassen. Der Tee duftet angenehm und schmeckt mildsüßlich. Holunderbeeren sollten bevorzugt als Saft, Mus oder Sud zubereitet und aufgekocht werden, um das Sambunigrin zu inaktivieren.

24 Quellen und Referenzen: kostbarenatur.net/holunder

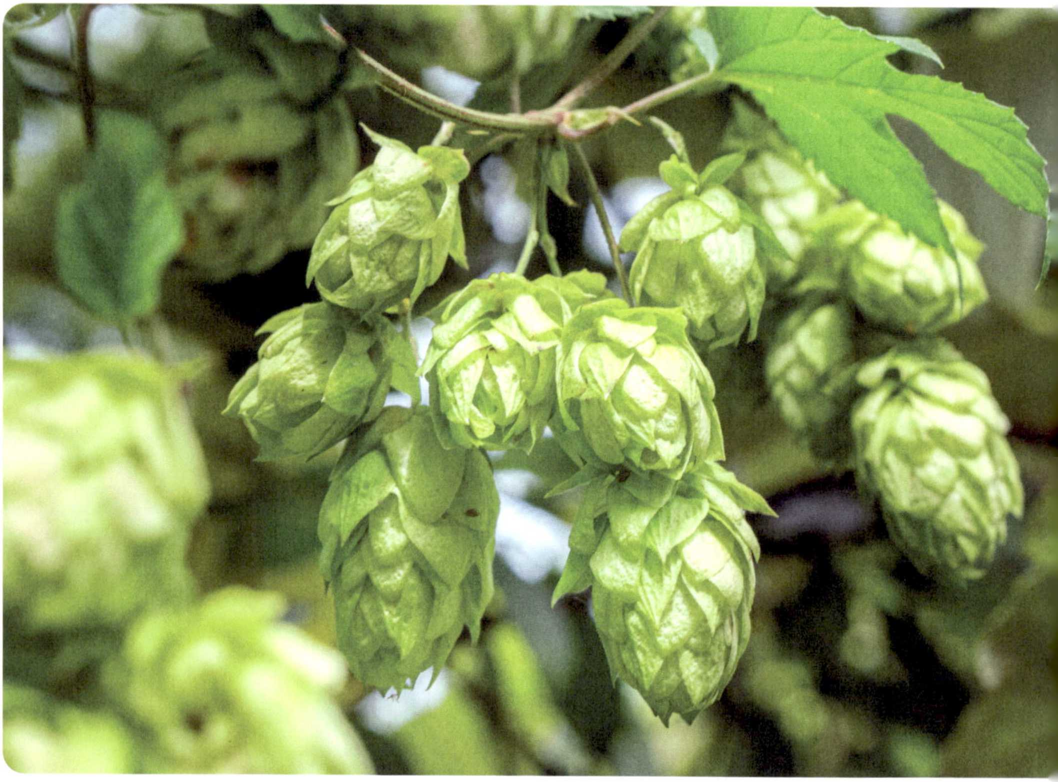

BOTANISCHER NAME	*Humulus lupulus*
PFLANZENFAMILIE	Hanfgewächse *(Cannabaceae)*
ERNTE	August (weibliche Fruchtstände/Zapfen)
PFLANZENTEILE FÜR TEE	weibliche Fruchtstände (Hopfenzapfen)
ERKENNUNG	Blätter gegenständig, 3- bis 5-lappig, gezähnt; Blüten männlich: gelbgrün; weiblich: grünliche, zapfenartige Fruchtstände
FUNDORTE	Auwälder, Waldränder, Gebüsche (feuchte, stickstoffreiche Böden)
BESONDERE INHALTSSTOFFE	Bitterstoffe (Humulone, Lupulone), Flavonoide, Phytoöstrogene, ätherische Öle
WICHTIGE EIGENSCHAFTEN	sedierend (beruhigend), schlaffördernd, leicht krampflösend, leicht östrogenartig wirksam
WARNHINWEISE	Darf nicht in der Schwangerschaft und Stillzeit angewendet werden. Aufgrund der Phytoöstrogene nur nach ärztlicher Rücksprache anwenden, insbesondere bei östrogenabhängigen Krebserkrankungen. Fahrtüchtigkeit: Kann das Reaktionsvermögen beeinträchtigen. Nicht bei Depressionen und nicht bei Kindern unter 12 Jahren anwenden.

HOPFEN
NATÜRLICHES SCHLAFMITTEL

Der Gemeine Hopfen *(Humulus lupulus)*, oft als Echter Hopfen bezeichnet, ist ein wertvolles Mittel in deiner Tee-Apotheke, wenn du gezielt **nervöse Unruhezustände und Einschlafstörungen** behandeln möchtest. Er ist bekannt für seine milde beruhigende und schlaffördernde Wirkung und hat eine lange Tradition als wichtiger Bestandteil des Bieres.

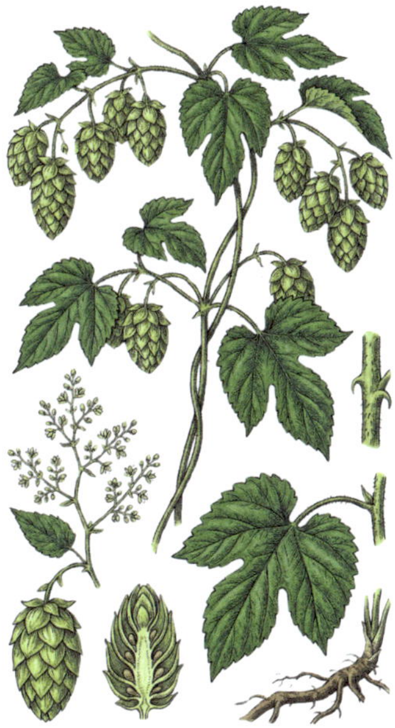

Der Hopfen ist eine langlebige, wuchsfreudige Staude aus der Familie der Hanfgewächse, die über 40 Jahre alt werden kann. Die Pflanze ist zweihäusig, das heißt, es gibt separate männliche und weibliche Exemplare. Ursprünglich aus Vorderasien stammend, ist sie heute in den gemäßigten Breiten weltweit etabliert. Der Hopfen bevorzugt sehr feuchte, humus- und stickstoffreiche Standorte wie Auwälder und Waldränder.

Als Sammelgut für den Tee dienen die **zapfenartigen weiblichen Fruchtstände**, deren Ernte im **August** erfolgt. Die Fruchtstände enthalten an ihrer Innenseite das sogenannte Lupulin – ein gelbliches Harz, das die Hauptwirkstoffe enthält.

Die therapeutische Wirkung des Hopfens beruht auf dem Zusammenspiel seiner **Bitterstoffe (Humulone und Lupulone)** und der **Phytoöstrogene** (hormonähnlicher Substanzen).

Anwendungsgebiete[25]

Der Aufguss wirkt nachweislich **beruhigend (sedierend) und schlaffördernd**. Die Abbauprodukte der Bitterstoffe (Lupulone und Humulone) wirken auf das zentrale Nervensystem und helfen sanft, die Einschlafzeit zu verkürzen und nervöse Unruhezustände zu lindern.

Traditionell wird Hopfentee als Hausmittel gegen Angstzustände, Migräne und allgemeine Nervosität genutzt. Aufgrund seiner adstringierenden und entzündungshemmenden Eigenschaften kommt er auch volksheilkundlich bei Blasenentzündungen, Blasensteinen und Verdauungsbeschwerden zum Einsatz. Dank der in geringen Mengen enthaltenen Phytoöstrogene wird Hopfen zudem verwendet, um Wechseljahresbeschwerden zu lindern.

ZUBEREITUNG

Hopfentee schmeckt aufgrund seiner Bitterstoffe herb, ähnlich wie Bier. Für eine Tasse Tee (250 ml) übergieße 5–6 getrocknete Hopfenzapfen (entspricht ca. 0,5–1 g) mit kochendem Wasser. Lasse den Tee abgedeckt 7–8 Minuten ziehen. Für eine stärkere beruhigende Wirkung kann der Tee mit Baldrian gemischt werden.

25 Quellen und Referenzen: kostbarenatur.net/hopfen

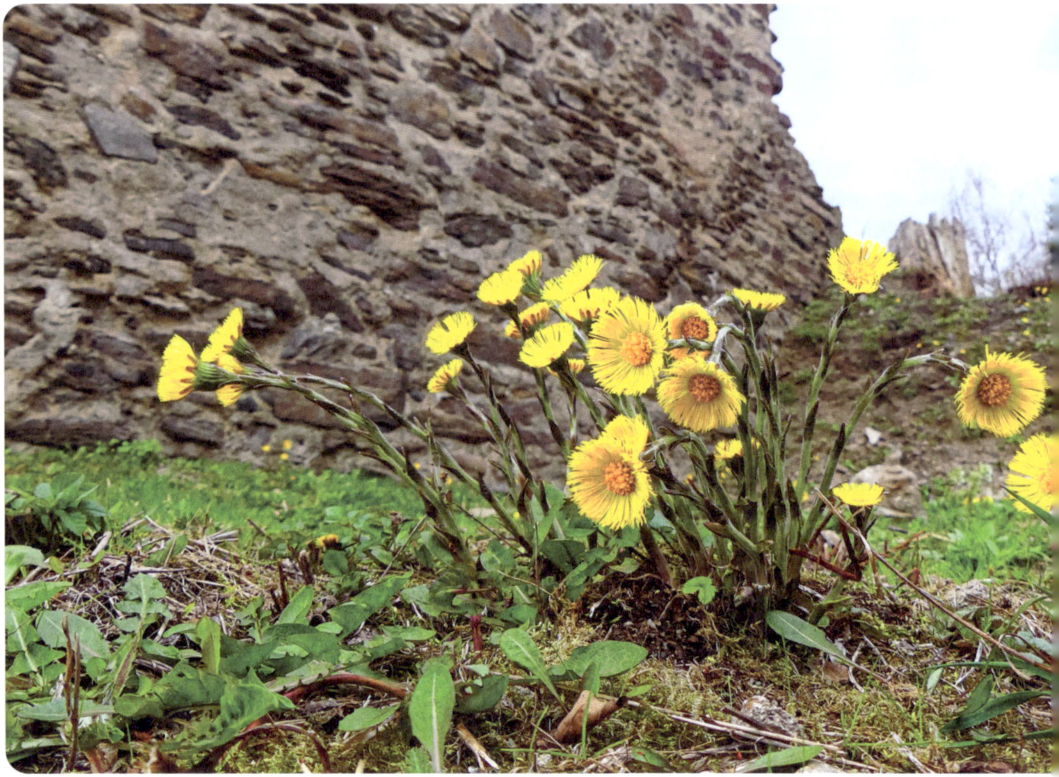

BOTANISCHER NAME	*Tussilago farfara*
PFLANZENFAMILIE	Korbblütler *(Asteraceae)*
ERNTE	nur Kaufware (Blätter von PA-freien Zuchtsorten werden im Frühsommer geerntet)
PFLANZENTEILE FÜR TEE	Blätter (PA-freie Zuchtsorten!)
ERKENNUNG	Blätter hufeisenförmig, unterseits filzig behaart, erscheinen nach der Blüte; Blüten sattgelb
FUNDORTE	Wegränder, Bahndämme, Lehm- und Tongruben
BESONDERE INHALTSSTOFFE	Schleimstoffe (Polysaccharide), Gerbstoffe, Bitterstoffe, wenig ätherische Öle
WICHTIGE EIGENSCHAFTEN	reizmildernd, entzündungshemmend, leicht sekretionsfördernd
WARNHINWEISE	Wild gesammelte Blüten und Blätter können **Pyrrolizidinalkaloide (PA)** enthalten, die krebserregend und leberschädigend sind. Vorsicht bei Korbblütler-Allergie.

HUFLATTICH

KLASSISCHER HUSTENLÖSER

Der Huflattich *(Tussilago farfara)* ist seit Jahrhunderten ein bewährtes Mittel in der Tee-Apotheke. Er ist der Spezialist dafür, **Husten und Katarrhe der oberen Atemwege** reizmildernd zu behandeln.

Aufgrund seiner sanften Wirkung und seines hohen Gehalts an Schleimstoffen wird er oft als pflanzlicher Hustensaft bezeichnet – vermutlich daher der Name (*Tussis* = Husten, *ago* = ich vertreibe). Die Heilkraft beruht auf dem Zusammenspiel von **Schleimstoffen** und **Gerbstoffen**.

Diese Staude aus der Familie der Korbblütengewächse ist in Eurasien heimisch. Typisch für den Huflattich: Seine sattgelben Blüten erscheinen im zeitigen Frühjahr **stets vor dem Sprießen der Blätter**. Man findet ihn an Wegrändern, Bahndämmen und auf Geröllhalden. Seine Blütenstängel sind mit grünen bis weinroten Schuppen besetzt, was ihn eindeutig vom schuppenlosen Löwenzahn unterscheidet.

⚠ **Anwendungssicherheit:** In früheren Zeiten wurden vor allem die Blüten gesammelt. Inzwischen weiß man jedoch, dass die Blüten und das Wildkraut Pyrrolizidinalkaloide (PA) enthalten können. Diese Stoffe sind potenziell krebserregend und leberschädigend, wenn sie häufig konsumiert werden. Verwende daher ausschließlich Huflattich-Tee, der aus den Blättern spezieller pyrrolizidinalkaloidfreier Zuchtsorten hergestellt wurde (erhältlich in Apotheken oder im Fachhandel). Nur diese garantieren einen sicheren Genuss.

Anwendungsgebiete[26]

Der Tee wirkt durch seine Schleimstoffe nachweislich reizmildernd und leicht sekretionsfördernd, indem er einen Schutzfilm über die gereizten Schleimhäute in Rachen und Bronchien legt. Mit ihm lassen sich, wissenschaftlich anerkannt, **Katarrhe der Atemwege** behandeln und **Reizhusten lindern**. Die enthaltenen Gerb- und Bitterstoffe wirken zudem adstringierend und entzündungshemmend.

Traditionell wird Huflattichtee als fiebersenkendes Mittel bei Erkältungskrankheiten empfohlen, aber auch dafür, den Körper allgemein zu kräftigen und Verdauungsbeschwerden zu lindern.

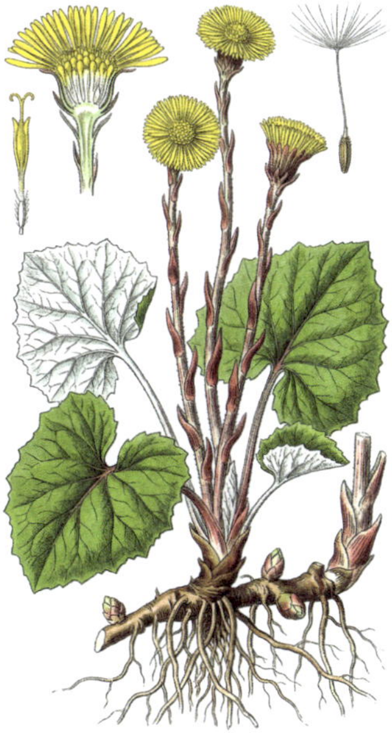

ZUBEREITUNG

Um eine Tasse Tee (250 ml) zuzubereiten, verwende 1 gehäuften TL des Blättersammelgutes (PA-freie Zuchtsorte). Das Kraut wird mit kochendem Wasser übergossen. Lasse den Tee abgedeckt 5–10 Minuten ziehen. Der Tee eignet sich sehr gut als Bestandteil hustenstillender Teemischungen.

26 Quellen und Referenzen: kostbarenatur.net/huflattich

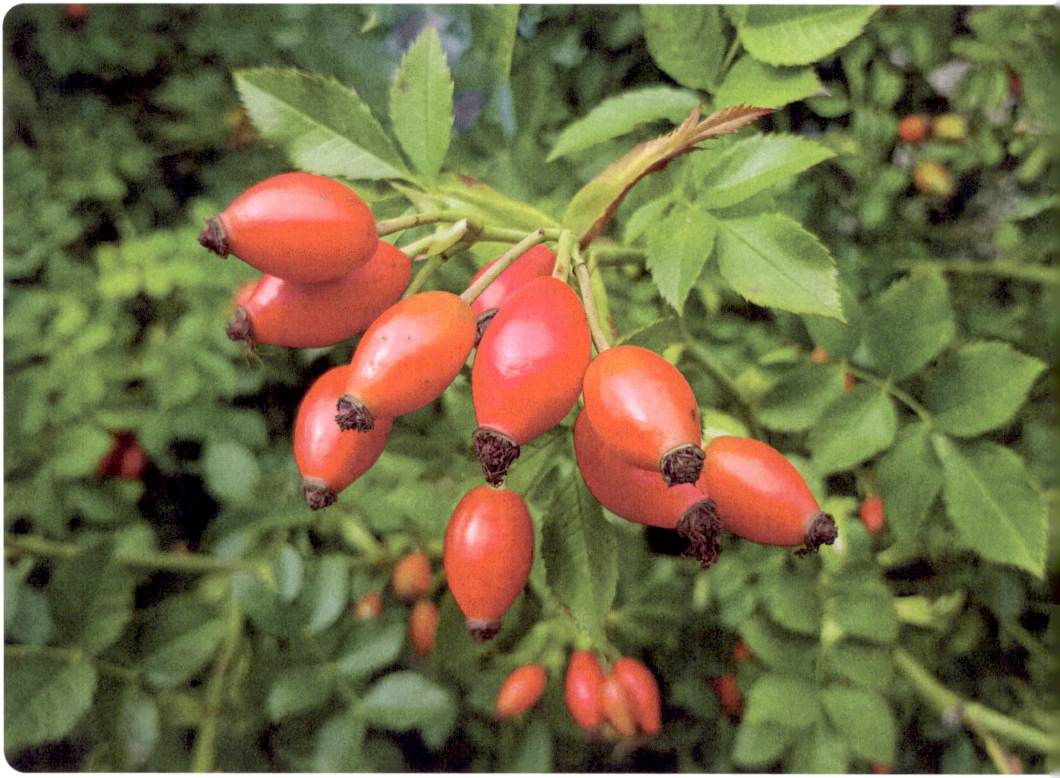

BOTANISCHER NAME	*Rosa canina*
PFLANZENFAMILIE	Rosengewächse (*Rosaceae*)
ERNTE	September–Oktober (Früchte)
PFLANZENTEILE FÜR TEE	getrocknete oder frische Früchte (Hagebutten)
ERKENNUNG	Blätter unpaarig gefiedert, am Rand gesägt; Blüten rosa bis weiß
FUNDORTE	Hecken, Waldränder, Gebüsche
BESONDERE INHALTSSTOFFE	Vitamin C, Pektine, Fruchtsäuren, Galaktolipide (in den Kernen), Carotinoide, Flavonoide
WICHTIGE EIGENSCHAFTEN	immunstärkend, entzündungshemmend, antirheumatisch, harntreibend
WARNHINWEISE	Die Härchen im Inneren der Hagebutte können starken Juckreiz auslösen. Bei Neigung zu Nierensteinen (Oxalatsteinen) nur mäßig konsumieren.

HUNDSROSE (HAGEBUTTE)

BOOSTER FÜR DAS IMMUNSYSTEM

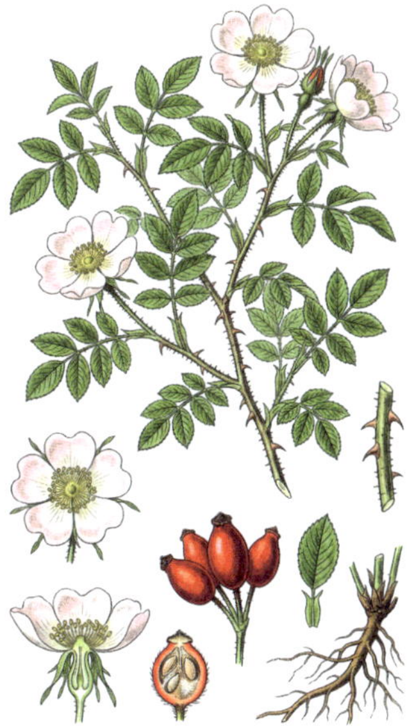

Die Hundsrose *(Rosa canina)* ist ein alltäglicher, aber kraftvoller Strauch für die Tee-Apotheke. Ihre scharlachroten Früchte, die Hagebutten, sind bekannt für ihren hohen Gehalt an Vitamin C (frisch bis zu 1.500 mg/100 g), auch wenn im Tee nur ein Teil davon erhalten bleibt. Durch die ebenfalls enthaltenen Flavonoide sind sie der ideale Tee, um das **Immunsystem zu stärken**. Der Aufguss schmeckt fruchtig, fein-säuerlich und kann in großen Mengen genossen werden.

Die Hundsrose gehört zur Familie der Rosengewächse und ist in Europa, West- und Nordasien bis nach Nordamerika weitverbreitet. Das Sammelgut sind die **Hagebutten**, die zwischen **September und Oktober** reifen. Sie eignen sich sowohl frisch als auch getrocknet zur Teezubereitung. Die heilende Kraft der Hagebutte beruht auf dem Zusammenspiel von **Vitamin C**, **Fruchtsäuren** und **Pektinen** sowie den wertvollen **Galaktolipiden** (die vor allem in den Kernen enthalten sind).

⚠ **Anwendungssicherheit:** Das „Innenleben" der Hagebutten besteht aus Kernen und kleinen Härchen. Diese Härchen können starken Juckreiz auslösen. Wer die Hagebutten lose verwenden möchte, sollte die Früchte längs aufschneiden, das Innere mit einem Teelöffel entfernen und dabei Handschuhe tragen. Für Tee im Filterbeutel genügt das Hacken der ganzen Frucht mit einem Wiegemesser, ohne das „Innenleben" zu entfernen.

Anwendungsgebiete[27]

Der Aufguss wird zur **Prophylaxe und Therapie von Erkältungskrankheiten** eingesetzt, was primär auf dem hohen Gehalt an Vitamin C und anderen Antioxidantien beruht, die das Immunsystem stärken. Die Fruchtsäuren und Pektine unterstützen die **Durchspülung der Harnwege**. Extrakte der Hagebutte (insbesondere die Galaktolipide aus den Kernen) sind wissenschaftlich anerkannt zur unterstützenden Behandlung von Arthrose und rheumatischen Gelenkschmerzen, da sie entzündungshemmend wirken und Schmerzen lindern können, was allerdings für den Tee nicht klinisch erprobt ist.

Traditionell wird Hagebuttentee genutzt, um Schmerzen bei Steinleiden zu lindern, den Magen-Darm-Trakt zu beruhigen, die Verdauung zu regulieren und die Vitalität zu stärken.

ZUBEREITUNG

Für eine Tasse Tee (250 ml) verwende 1,5–2 TL gehackte, getrocknete Hagebutten (oder die entsprechende Menge frischer Früchte). Übergieße sie mit 90 °C heißem Wasser (nicht sprudelnd kochend, um das hitzeempfindliche Vitamin C zu schonen) und lasse den Aufguss abgedeckt mindestens 10–15 Minuten ziehen. Hagebutten eignen sich hervorragend als Komponente für Früchteteemischungen.

27 Quellen und Referenzen: kostbarenatur.net/hundsrose

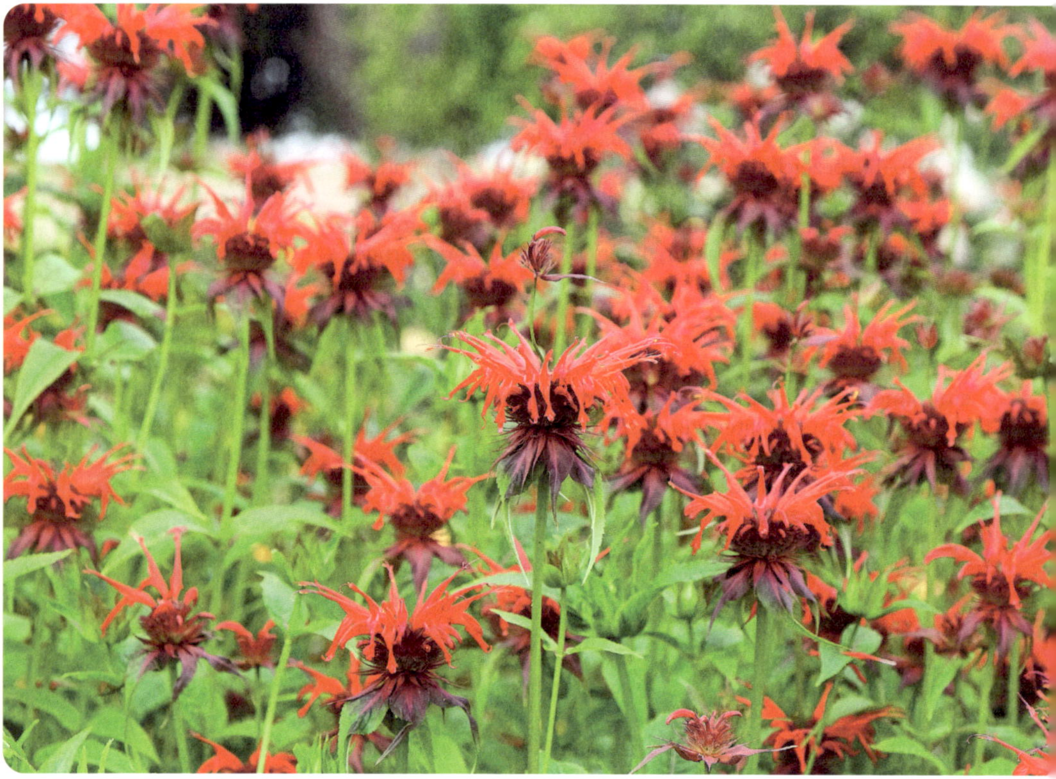

BOTANISCHER NAME	*Monarda didyma*
PFLANZENFAMILIE	Lippenblütler *(Lamiaceae)*
ERNTE	Juni–September (Blätter, Blüten)
PFLANZENTEILE FÜR TEE	Blätter und Blüten
ERKENNUNG	Blätter eiförmig bis lanzettlich, am Rand gezähnt; Blüten scharlachrot
FUNDORTE	Kulturpflanze; feuchte, nährstoffreiche Böden
BESONDERE INHALTSSTOFFE	ätherische Öle (v. a. Geraniol, Linalool, Citral), Flavonoide, Gerbstoffe, Bitterstoffe
WICHTIGE EIGENSCHAFTEN	antibakteriell, krampflösend, beruhigend, verdauungsfördernd
WARNHINWEISE	Kann bei Überempfindlichkeit gegenüber ätherischen Ölen oder Lippenblütlern leichte Magenreizungen auslösen. Wegen des hohen Gehalts an ätherischen Ölen nicht bei Säuglingen und während der Schwangerschaft anwenden.

INDIANERNESSEL

ANTISEPTISCHE KRAFT FÜR DIE ATEMWEGE

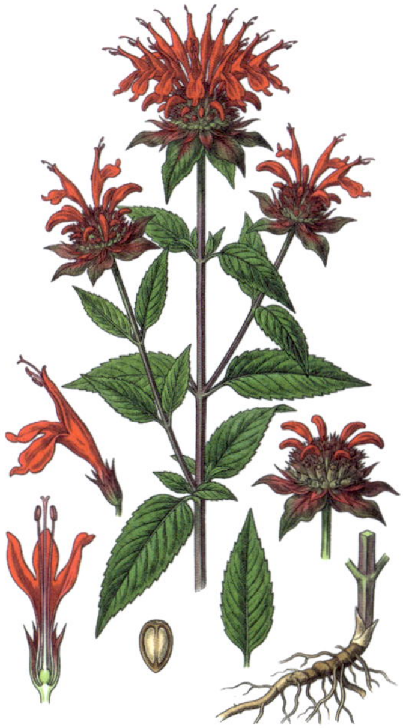

Die Indianernessel *(Monarda didyma)*, oft als Goldmelisse oder Oswego-Tee bezeichnet, ist ein hochgeschätztes Lippenblütengewächs in deiner Tee-Apotheke. Sie eignet sich, um **Erkältungs- und Atemwegserkrankungen** unterstützend zu behandeln. Ihr besonderes, an Thymian und Zitrone erinnerndes Aroma macht sie zudem zu einem hervorragenden Genusstee.

Die Goldmelisse stammt ursprünglich aus den feuchten Wäldern und Flussufern des Ostens der USA. Dort nutzten die Ureinwohner diese Pflanze bereits seit Jahrhunderten als Heil- und Genussmittel. Später wurde sie auch von amerikanischen Kolonisten verwendet, die das daraus hergestellte Getränk nach den Ureinwohnern als Oswego-Tee bezeichneten. In Mitteleuropa wird die bis zu 1,5 Meter hohe Staude als beliebte Gartenblume kultiviert, ist aber zumeist nicht vollständig winterhart.

Als Sammelgut dienen die **Blätter** und die auffälligen, meist **scharlachroten Blüten**, die zwischen **Juni und September** erscheinen. Das Kraut lässt sich sowohl in frischem, gefrorenem als auch getrocknetem Zustand verwenden.

Die therapeutische Wirkung der Indianernessel beruht auf ihren **ätherischen Ölen** (vor allem Geraniol, Linalool, Citral; je nach Sorte auch geringe Mengen Thymol), die antiseptisch und entspannend auf die Atemwege wirken.

Anwendungsgebiete[28]

Die im Aufguss enthaltenen ätherischen Öle zeigen in Laborstudien antiseptische Eigenschaften und sind zudem plausibel schleimlösend, was ihn dazu prädestiniert, **Katarrhe der Atemwege** unterstützend zu behandeln. Durch seine plausible, aber wissenschaftlich wenig untersuchte krampflösende Wirkung hilft er zudem, **Blähungen und leichte Magenbeschwerden** zu lindern.

Traditionell wird der Tee aufgrund seiner milden Wirkung als beruhigendes und schlafförderndes Mittel bei allgemeiner Nervosität eingesetzt. Volksheilkundlich wird ihm auch eine positive Wirkung bei Wechseljahresbeschwerden und Kopfschmerzen zugeschrieben.

ZUBEREITUNG

Um eine Tasse Tee (250 ml) zuzubereiten, übergieße maximal 1 gehäuften TL frische oder getrocknete Blätter und Blüten mit kochendem Wasser. Lasse diesen Ansatz abgedeckt 7–8 Minuten ziehen, damit die wertvollen ätherischen Öle nicht entweichen.

28 Quellen und Referenzen: kostbarenatur.net/indianernessel

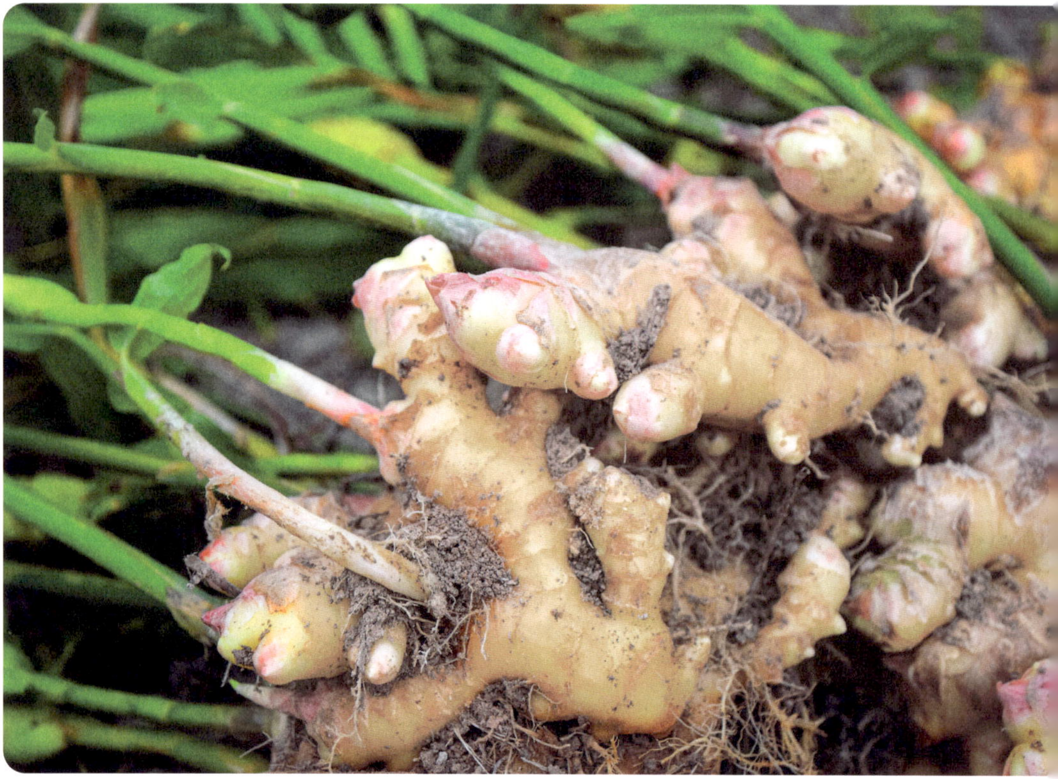

BOTANISCHER NAME	*Zingiber officinale*
PFLANZENFAMILIE	Ingwergewächse *(Zingiberaceae)*
ERNTE	Ganzjährig (Wurzelstock, da Kulturpflanze)
PFLANZENTEILE FÜR TEE	frischer oder getrockneter Wurzelstock (Rhizom)
ERKENNUNG	Blätter schilfartig, lanzettlich; Blüten grünlich-gelb
FUNDORTE	Kulturpflanze; tropische und subtropische Plantagen
BESONDERE INHALTSSTOFFE	Scharfstoffe (Gingerole, Shogaole), ätherische Öle, Oleoresin, Mineralstoffe
WICHTIGE EIGENSCHAFTEN	antiemetisch (gegen Übelkeit), durchblutungsfördernd, wärmend, mild entzündungshemmend
WARNHINWEISE	Aufgrund der leicht blutgerinnungshemmenden Wirkung vor der Einnahme von blutverdünnenden Medikamenten oder vor Operationen ärztliche Rücksprache halten. Kann in hoher Dosis oder auf nüchternen Magen Sodbrennen oder Magenreizungen auslösen.

INGWER

SCHARF FÜR IMMUNABWEHR UND MAGEN

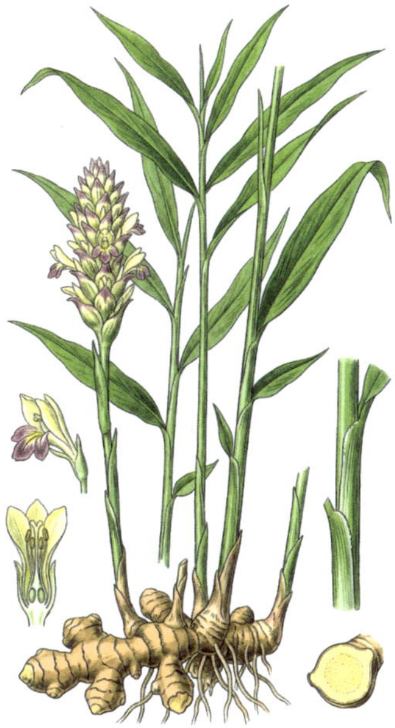

Der Ingwer *(Zingiber officinale)* ist ein wärmendes Kraftpaket in deiner Tee-Apotheke. Er ist Spezialist bei **Übelkeit und Reisekrankheit** und dient traditionell dazu, die **Immunabwehr** bei Erkältungen **zu unterstützen**. Sein brennend scharfer Geschmack mit der leichten Zitronennote ist nicht nur ein Genuss, sondern spiegelt seine therapeutische Wirkung wider.

Der Ingwer ist eine Staude aus der Familie der Ingwergewächse, deren ursprüngliche Heimat wahrscheinlich Südostasien ist. Heute wird er in zahlreichen tropischen und subtropischen Ländern angebaut.

Genutzt wird der **Wurzelstock (Rhizom)**. Obwohl man Ingwer auch trocknen kann, wird er meist in **frischem Zustand** verwendet, da er dann die höchste Konzentration an flüchtigen Wirkstoffen enthält.

Die Heilkraft des Ingwers wird primär durch ätherische Öle, Oleoresine sowie das reichlich enthaltene **Gingerol** (verantwortlich für die Schärfe) verursacht. Gingerol wird beim Trocknen teilweise in Shogaole umgewandelt, die noch schärfer wirken.

Anwendungsgebiete[29]

Die Inhaltsstoffe, insbesondere das Gingerol, wirken nachweislich antiemetisch (gegen Übelkeit und Erbrechen) und **lindern** wissenschaftlich anerkannt **die Symptome von Reise- und Seekrankheit**. Durch seine empfundene Wärmewirkung und die durchblutungsfördernden und mild entzündungshemmenden Eigenschaften unterstützt Ingwer die Behandlung von **Erkältungs- und Atemwegserkrankungen**. Zudem deuten Studien auf eine Schmerzlinderung bei Migräne und Kopfschmerzen hin.

Traditionell wird Ingwertee als Tonikum eingesetzt, um die Abwehrkräfte zu stärken, und als schleimlösendes Mittel, das Wechseljahresbeschwerden lindert. Volksheilkundlich wird ihm auch eine vorbeugende Wirkung gegen Magengeschwüre zugeschrieben.

ZUBEREITUNG

Da sich die meisten Wirkstoffe direkt unter der Schale befinden, solltest du Ingwer nicht schälen. Für eine Tasse Tee (250 ml) benötigst du ein etwa 2 cm langes Rhizomstück. Dieses wird abgewaschen und fein gehackt oder geraspelt. Übergieße die Ingwerstücke mit kochendem Wasser und lasse den Tee 10 Minuten ziehen. Bei einem zu scharfen Geschmack kann mit etwas Lindenhonig gesüßt werden.

29 Quellen und Referenzen: kostbarenatur.net/ingwer

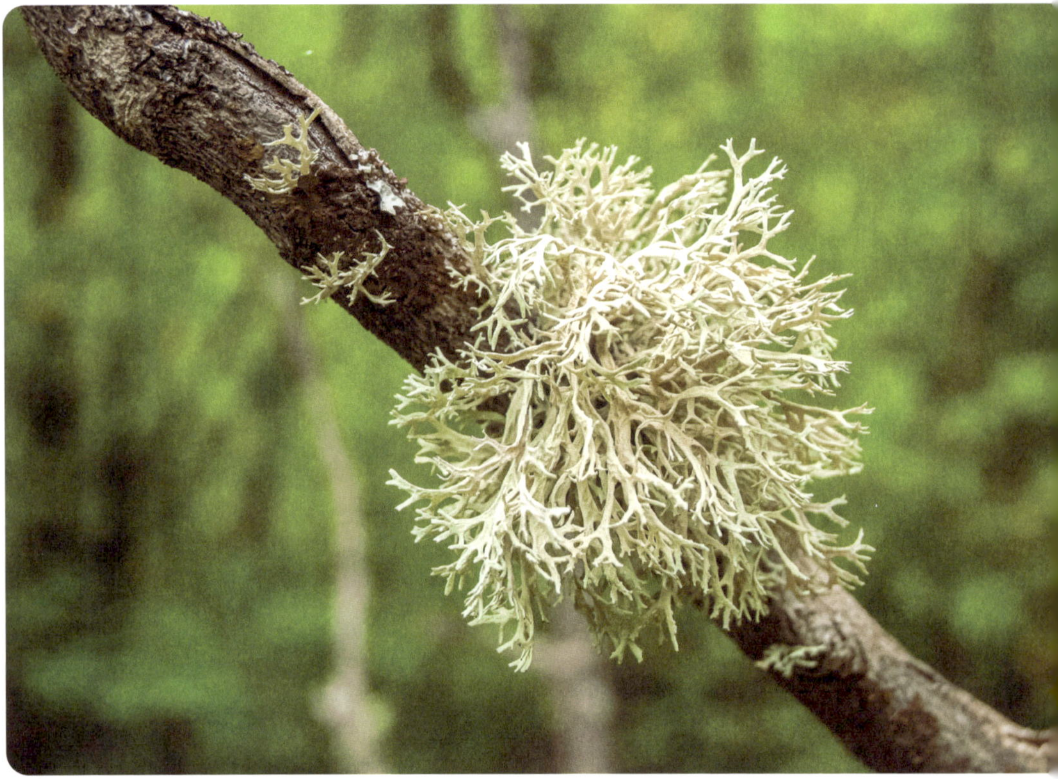

BOTANISCHER NAME	*Cetraria islandica*
PFLANZENFAMILIE	Strauchflechten *(Parmeliaceae)*
ERNTE	Sommer und Herbst (Kaufware)
PFLANZENTEILE FÜR TEE	getrocknete Flechte
ERKENNUNG	Blätter strauchförmig, lappig verzweigt; keine Blüten vorhanden
FUNDORTE	arktische, alpine und gemäßigte Regionen; Heiden, Moore
BESONDERE INHALTSSTOFFE	Schleimstoffe (Lichenin), Bitterstoffe (Cetrarin)
WICHTIGE EIGENSCHAFTEN	reizmildernd, hustenreizstillend, appetitanregend
WARNHINWEISE	Das Isländische Moos steht in Deutschland unter Naturschutz und darf nicht gesammelt werden. Die Einnahme sollte kurmäßig und nicht dauerhaft erfolgen, da Bitterstoffe bei längerem Gebrauch den Magen reizen können.

ISLÄNDISCHES MOOS

REIZMILDERNDE KRAFT DER FLECHTEN

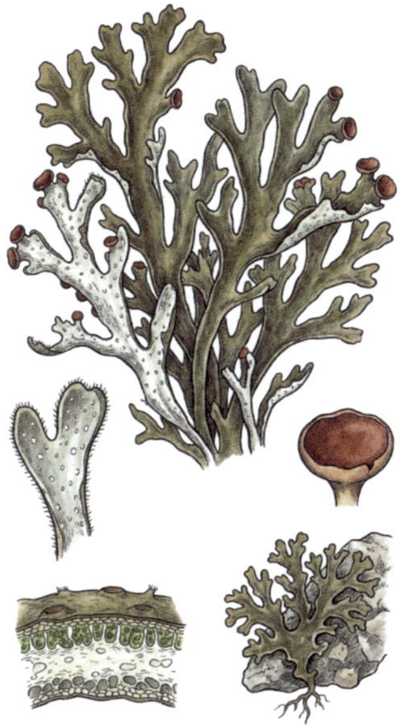

Der Name Isländisches Moos *(Cetraria islandica)* ist irreführend, denn bei diesem Heilmittel handelt es sich nicht um ein Moos, sondern um eine Flechte – eine komplexe Lebensgemeinschaft aus Fadenpilzen und Algen. In deiner Tee-Apotheke ist dieses ungewöhnliche Gewächs der Spezialist, der **Reizhusten sowie Heiserkeit lindert** und **gereizte Schleimhäute** im Rachen- und Magenbereich **beruhigt**.

Isländisches Moos ist in den gemäßigten, arktischen und alpinen Regionen der Nordhalbkugel anzutreffen. Es liebt Heiden, Nadelwälder und Moore.

⚠ **Wichtig:** Da die Bestände in Deutschland stark abnehmen, ist das Isländische Moos streng geschützt und darf hierzulande nicht gesammelt werden. Das Sammelgut wird hauptsächlich aus Nordeuropa bezogen und ist in Apotheken oder Reformhäusern erhältlich.

Die therapeutische Wirkung des Isländischen Mooses beruht primär auf dem hohen Gehalt an **Schleimstoffen (Lichenin)**, die eine schützende Schicht auf die Schleimhäute legen, und den **Bitterstoffen (Cetrarin)**, die den Appetit anregen.

Anwendungsgebiete[30]

Der Aufguss wirkt durch den hohen Gehalt an Schleimstoffen nachweislich reizlindernd, schützend und hustenreizstillend. Wissenschaftlich anerkannt lassen sich mit ihm **Katarrhe der oberen Luftwege behandeln, die mit Reizhusten und Heiserkeit** einhergehen. Die Bitterstoffe regen die Verdauung an und wirken appetitfördernd.

Traditionell wurde Isländisches Moos als Tonikum zur allgemeinen Kräftigung des Körpers (aufgrund der enthaltenen Vitamine und Mineralstoffe), als blutstillendes Mittel und dank der antibakteriellen Eigenschaften, die der Heißaufguss aufweist, gegen Infekte eingesetzt.

ZUBEREITUNG

Heißaufguss (bitter, traditionell stärker antibakteriell genutzt): 1 TL getrocknete Flechte mit 200 ml kochendem Wasser übergießen, 10 Minuten ziehen lassen.

Kaltauszug (magenfreundlich, reizlindernd): 1 TL Flechte 2–3 Stunden in kaltem Wasser ziehen lassen. Enthält mehr Schleimstoffe und deutlich weniger Bitterstoffe, ist daher milder und für empfindliche Mägen geeignet.

30 Quellen und Referenzen: kostbarenatur.net/islaendisches-moos

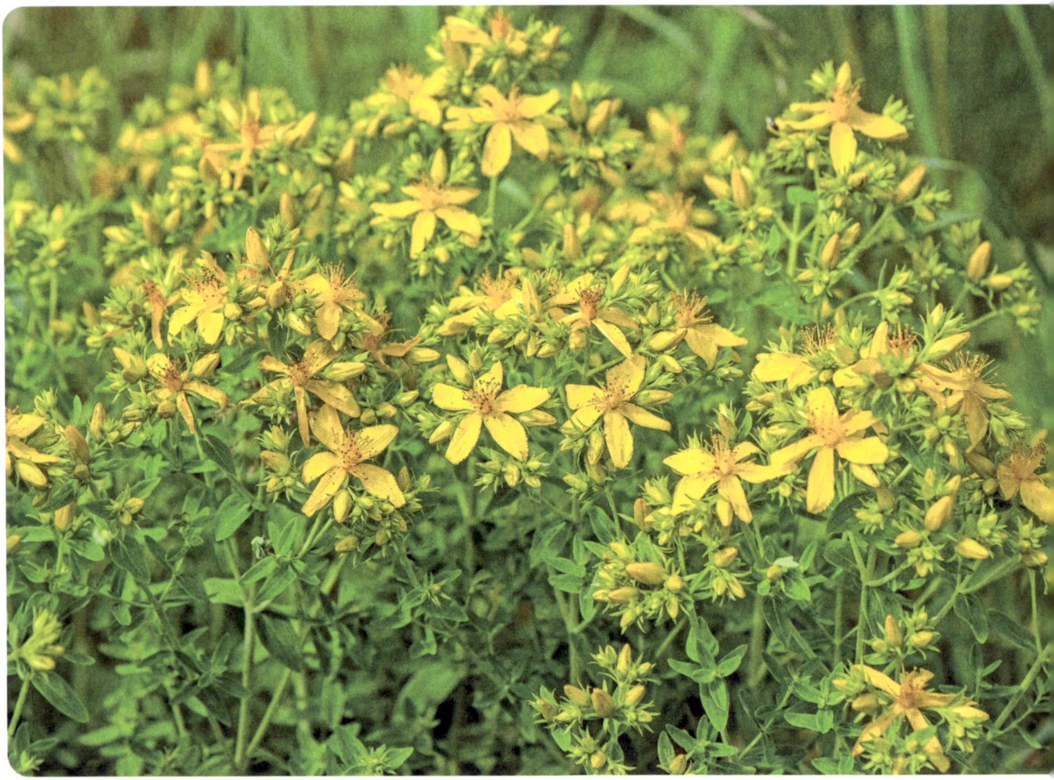

BOTANISCHER NAME	*Hypericum perforatum*
PFLANZENFAMILIE	Johanniskrautgewächse *(Hypericaceae)*
ERNTE	Juni–August (Blüten, Kraut)
PFLANZENTEILE FÜR TEE	Kraut (Blätter, Triebspitzen, Blüten)
ERKENNUNG	Blätter oval, mit dunkel durchscheinenden Punkten (Ölzellen); Blüten goldgelb
FUNDORTE	Bahndämme, Wegränder, Magerwiesen, vollsonnige Lagen
BESONDERE INHALTSSTOFFE	Hypericine, Hyperforine (antidepressiv), Flavonoide, Gerbstoffe
WICHTIGE EIGENSCHAFTEN	stimmungsaufhellend, beruhigend, entzündungshemmend, wundschließend
WARNHINWEISE	Zahlreiche Wechselwirkungen möglich – nimm Johanniskraut nie zusammen mit anderen Medikamenten einschließlich Antibabypille ein, ohne dies vorher mit Ärztin/Arzt oder Apotheke zu klären. Kann die Haut lichtempfindlicher machen (Fotosensibilisierung). Bei mittelgradigen bis schweren Depressionen, Suizidgedanken oder längerer Symptomdauer gehört die Behandlung immer in ärztliche Hände.

JOHANNISKRAUT

PFLANZLICHES LICHT FÜR DIE SEELE

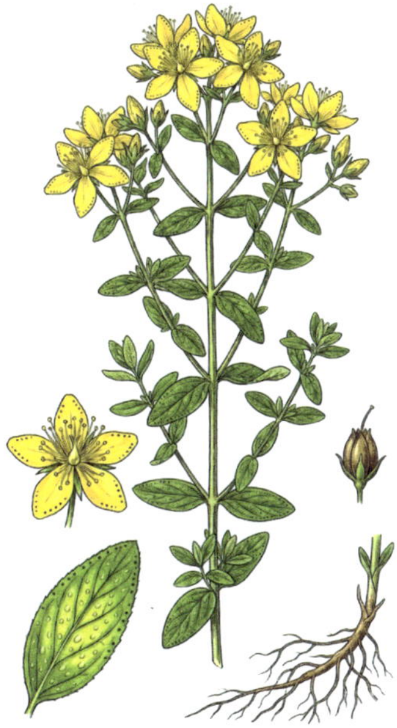

Das Johanniskraut *(Hypericum perforatum)*, auch Echtes Johanniskraut oder Tüpfel-Hartheu genannt, ist eine der wichtigsten Arzneipflanzen, um **leichte bis mittelschwere depressive Verstimmungen zu lindern** und **nervöse Unruhe und stressbedingte Schlafstörungen zu behandeln**. Seinen Namen verdankt es der Blütezeit um den Johannistag (24. Juni) und dem roten Saft, der beim Zerreiben der Blüten austritt und volkstümlich als „Johannisblut" bezeichnet wird.

Die Staude aus der Familie der Johanniskrautgewächse wächst robust und bevorzugt trockene, vollsonnige Lagen wie Wegränder, Bahndämme und Magerwiesen. Die Bezeichnung „Tüpfel-Hartheu" rührt von den dunkel durchscheinenden Punktierungen in den Laubblättern her, bei denen es sich um eingelagerte Ölzellen handelt.

Gesammelt werden **Blätter, Triebspitzen und Blüten**, und zwar zur Blütezeit von **Juni bis August**. Das wichtigste Unterscheidungsmerkmal zu wirkstoffärmeren Arten ist der rote Saft, der beim Zerreiben der Blüten austritt

Die therapeutische Wirkung beruht auf dem Zusammenspiel von **Hypericin-Derivaten** (Lichtsensibilisierung), Hyperforin und weiteren Inhaltsstoffen wie **Flavonoiden** und **Gerbstoffen**.

Anwendungsgebiete[31]

Standardisierte Johanniskraut-Extrakte sind bei leichten bis mittelgradigen Depressionen gut untersucht und werden lindernd eingesetzt. Teeaufgüsse werden traditionell zur **Stimmungsaufhellung** verwendet, für sie ist die Studienlage aber deutlich schwächer. Die enthaltenen Hyperforine beeinflussen den Spiegel bestimmter Neurotransmitter im Gehirn, wodurch Johanniskraut verwendet wird, um leichte bis mittelschwere **depressive Verstimmungen und nervöse Unruhezustände** zu behandeln. Die Flavonoide tragen zudem zur entzündungshemmenden und abschwellenden Wirkung bei.

Traditionell wird Johanniskraut unter anderem bei Husten, leichten Atemwegsbeschwerden sowie innerlich und äußerlich bei Schmerzen und Wunden eingesetzt. Volksheilkundlich finden sich auch Angaben zu blutstillenden und blutbildenden Eigenschaften, die jedoch nicht wissenschaftlich belegt sind.

ZUBEREITUNG

Für eine Tasse Tee (250 ml) übergieße 1 ½ TL des getrockneten Sammelgutes (Blätter, Triebspitzen, Blüten) mit kochendem Wasser. Da der Tee eine rötliche Färbung annimmt, die auf die gelösten Wirkstoffe hindeutet, muss er anschließend abgedeckt etwa 10 Minuten ziehen. Trinke 2–3 Tassen täglich über mehrere Wochen (z. B. 4–6 Wochen). Wenn sich deine Stimmung in dieser Zeit nicht bessert oder sich verschlechtert, solltest du unbedingt ärztlichen Rat einholen.

31 Quellen und Referenzen: kostbarenatur.net/johanniskraut

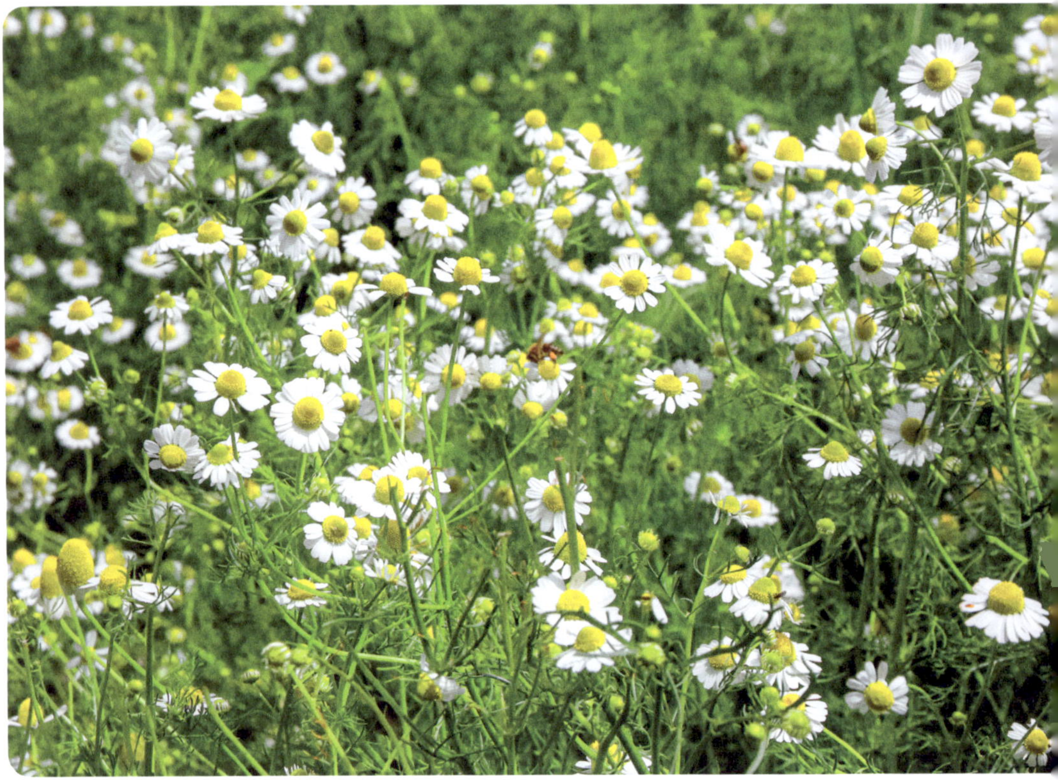

BOTANISCHER NAME	*Matricaria chamomilla*
PFLANZENFAMILIE	Korbblütler *(Asteraceae)*
ERNTE	Mai–August (Blütenköpfchen)
PFLANZENTEILE FÜR TEE	Blütenköpfchen
ERKENNUNG	Blätter mehrfach fiederteilig, fadenförmige Abschnitte; weiße Zungenblüten und gelbe Röhrenblüten
FUNDORTE	Wiesen, Äcker, Brachen, Wegränder
BESONDERE INHALTSSTOFFE	ätherische Öle (v. a. Bisabolol sowie Matricin, das beim Erhitzen **Chamazulen** bildet), Schleimstoffe, Flavonoide
WICHTIGE EIGENSCHAFTEN	krampflösend, entzündungshemmend, wundheilungsfördernd, antibakteriell, beruhigend
WARNHINWEISE	Kann bei Personen mit einer bekannten Allergie gegen Korbblütler (z. B. Beifuß, Chrysanthemen) allergische Reaktionen auslösen. Kann die Augen reizen (z. B. bei Anwendung als Dampfbad) und kann bei empfindlichen Personen Hautreizungen verursachen.

KAMILLE

HELFERIN FÜR MAGEN UND SEELE

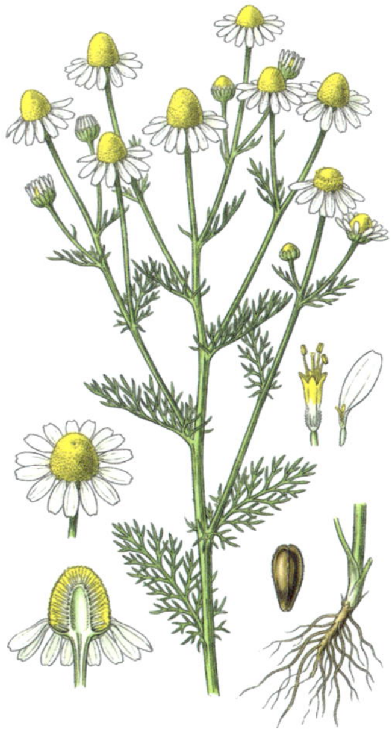

Die Echte Kamille *(Matricaria chamomilla)* ist wohl die Königin der Hausapotheke und eine der vielseitigsten Heilpflanzen. Sie ist der sanfte, aber wirksame Alleskönner, wenn es darum geht, **Magen-Darm-Krämpfe zu lösen**, **Entzündungen zu hemmen** und gereizte Schleimhäute im gesamten Körper zu beruhigen. Die Kamille ist mehr als nur ein Tee – sie ist eine Wohltat für Körper und Seele.

Diese einjährige krautige Pflanze erreicht Wuchshöhen bis zu 55 cm und gehört zur Familie der Korbblütler. Ihr natürliches Verbreitungsgebiet erstreckt sich von Europa bis nach Sibirien. Die anspruchslose Kamille ist auf Wiesen, Äckern, Brachen, an Wegrändern und manchmal sogar auf Ruderalflächen zu finden.

Für Tee dienen die **Blütenköpfchen**, die zwischen **Mai und August** erscheinen. Jedes Köpfchen besteht aus weißen Zungenblüten und einer zitronengelben Blütenscheibe. Das wichtigste Identifikationsmerkmal zur Unterscheidung von ähnlichen Hundskamillen ist der Hohlraum, der sich zeigt, wenn du das Blütenköpfchen vertikal aufschneidest – der Hohlraum fehlt bei den Hundskamillen. Zusätzlich verströmt nur die Echte Kamille den typischen Kamillenduft.

Die beeindruckende Heilkraft der Echten Kamille beruht auf ihren **ätherischen Ölen**, insbesondere den **Bisabolol-Derivaten** (wie Chamazulen) und den **Flavonoiden**. Diese Stoffe sind maßgeblich für die reizlindernde und entkrampfende Wirkung.

Anwendungsgebiete[32]

Der Aufguss wirkt durch die ätherischen Öle (Bisabolol) nachweislich krampflösend (spasmolytisch) und entzündungshemmend. Kamille lindert wissenschaftlich anerkannt **Magen-Darm-Beschwerden** (wie Blähungen und Krämpfen), es werden **Katarrhe der oberen Atemwege** mit ihr behandelt und die **Wundheilung gefördert** (äußerlich, da sie antibakteriell wirkt). Zudem unterstützen die Flavonoide die beruhigende Wirkung auf das Nervensystem.

Traditionell wird Kamillentee eingesetzt, um allgemein zu beruhigen, das Immunsystem zu stärken, aber auch als schweißtreibendes Mittel bei beginnenden Erkältungen und zur inneren und äußeren Schmerzlinderung verwendet.

ZUBEREITUNG

Für eine Tasse Kamillentee (250 ml) nimm 1 gehäuften EL getrocknete oder 1 Handvoll frische Blüten und übergieße sie mit sprudelnd kochendem Wasser. Da die ätherischen Öle flüchtig sind, ist es wichtig, die Tasse oder Kanne abzudecken. Lasse den Tee mindestens 5 Minuten ziehen, für eine stärkere Wirkung bis zu 10 Minuten.

32 Quellen und Referenzen: kostbarenatur.net/kamille

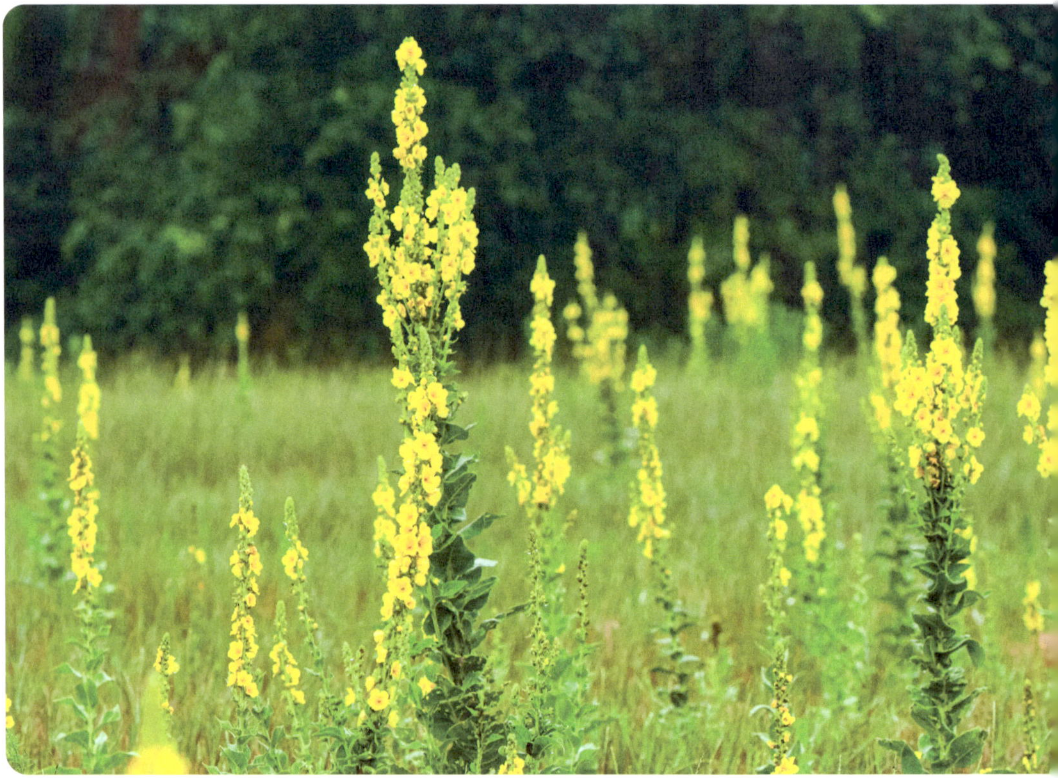

BOTANISCHER NAME	*Verbascum densiflorum / V. thapsus*
PFLANZENFAMILIE	Braunwurzgewächse *(Scrophulariaceae)*
ERNTE	Juli–September (Blüten)
PFLANZENTEILE FÜR TEE	Blüten
ERKENNUNG	Blätter groß, filzig behaart, lanzettlich bis oval; Blüten kräftig gelb
FUNDORTE	trockene, warme Standorte, Bahndämme, sandige Böden
BESONDERE INHALTSSTOFFE	Schleimstoffe (Polysaccharide), Saponine, Flavonoide, Verbascosid, Iridoide
WICHTIGE EIGENSCHAFTEN	reizmildernd, schleimlösend, hustenstillend, entzündungshemmend
WARNHINWEISE	Gefahr der Verwechslung mit dem **giftigen Gelben Fingerhut** *(Digitalis lutea)*. Vorsicht bei bekannten Allergien gegen Braunwurzgewächse. Tee nach dem Ziehen immer fein abseihen (wegen Härchen/Reizungsgefahr).

KÖNIGSKERZE

SAMTWEICH GEGEN HUSTEN UND HEISERKEIT

Die Königskerze *(Verbascum spp.)* ist eine majestätische Erscheinung und ein bewährtes Heilmittel in deiner Tee-Apotheke. Sie ist Spezialistin für **Schleimhäute und Reizhusten** und wirkt vor allem schleimlösend und reizmildernd. Ihr Tee ist so mild und angenehm süßlich, dass er sich auch hervorragend als sommerlicher Durstlöscher eignet.

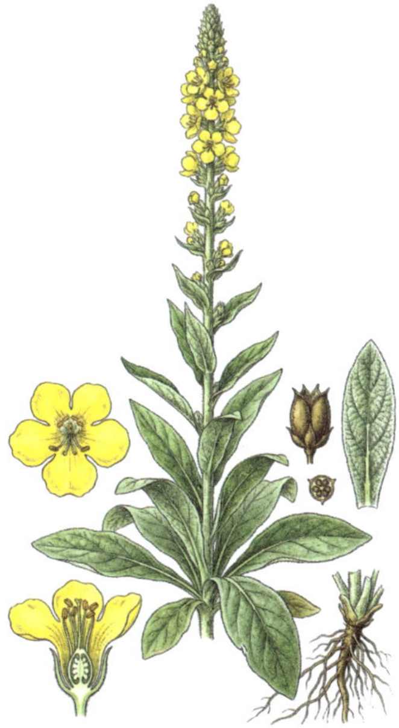

In Mitteleuropa sind 15 Arten bekannt, wobei die Großblütige *(Verbascum densiflorum)*, die Kleinblütige (*V. thapsus*, vgl. [Zeichnung rechts]) und die Filzige Königskerze *(V. phlomoides)* am häufigsten angewandt werden. Königskerzen fühlen sich auf trockenen, warmen Standorten in vollsonnigen Lagen wohl, die nährstoffarm, aber kalkhaltig sind.

Als Sammelgut dienen bei allen Arten die **Blüten** (von **Juli bis September**), die schnell welken und daher rasch getrocknet werden müssen. Jede Blüte besitzt fünf gelbe, radiär angeordnete Blütenblätter. Achte auf dieses Merkmal, um Verwechslungen mit dem giftigen **Gelben Fingerhut** *(Digitalis lutea)*, dessen Blüten glockenartig verwachsen sind, auszuschließen.

Die Heilkraft der Königskerze beruht auf dem Zusammenspiel von **Schleimstoffen** und **Saponinen**. Diese Stoffe sind maßgeblich, um Atemwegsbeschwerden zu lindern.

Anwendungsgebiete[33]

Die Königskerze ist ein milder Tee für die Atemwege. Der Aufguss wirkt durch die enthaltenen Schleimstoffe (Polysaccharide) nachweislich reizmildernd, indem sie einen schützenden Film über die gereizten Schleimhäute legen. Wissenschaftlich anerkannt ist, dass er sich eignet, um **Katarrhe der Atemwege zu behandeln und Husten zu lindern** (hustenstillend). Die Saponine fördern zusätzlich die Sekretlösung.

Traditionell wird Königskerzentee wegen seiner mild entzündungshemmenden Eigenschaften auch bei allgemeinen Schleimhautreizungen im Magen-Darm-Bereich oder bei rheumatischen Beschwerden verwendet.

ZUBEREITUNG

Zur Zubereitung wird 1 gehäufter TL Blüten pro Tasse (250 ml) verwendet. Die Blüten werden mit kochendem Wasser übergossen. Lasse den Tee 10–15 Minuten ziehen. Wichtig: Aufgrund der feinen Härchen an den Blüten empfiehlt es sich, den Tee nach dem Ziehen durch ein feines Tuch oder einen Kaffeefilter zu seihen, um Reizungen im Rachenraum zu vermeiden.

33 Quellen und Referenzen: kostbarenatur.net/koenigskerze

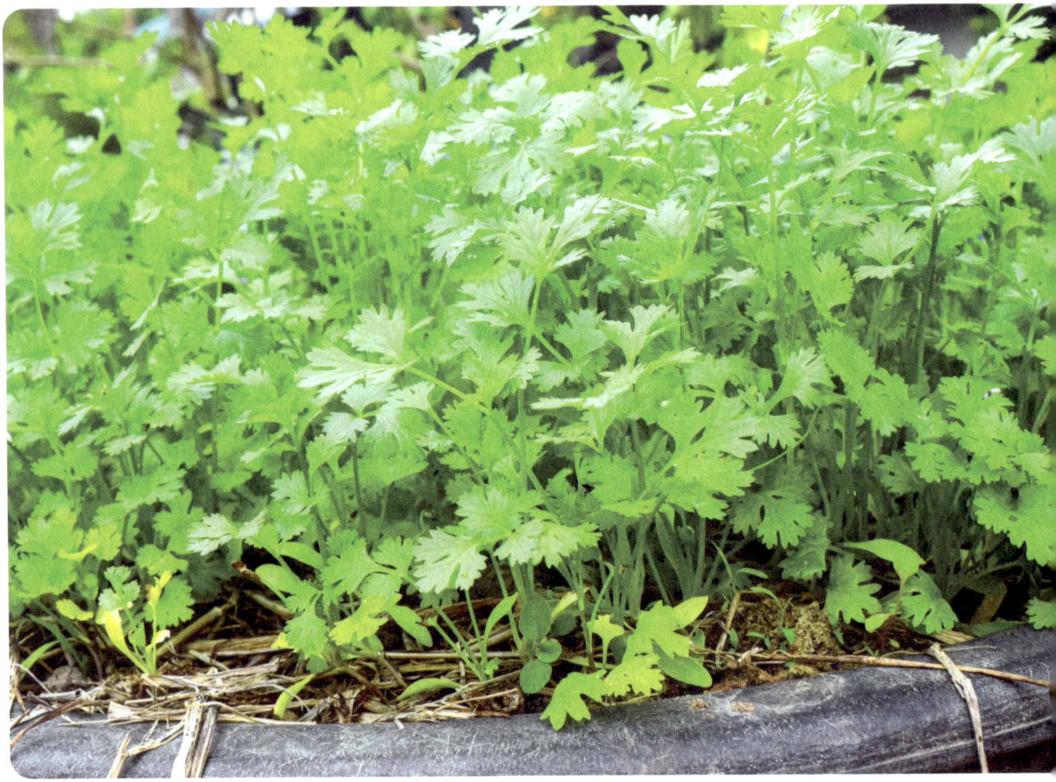

BOTANISCHER NAME	*Coriandrum sativum*
PFLANZENFAMILIE	Doldenblütler *(Apiaceae)*
ERNTE	August–September (Früchte bzw. Samen für Tee)
PFLANZENTEILE FÜR TEE	reife Früchte
ERKENNUNG	Blätter unten breit gefiedert, oben fadenförmig; Blüten weiß bis zartrosa
FUNDORTE	Kulturpflanze; sonnige, lockere, kalkhaltige Böden
BESONDERE INHALTSSTOFFE	ätherische Öle (v. a. Linalool), fettes Öl, Flavonoide, Phytosterole
WICHTIGE EIGENSCHAFTEN	krampflösend, verdauungsfördernd, karminativ, mild antibakteriell
WARNHINWEISE	Kann bei Personen mit Doldenblütler-Allergie (z. B. Sellerie, Anis) Reaktionen auslösen. Fotosensibilisierung sehr selten bei äußerer Anwendung möglich.

KORIANDER

HARMONISCHE VERDAUUNG

Der Koriander *(Coriandrum sativum)*, oft als Asiatische oder Arabische Petersilie bezeichnet, ist eine vielseitige einjährige Gewürz- und Heilpflanze. Er ist ein klassischer Spezialist, um **Blähungen, Völlegefühl und leichte Magen-Darm-Krämpfe zu lindern**. Vor allem seine reifen Früchte (meist als „Samen" bezeichnet) liefern ein warmes, süß-herbes Aroma – und genau dort steckt die wirksame Kraft für deine Verdauungstees.

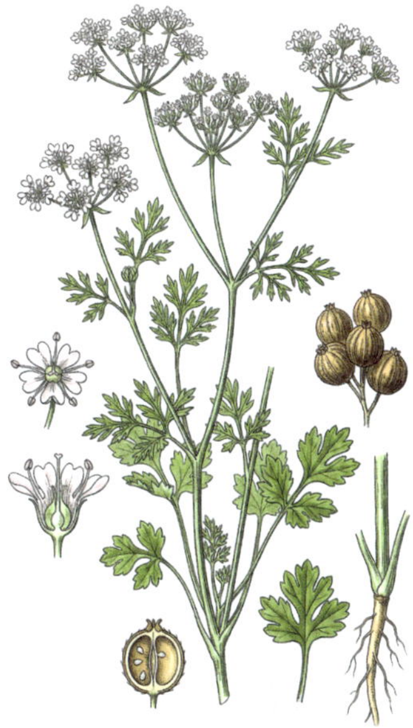

Koriander gehört zur Familie der Doldenblütler und stammt ursprünglich aus den Regionen des östlichen Mittelmeers. Heute wird er weltweit kultiviert, erreicht Wuchshöhen von 30 bis 90 cm und gedeiht besonders gut an sonnigen, windgeschützten Standorten mit lockerem, kalkhaltigem Boden.

Die gesundheitsfördernden Eigenschaften des Korianders beruhen primär auf dem hohen Gehalt an ätherischen Ölen – allen voran **Linalool**, Hauptbestandteil der Frucht. Für die Heiltees nutzen wir daher vorwiegend die reifen Samen (Früchte), die aus zwei kugeligen, gelblich-braunen Teilfrüchten bestehen (Ernte: August bis September). Die Blätter lassen sich zwar kulinarisch vielfältig einsetzen, spielen für therapeutische Tees aber kaum eine Rolle, da sie nur geringe Mengen ätherischer Öle enthalten.

Anwendungsgebiete[34]

Die Früchte des Korianders wirken durch ihre ätherischen Öle krampflösend (spasmolytisch), karminativ (blähungswidrig), verdauungsfördernd, leicht antibakteriell und pilzhemmend. Diese Effekte wurden pharmakologisch untersucht und erklären plausibel die traditionelle Nutzung bei **Völlegefühl, Blähungen und leichten krampfartigen Beschwerden des Verdauungstrakts**.

In der traditionellen Pflanzenheilkunde wird Koriander verwendet, um die Verdauungsorgane zu unterstützen, Entzündungen zu hemmen und das allgemeine Wohlbefinden zu fördern. Auch weitere volkstümliche Anwendungen – etwa um das Immunsystem zu stärken oder den Zucker- und Fettstoffwechsel zu unterstützen – sind überliefert.

ZUBEREITUNG

Damit sich die ätherischen Öle bestmöglich lösen, ist die richtige Zubereitung entscheidend. Für 1 Tasse Tee (250 ml) ½ TL der Samen leicht zerstoßen, mit kochendem Wasser übergießen und 5 Minuten abgedeckt ziehen lassen.

34 Quellen und Referenzen: kostbarenatur.net/koriander

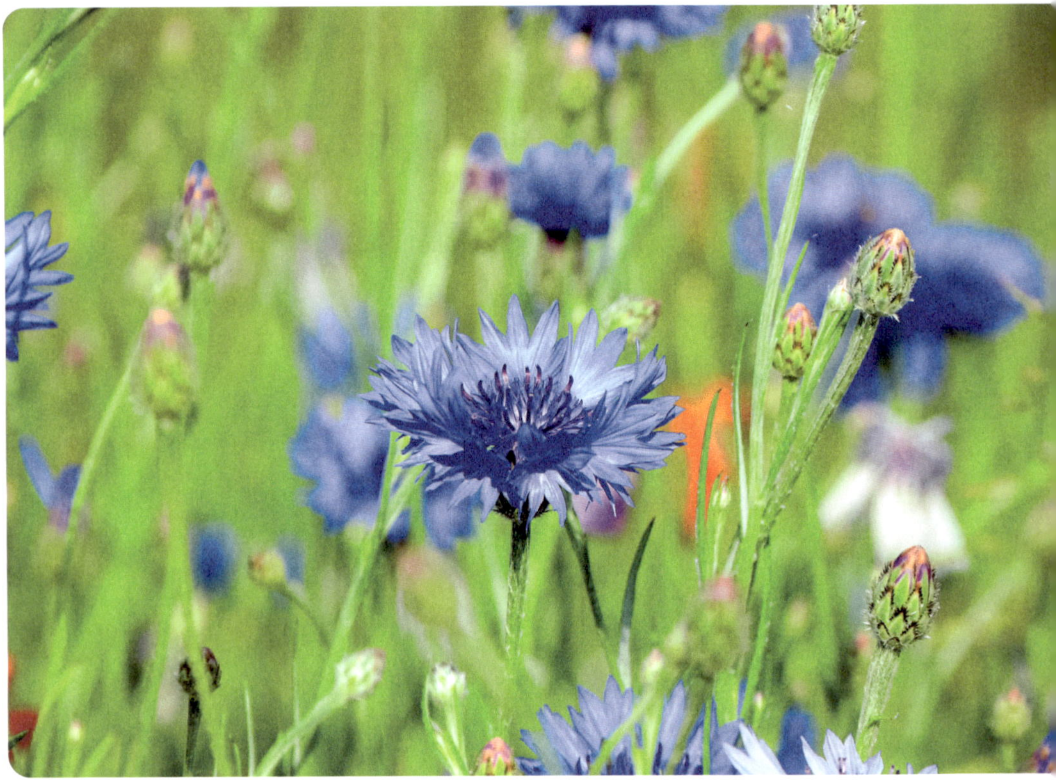

BOTANISCHER NAME	*Centaurea cyanus*
PFLANZENFAMILIE	Korbblütler *(Asteraceae)*
ERNTE	Juni–September
PFLANZENTEILE FÜR TEE	Blüten
ERKENNUNG	Blätter länglich-lanzettlich, am Rand oft gezähnt; Blüten intensiv blau
FUNDORTE	Kulturpflanze; Äcker, Ackerrandstreifen, Brachflächen
BESONDERE INHALTSSTOFFE	Anthocyan-Glykoside (Centaurein), Flavonoide, Bitterstoffe, geringe Mengen Schleimstoffe
WICHTIGE EIGENSCHAFTEN	mild harntreibend, entzündungshemmend, appetitanregend, antioxidativ
WARNHINWEISE	In vielen Regionen gefährdet – Sammeln in der Natur oft nicht erlaubt. Kann bei Korbblütler-Allergie Reaktionen auslösen.

KORNBLUME

BLAUE HELFERIN FÜR HARNWEGE UND VERDAUUNG

Die Kornblume *(Centaurea cyanus)* ist ein optischer und sanfter therapeutischer Gewinn für deine Tee-Apotheke. Die intensiv blauen Blüten machen jede Mischung schöner – und die Pflanze **unterstützt** mild **Verdauung und Harnwege**.

Diese einjährige krautige Pflanze aus der Familie der Korbblütler erreicht eine Wuchshöhe von 20 bis 100 cm. Ursprünglich aus dem östlichen Mittelmeerraum stammend, hat sie sich als typisches Ackerbegleitkraut in ganz Europa etabliert. Du findest sie auf Getreidefeldern, Ackerrandstreifen und Brachflächen. In Deutschland **steht sie auf der Vorwarnliste der Roten Liste (regional gefährdet)**, und sie in der Natur zu sammeln, ist daher häufig nicht erlaubt – im eigenen Garten kannst du sie jedoch problemlos kultivieren.

Als Sammelgut dienen die Blüten. Die blauen Zungenblüten schmecken mild und leicht süß, während die grünen Kelchblätter Bitterstoffe enthalten. Für Tees werden meist die gesamten Blüten verwendet.

Bestimmungsmerkmal sind die trichterförmigen, intensiv blauen Blüten, die in einem Gesamtblütenstand vereint sind und sich deutlich von den helleren, zungenförmigen Blüten der Wegwarte *(Cichorium intybus)*, siehe Seite 169, unterscheiden.

Die Wirkung der Kornblume beruht auf dem Zusammenspiel ihrer **Bitterstoffe, Anthocyan-Glykoside** und **Flavonoide**.

Anwendungsgebiete[35]

Die enthaltenen Bitterstoffe **regen den Appetit an und unterstützen die Verdauungsfunktion**. Flavonoide und Anthocyane wirken mild entzündungshemmend und antioxidativ. Die Kornblume wirkt zudem leicht harntreibend und eignet sich daher, um milde **Harnwegs- und Blasenbeschwerden** unterstützend zu behandeln.

Traditionell gilt die Kornblume als „blutreinigender" und stoffwechselanregender Tee. Sie wird empfohlen, um rheumatische Beschwerden und Gicht sowie allgemeines Unwohlsein, leichtes Fieber oder Verdauungsbeschwerden zu lindern.

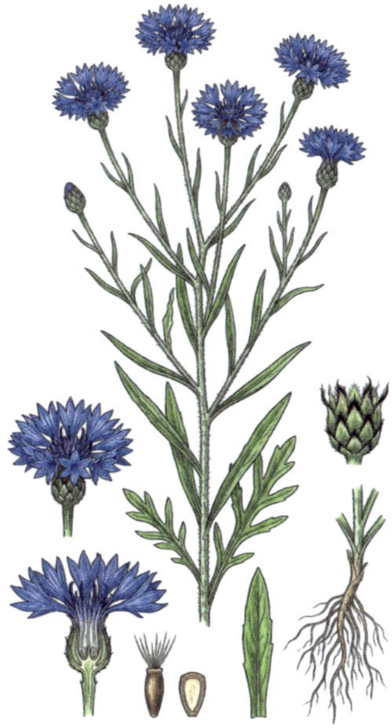

ZUBEREITUNG

Für 1 Tasse (250 ml) verwendest du einen gehäuften TL getrocknete Blüten. Übergieße sie mit kochendem Wasser und lasse den Tee 10 Minuten abgedeckt ziehen. Für einen besonders milden Geschmack kannst du nur die blauen Zungenblüten nutzen.

35 Quellen und Referenzen: kostbarenatur.net/kornblume

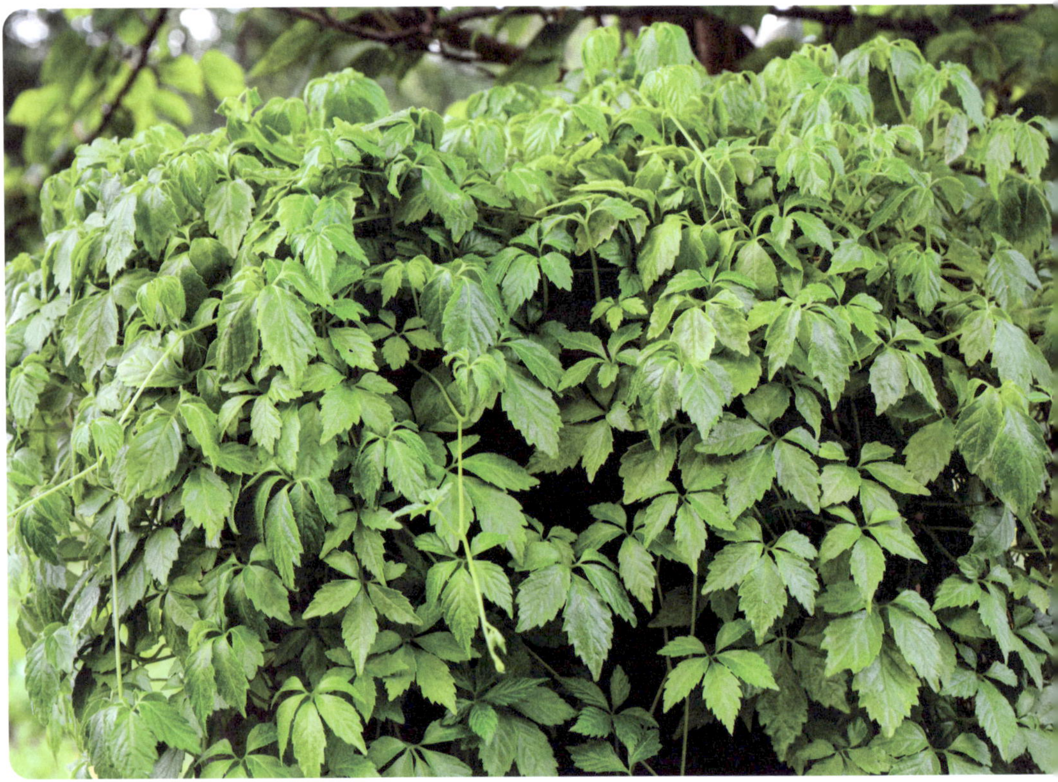

BOTANISCHER NAME	*Gynostemma pentaphyllum*
PFLANZENFAMILIE	Kürbisgewächse *(Cucurbitaceae)*
ERNTE	Juli–September (Blätter, Ranken)
PFLANZENTEILE FÜR TEE	Blätter und junge Ranken
ERKENNUNG	Blätter fünf- bis siebenzählig gefingert, gezähnt; Blüten unscheinbar, grünlich-weiß
FUNDORTE	Kulturpflanze (Kletterpflanze); sonnige bis halbschattige Standorte
BESONDERE INHALTSSTOFFE	Gypenoside (u. a. Triterpensaponine), Flavonoide, Polysaccharide, Sterole
WICHTIGE EIGENSCHAFTEN	stoffwechselregulierend (Blutzucker, Fette), antioxidativ, vitalisierend (traditionell)
WARNHINWEISE	Bei Diabetes, Autoimmunerkrankungen, niedrigem Blutdruck, der Einnahme von Blutzuckermedikamenten oder Blutverdünnern sowie während Schwangerschaft und Stillzeit nur in ärztlicher Rücksprache anwenden. Längere Einnahme sollte nur kurmäßig erfolgen.

KRAUT DER UNSTERBLICHKEIT (JIAOGULAN)

STÄRKUNG FÜR VITALITÄT UND BALANCE

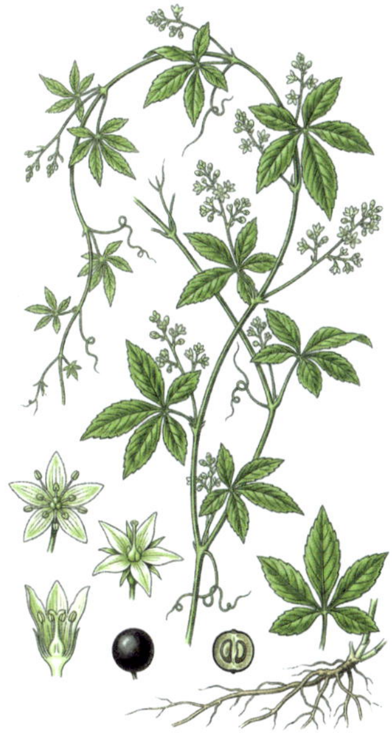

Das Kraut der Unsterblichkeit *(Gynostemma pentaphyllum)*, besser bekannt als Jiaogulan, ist ein faszinierendes, aus Asien stammendes Heilkraut. Es zählt zu den Pflanzen, die traditionell genutzt werden, um die Stressresistenz zu unterstützen. Jiaogulan ist ein wertvoller Tee, wenn du deinen **Stoffwechsel sanft unterstützen** möchtest, insbesondere bei der Blutzuckerregulation, dem Fettstoffwechsel und antioxidativen Prozessen.

Diese Staude aus der Familie der Kürbisgewächse ist eine wuchsfreudige Kletterpflanze, deren Ranken bis zu drei Meter lang werden können. Sie übersteht mitteleuropäische Winter gut, wobei ihre oberirdischen Teile im Herbst absterben und im Frühjahr aus den Speicherwurzeln neu austreiben. Jiaogulan ist recht anspruchslos und gedeiht gut an vollsonnigen oder halbschattigen Standorten auf lockerem, humusreichem Boden.

Als Sammelgut dienen die **Blätter und kleine Ranken**. Die Ernte kann ab Mitte Juli beginnen, wobei immer nur einzelne Pflanzenteile entnommen werden sollten, damit das Kraut schnell wieder nachwächst. Der Tee hat einen leicht herben Geschmack mit einer feinen, an Lakritz erinnernden Süßnote.

Die Wirkung des Jiaogulan beruht insbesondere auf den **Gypenosiden**, die strukturell den Ginseng-Saponinen ähneln und für die regulierenden und schützenden Effekte verantwortlich sind.

Anwendungsgebiete[36]

Klinische Untersuchungen und experimentelle Studien weisen auf eine **regulierende Wirkung auf den Stoffwechsel** hin. Jiaogulan kann die Insulinsensitivität leicht verbessern, antioxidativ wirken und tendenziell **erhöhte Blutfettwerte** senken. Die Datenlage ist jedoch begrenzt.

In Asien wird Jiaogulan seit Langem traditionell genutzt, um das Immunsystem zu stärken, die Zellalterung zu verlangsamen und die Vitalität allgemein zu stärken (oft als „Kraut der Unsterblichkeit" interpretiert). Volksheilkundlich wird ihm eine beruhigende, schlaffördernde und blutbildende Wirkung zugeschrieben.

ZUBEREITUNG

Um die hitzeempfindlichen Inhaltsstoffe zu schonen, sollte Jiaogulan nicht mit sprudelnd kochendem Wasser zubereitet werden. Für eine Tasse Tee (250 ml) verwendest du 1 gehäuften TL frische oder getrocknete Blätter. Übergieße das Sammelgut mit etwa 80 °C heißem Wasser. Anschließend sollte der Tee abgedeckt mindestens 10 Minuten ziehen. Der herbe Geschmack kann durch die Kombination mit anderen Kräutern wie Pfefferminze oder Zitronenmelisse gemildert werden.

36 Quellen und Referenzen: kostbarenatur.net/jiaogulan

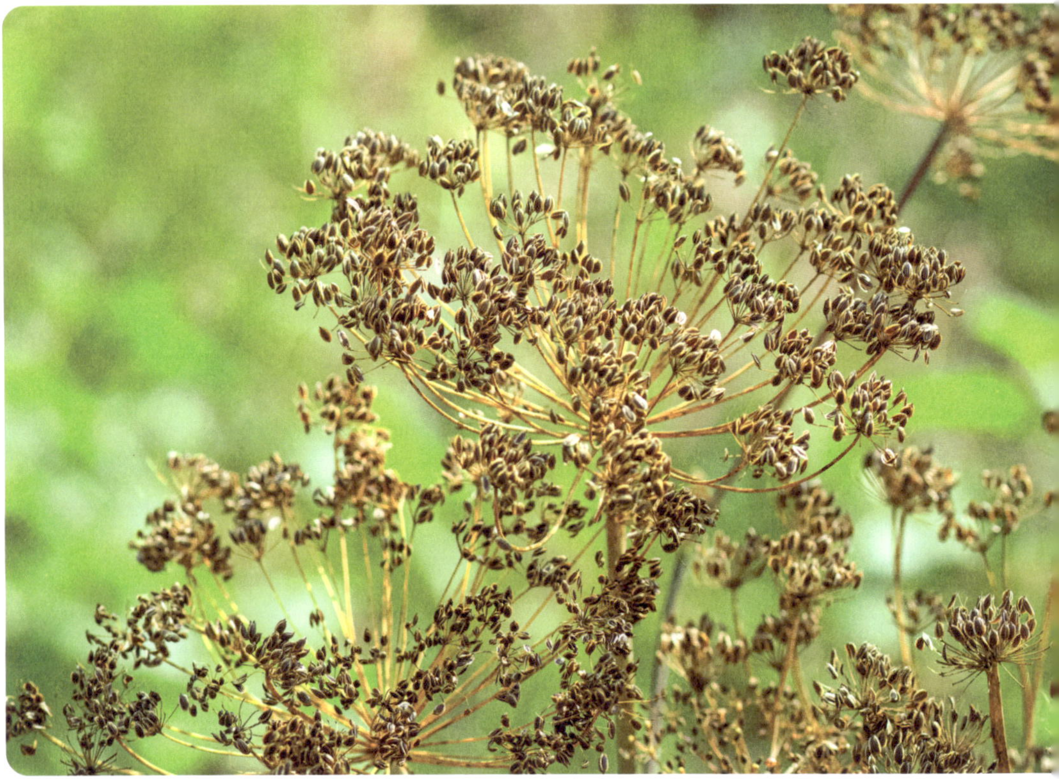

BOTANISCHER NAME	*Carum carvi*
PFLANZENFAMILIE	Doldenblütler *(Apiaceae)*
ERNTE	Juni–Juli (Früchte/Samen)
PFLANZENTEILE FÜR TEE	reife Früchte (Samen)
ERKENNUNG	Blätter mehrfach fiederteilig, feine fadenförmige Abschnitte; Blüten weiß
FUNDORTE	Wiesen, Ackerrandstreifen, Wegränder (sonnige bis halbschattige Lagen)
BESONDERE INHALTSSTOFFE	ätherische Öle (v. a. Carvon, Limonen), Flavonoide
WICHTIGE EIGENSCHAFTEN	krampflösend, karminativ (blähungswidrig), verdauungsfördernd
WARNHINWEISE	Kann bei Personen mit Allergie gegen Doldenblütler (wie Anis, Koriander) allergische Reaktionen auslösen. Längere Anwendung in sehr hohen Dosen vermeiden. Während der Schwangerschaft in normalen Mengen unbedenklich, aber hohe Dosierung vermeiden.

KÜMMEL

KRAMPF- UND BLÄHUNGSLÖSER

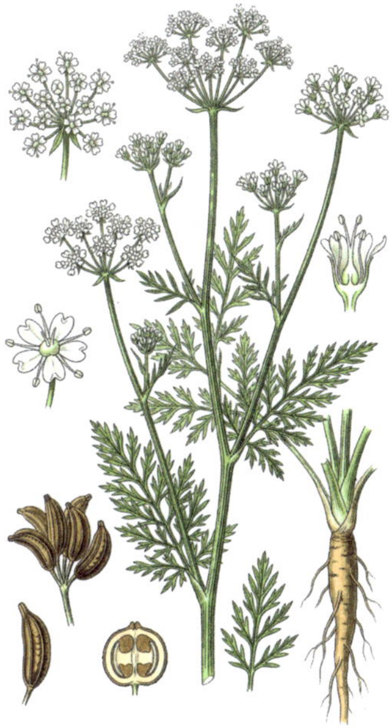

Der Kümmel *(Carum carvi)*, auch Wiesen- oder Gemeiner Kümmel genannt, ist ein altbewährter und wissenschaftlich anerkannter Spezialist in deiner Tee-Apotheke. Er ist ein starker Helfer bei **Blähungen, Völlegefühl und Krämpfen im gesamten Verdauungstrakt**. Sein süßlich-scharfer Geschmack ist typisch und wird oft in den klassischen Bauchwohl-Mischungen mit Anis und Fenchel kombiniert.

Diese zweijährige krautige Pflanze aus der Familie der Doldenblütler ist vor allem in Europa und Westasien verbreitet und wird als Nutzpflanze weltweit angebaut. Wild wächst der Kümmel bevorzugt auf sonnigen bis halbschattigen Wiesen und Ackerrandstreifen mit leicht feuchtem, nährstoffreichem Boden. Kümmel gehört zu den ältesten Nutzpflanzen der Menschheit.

Für den Tee nutzen wir die **körnerartigen Früchte** (Samen), die erst im zweiten Vegetationsjahr gebildet werden. Sie erreichen ihre Vollreife zwischen **Juni und Juli**, wenn sie sich dunkelbraun verfärbt haben – dies ist der optimale Erntezeitpunkt.

Die therapeutische Wirkung des Kümmels beruht auf den **ätherischen Ölen**, insbesondere auf **Carvon** und **Limonen**, die eine direkte krampflösende Wirkung auf die Muskulatur des Verdauungstrakts ausüben.

Anwendungsgebiete[37]

Die ätherischen Öle (insb. Carvon und Limonen) wirken nachweislich krampflösend auf die glatte Muskulatur des Verdauungstrakts, **fördern den Abgang von Gasen und lindern Völlegefühl sowie leichte Magen-Darm-Krämpfe**. Die Wirksamkeit ist gut belegt, und Kümmeltee zählt daher zu den klassischen Heilmitteln bei funktionellen Verdauungsbeschwerden.

In der Volksheilkunde gilt Kümmel zudem als appetitanregend, leicht gallenflussfördernd und milchbildend – Wirkungen, die seit Jahrhunderten überliefert, aber nicht wissenschaftlich belegt wurden. Ebenso werden ihm entspannende, durchblutungsfördernde, antirheumatische und menstruationsfördernde Eigenschaften zugeschrieben.

ZUBEREITUNG

Für eine Tasse Tee (250 ml) zerreibe 1 gestrichenen TL der Früchte ein wenig in einem Mörser, um sie aufzubrechen. Anschließend wird mit kochendem Wasser übergossen. Lasse den Tee abgedeckt 10 Minuten ziehen. Der süßlich-scharfe Geschmack wird oft durch die Kombination mit Anis und Fenchel gemildert.

37 Quellen und Referenzen: kostbarenatur.net/kuemmel

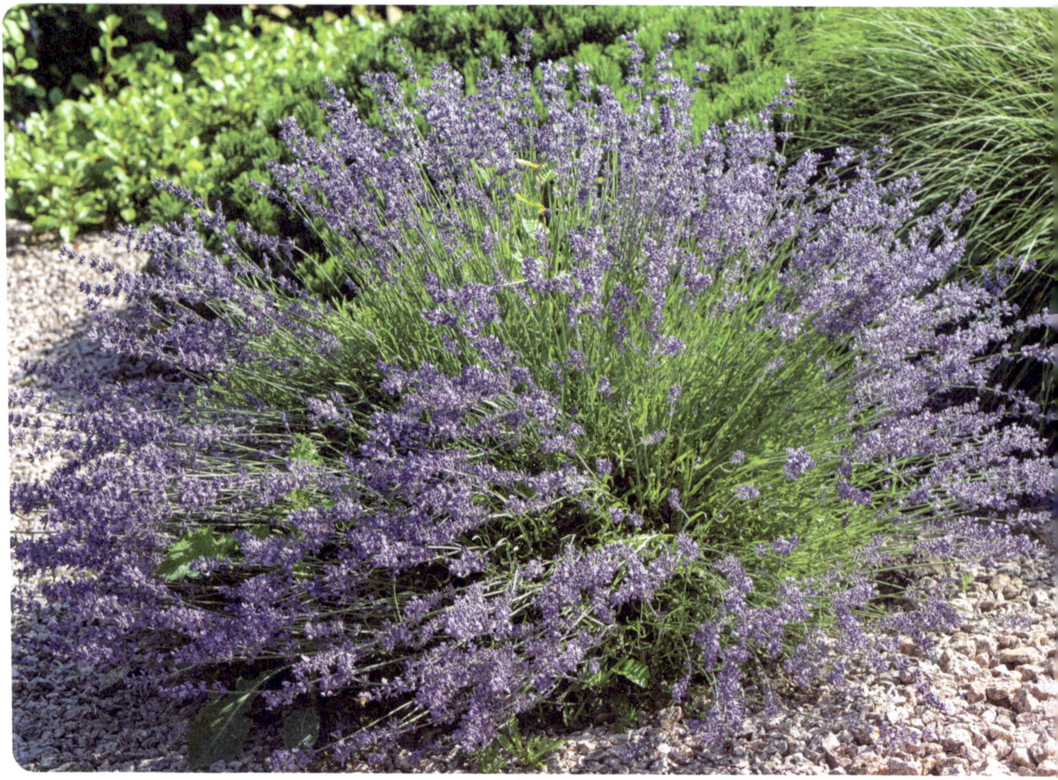

BOTANISCHER NAME	*Lavandula angustifolia*
PFLANZENFAMILIE	Lippenblütler *(Lamiaceae)*
ERNTE	Juni–August (Blüten)
PFLANZENTEILE FÜR TEE	Blüten
ERKENNUNG	Blätter schmal, linealisch, graugrünlich; Blüten blauviolett
FUNDORTE	Kulturpflanze; sonnige, trockene, nährstoffarme Standorte
BESONDERE INHALTSSTOFFE	ätherische Öle (v. a. Linalool, Linalylacetat), Gerbstoffe, Cumarine
WICHTIGE EIGENSCHAFTEN	sedierend (beruhigend), entspannend
WARNHINWEISE	Kann in höheren Mengen bei empfindlichen Personen Übelkeit oder Kopfschmerzen verursachen. Kann die Wirkung von Beruhigungsmitteln oder Schlafmitteln verstärken.

LAVENDEL

DUFTESSENZ FÜR NERVENRUHE UND SCHLAF

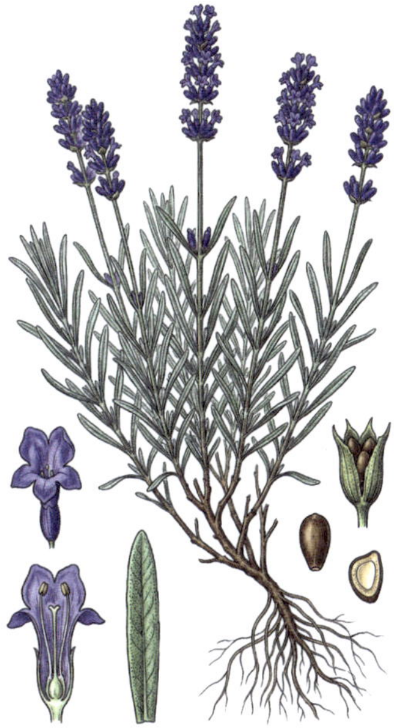

Der Echte Lavendel *(Lavandula angustifolia)*, auch Schmalblättriger Lavendel oder nur Lavendel genannt, ist ein aromatischer Halbstrauch und ein unentbehrliches Mittel in deiner Tee-Apotheke. Er ist der Spezialist, wenn du **nervöse Unruhezustände, innere Anspannung oder Einschlafprobleme** sanft lindern möchtest. Sein charakteristischer Duft und seine ätherischen Öle tragen wesentlich zu seiner beruhigenden Wirkung bei.

Ursprünglich war der Lavendel nur an den Küstenstreifen des Mittelmeers verbreitet. Er gehört zur Familie der Lippenblütler und gedeiht am besten auf sonnigen, wenig nährstoffreichen und vor allem trockenen Böden. Dank seiner Winterhärte hat er sich zu einer sehr beliebten Gartenpflanze in Mittel- und Westeuropa entwickelt. Länder wie Frankreich und Bulgarien bauen ihn in großem Umfang an, um das begehrte Lavendelöl zu gewinnen, das in der Duftstoffindustrie und Aromatherapie genutzt wird.

Als Sammelgut dienen die **Blüten**, die einen feinherben, an Rosmarin erinnernden Geschmack haben und zwischen **Juni und August** geerntet werden.

Die therapeutische Wirkung des Lavendels beruht primär auf dem hohen Gehalt an **ätherischen Ölen**, insbesondere **Linalool** und **Linalylacetat**. Sie sind verantwortlich für die beruhigenden und entspannenden Eigenschaften des Lavendels. Da diese Stoffe jedoch nur begrenzt wasserlöslich sind, wirkt ein Aufguss eher mild und sanft.

Anwendungsgebiete[38]

Für Lavendelöl in standardisierter Form (z. B. Silexan) ist die Wirksamkeit bei **Angstzuständen, Unruhe und schlafbezogenen Beschwerden** gut belegt. Ein Lavendelblütentee kann mild zu diesen Effekten beitragen, ist aber wissenschaftlich nicht in gleichem Maß untersucht.

Traditionell wird Lavendelblütentee wegen seiner krampflösenden Wirkung bei leichten Verdauungsbeschwerden (Blähungen und Krämpfen) sowie als mild harntreibendes und entzündungshemmendes Mittel eingesetzt. Volksheilkundlich wird ihm eine durchblutungsfördernde Wirkung bei Bluthochdruck und rheumatischen Erkrankungen zugeschrieben.

ZUBEREITUNG

Für eine Tasse Tee (250 ml) übergießt du 1–1,5 leicht gehäufte TL frischer oder getrockneter Blüten mit kochendem Wasser. Lasse den Tee abgedeckt etwa 10 Minuten ziehen, damit die ätherischen Öle erhalten bleiben. Um die beruhigende Wirkung zu entfalten, sollte der Tee ungesüßt getrunken werden. Es empfiehlt sich, pro Tag maximal 3 Tassen zu genießen.

38 Quellen und Referenzen: kostbarenatur.net/lavendel

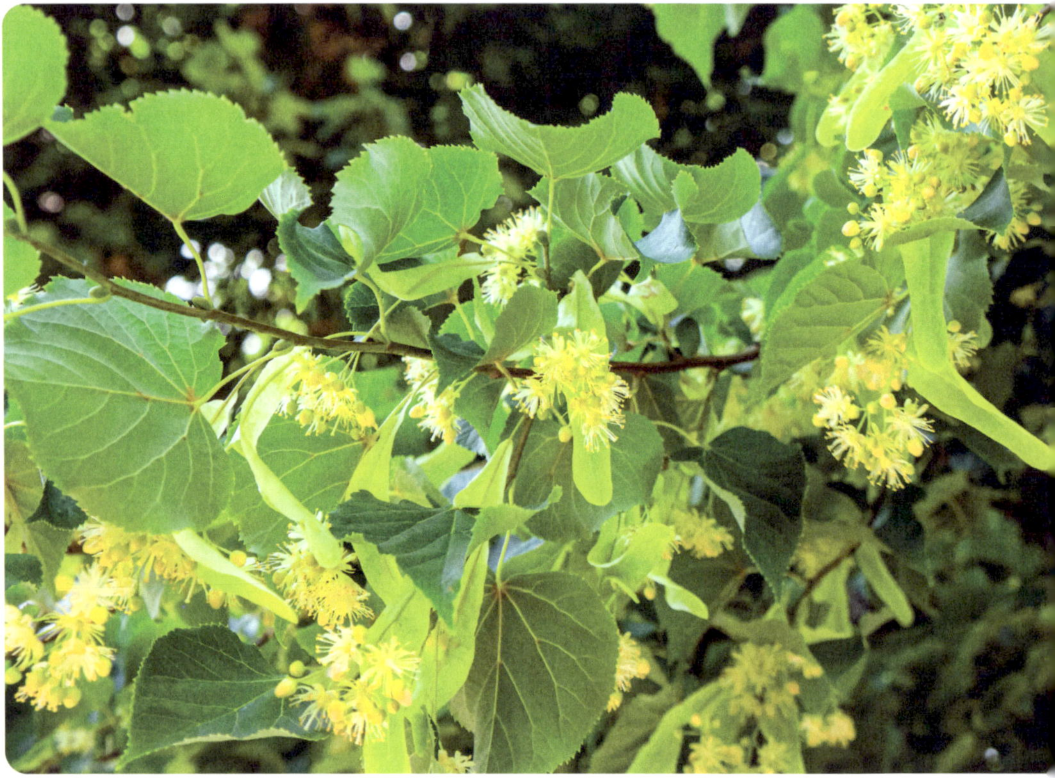

BOTANISCHER NAME	*Tilia platyphyllos / Tilia cordata*
PFLANZENFAMILIE	Malvengewächse *(Malvaceae)*
ERNTE	Juni–Juli (Blüten)
PFLANZENTEILE FÜR TEE	Blüten (mit Hochblatt möglich)
ERKENNUNG	Blätter herzförmig, Sommerlinde größer und beidseitig behaart; Blüten hellgelb bis gelblich-weiß
FUNDORTE	Wälder, Alleen, Parkanlagen
BESONDERE INHALTSSTOFFE	Schleimstoffe (Polysaccharide), Flavonoide (Quercetin, Tilirosid), Gerbstoffe, Ätherische Öle (gering)
WICHTIGE EIGENSCHAFTEN	schweißtreibend (diaphoretisch), reizlindernd, schleimlösend, fieberregulierend (indirekt durch Hautdurchblutung)
WARNHINWEISE	Allergien selten, aber möglich. Nicht für Säuglinge unter 1 Jahr geeignet. Verfärbungen (schwarz) an den Hochblättern durch Rußtaupilze sollten aussortiert werden.

LINDENBLÜTEN
SCHWITZTEE GEGEN FIEBER UND ERKÄLTUNG

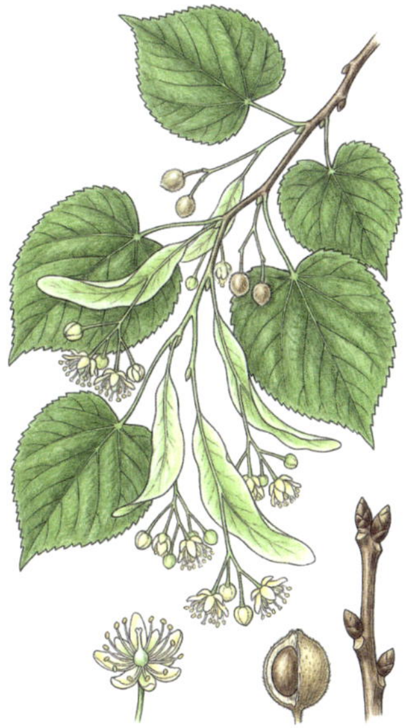

Die Blüten der Linde (*Tilia platyphyllos* sowie *Tilia cordata*) sind der Inbegriff eines volksheilkundlichen Heilmittels und ein wichtiger Pfeiler in deiner Tee-Apotheke. Seit Jahrhunderten geschätzt, sind die Lindenblüten der Spezialist, wenn du gezielt eine **schweißtreibende Wirkung** suchst, **Fieber senken** und **Erkältungssymptome lindern** willst. Ihr mild-süßlicher Geschmack macht sie zudem zu einem hervorragenden, beruhigenden Genusstee.

Die Sommerlinde *(Tilia platyphyllos)* und die Winterlinde *(Tilia cordata)* gehören zur Familie der Malvengewächse. Beide Arten lassen sich anhand ihrer Laubblätter unterscheiden: Die Blätter der Sommerlinde sind mit 8 bis 12 cm deutlich größer und auf beiden Seiten samtähnlich behaart, während die Blätter der Winterlinde (4 bis 7 cm) kleiner sind und auf der Unterseite bräunliche Achselbärte aufweisen. Die Blühphase der Winterlinde setzt traditionell etwa zwei Wochen später ein als die der Sommerlinde.

Für die Teezubereitung eignen sich die **Blüten beider Arten**. Oftmals werden die hellen Hochblätter, die an den Blüten sitzen, mit abgezupft. Dies ist unproblematisch, sofern keine schwärzlichen Verfärbungen (von Rußtaupilzen) vorhanden sind.

Die therapeutische Wirkung der Lindenblüten beruht auf dem hohen Gehalt an **Schleimstoffen** (Polysacchariden) und den **Flavonoiden** (Quercetin).

Anwendungsgebiete[39]

Lindenblüten werden wissenschaftlich anerkannt genutzt, um **Erkältungen, fieberhafte Infekte und Katarrhe der Atemwege** unterstützend zu behandeln. Schleimstoffe beruhigen gereizte Schleimhäute, Flavonoide fördern die Hautdurchblutung und unterstützen so die natürliche Wärmeabgabe des Körpers. Eine direkte fiebersenkende Wirkung ist nicht eindeutig belegt, doch die schweißtreibende Wirkung kann den Temperaturausgleich erleichtern.

Traditionell gelten Lindenblüten als beruhigend, entspannend und hilfreich bei nervöser Unruhe und Schlafstörungen. Zudem schreibt die Volksheilkunde ihnen blutdrucksenkende, harntreibende und appetitanregende Effekte zu. Aufgrund ihrer Milde werden sie seit jeher auch Kindern als sanftes Hausmittel verabreicht.

ZUBEREITUNG

Für eine Tasse Tee (250 ml) verwendest du mindestens 1,5–2 TL getrocknete Blüten. Übergieße sie mit sprudelnd kochendem Wasser und lasse den Tee abgedeckt 8–10 Minuten ziehen. Für eine „Schwitzkur" 2–3 Tassen in kurzer Folge trinken. Decken, Bettruhe, Flüssigkeitszufuhr verstärken die Wirkung.

39 Quellen und Referenzen: kostbarenatur.net/linde

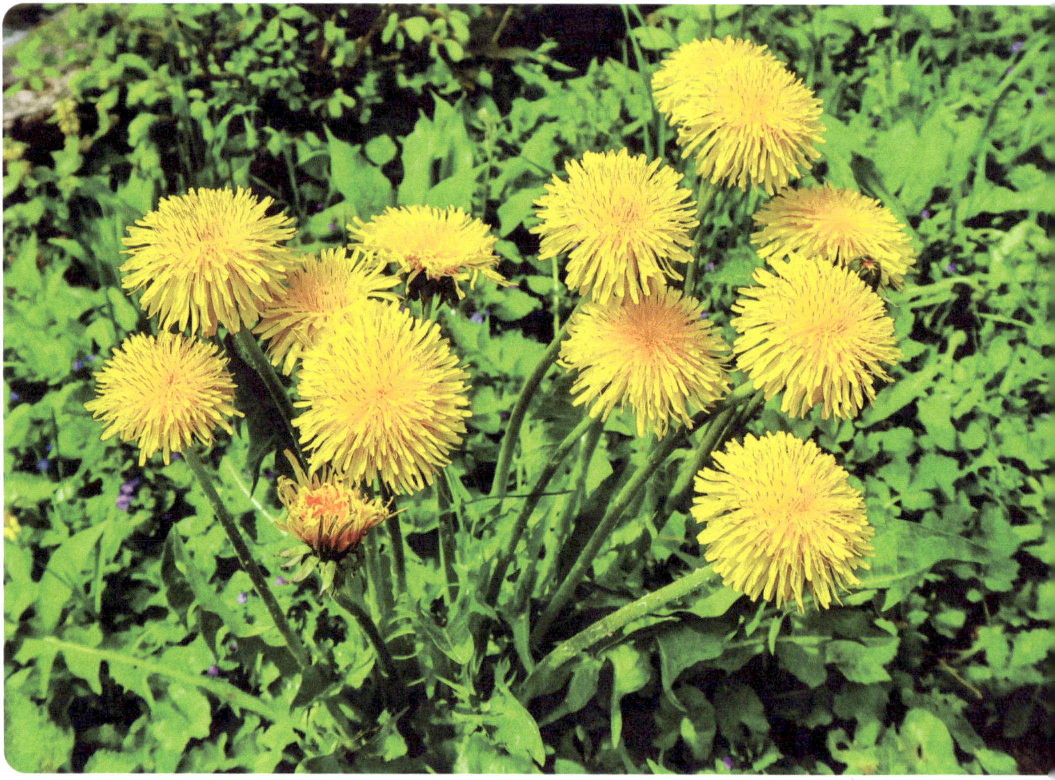

BOTANISCHER NAME	*Taraxacum sect. Ruderalia*
PFLANZENFAMILIE	Korbblütengewächse *(Asteraceae)*
ERNTE	April–Mai (Blüten); Frühjahr–Frühsommer (Blätter), Frühjahr/Herbst (Wurzeln)
PFLANZENTEILE FÜR TEE	Zungenblüten (für Genusstee), Blätter/Wurzel (für Arzneitee)
ERKENNUNG	Blätter grundständige Rosette, stark gezähnt bis fiederteilig; Blüten zitronengelb
FUNDORTE	Wiesen, Wegränder, städtische Grünflächen (nährstoffreiche Böden)
BESONDERE INHALTSSTOFFE	Bitterstoffe (Taraxacin), Flavonoide, Triterpene, Carotinoide
WICHTIGE EIGENSCHAFTEN	leber- und gallensaftfördernd, harntreibend (diuretisch), stoffwechselanregend, appetitanregend
WARNHINWEISE	Kann bei Korbblütler-Allergikern Reaktionen auslösen. Bei Verschluss der Gallenwege (Gallensteine) oder Darmverschluss nur nach ärztlicher Rücksprache anwenden (wegen der gallenanregenden Wirkung).

LÖWENZAHN

SONNIGE SÜSSE FÜR DEN STOFFWECHSEL

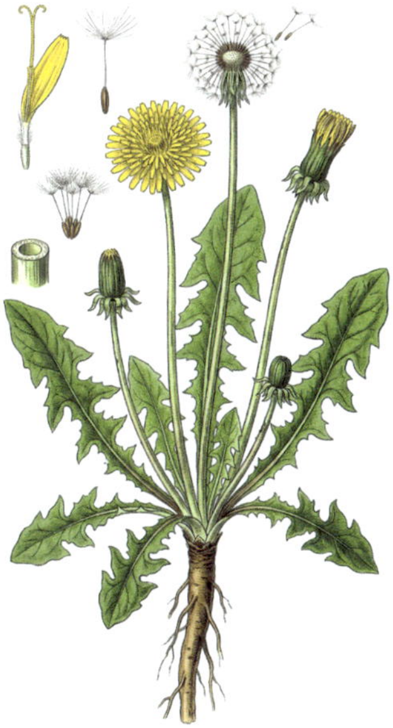

Der Löwenzahn *(Taraxacum sect. Ruderalia)* ist eine anspruchslose, robuste Staude und ein unermüdlicher Helfer in deiner Tee-Apotheke. Während seine Blätter und Wurzeln stark harntreibend wirken und die **Verdauung unterstützen**, liefern die goldgelben Blüten einen milden, honigsüßen Tee, der den Stoffwechsel sanft begleitet und sich besonders gut für Frühjahrskuren eignet.

Der Löwenzahn gehört zur Familie der Korbblütler und ist in der gesamten nördlichen Hemisphäre verbreitet. Er bevorzugt sonnige bis halbschattige Standorte auf nährstoffreichen Böden und ist unter zahlreichen Volksnamen wie Pusteblume oder Kuhblume bekannt.

Sammle die Blüten am besten zwischen April und Mai. Da die Blütenkelche Bitterstoffe enthalten, empfiehlt es sich, für einen honigartig-süßlichen Blütentee nur die zitronengelben Zungenblüten aus dem Kelch zu zupfen.

Wenn du hingegen einen wirksameren Arzneitee herstellen möchtest, sammle die jungen Blätter oder die kräftigen Wurzeln (Frühjahr oder Herbst). Blätter werden frisch oder getrocknet als Tee verwendet, während die Wurzeln gesäubert, zerkleinert und getrocknet werden.

Die Heilkraft des Löwenzahns beruht hauptsächlich auf **Bitterstoffen (Taraxacin), Flavonoiden und Triterpenen**, die sich in den Blättern, im Kraut und besonders in der Wurzel konzentrieren.

Anwendungsgebiete[40]

Die Blätter unterstützen aufgrund ihres hohen Kaliumgehalts und ihrer Flavonoide nachweisbar die Diurese (harntreibend). Die Bitterstoffe in Kraut und Wurzel fördern die Bildung von Gallen- und Verdauungssäften und **regen Leber und Verdauung an**. Die durch den Blättertee vermittelte **Durchspülungstherapie** unterstützt die Nieren- und Blasenfunktion. Die Blüten tragen durch ihre milden Carotinoide eher begleitend zur Stoffwechselaktivierung bei.

Traditionell wird Löwenzahntee eingesetzt, um das Immunsystem zu stärken, Menstruationsbeschwerden zu lindern (Blätter und Wurzel) und Fieber zu senken. Volksheilkundlich wird ihm eine positive Wirkung gegen chronische Gelenkerkrankungen und Arteriosklerose zugeschrieben.

ZUBEREITUNG

Um einen Blütentee zuzubereiten, einen gehäuften TL gezupfter Zungenblüten mit 200 ml kochendem Wasser übergießen und abgedeckt 5 Minuten ziehen lassen. **Für Arzneitee verwende Blätter oder Wurzeln:** Junge Blätter werden wie ein klassischer Aufguss behandelt (1–2 TL pro 250 ml, 10 Minuten ziehen lassen). Die Wurzel wird abgekocht, um reichlich Wirkstoffe zu lösen: 1 TL getrocknete, geschnittene Wurzel mit 250 ml Wasser 5–7 Minuten leicht köcheln, dann weitere 10 Minuten zugedeckt ziehen lassen.

40 Quellen und Referenzen: kostbarenatur.net/loewenzahn

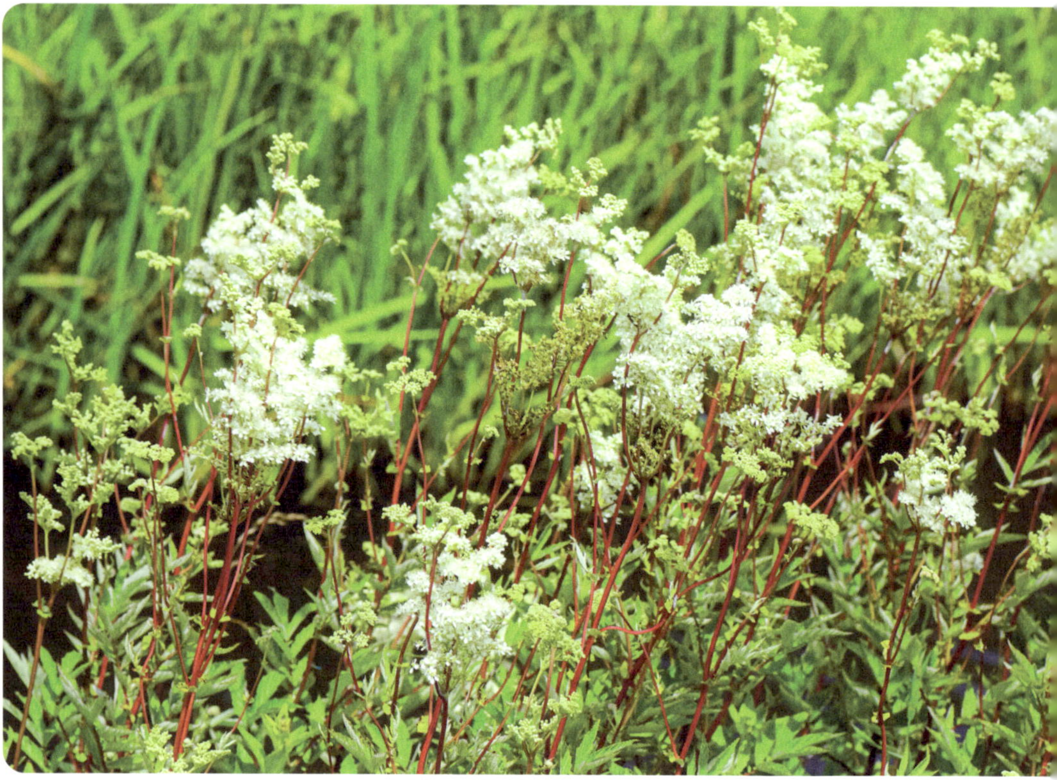

BOTANISCHER NAME	*Filipendula ulmaria*
PFLANZENFAMILIE	Rosengewächse *(Rosaceae)*
ERNTE	Juni–Juli (Blüten); Frühjahr und Herbst (Wurzel)
PFLANZENTEILE FÜR TEE	Blüten, Wurzel
ERKENNUNG	Blätter unpaarig gefiedert, ulmenähnlich, auf der Unterseite weißfilzig; Blüten gelblich-weiß
FUNDORTE	feuchte Wiesen, Uferzonen, Bachränder
BESONDERE INHALTSSTOFFE	Salicylsäure-Derivate (v. a. Salicylaldehyd), Flavonoide, Gerbstoffe, Schleimstoffe
WICHTIGE EIGENSCHAFTEN	schmerzlindernd, entzündungshemmend, fiebersenkend, antirheumatisch
WARNHINWEISE	Darf nicht von Personen eingenommen werden, die auf Salicylate oder Aspirin allergisch reagieren. Kann die Wirkung gerinnungshemmender Medikamente (Blutverdünner) verstärken. Bei Salicylat-empfindlichem Asthma vermeiden.

MÄDESÜSS
PFLANZLICHE ANTI-SCHMERZ-APOTHEKE

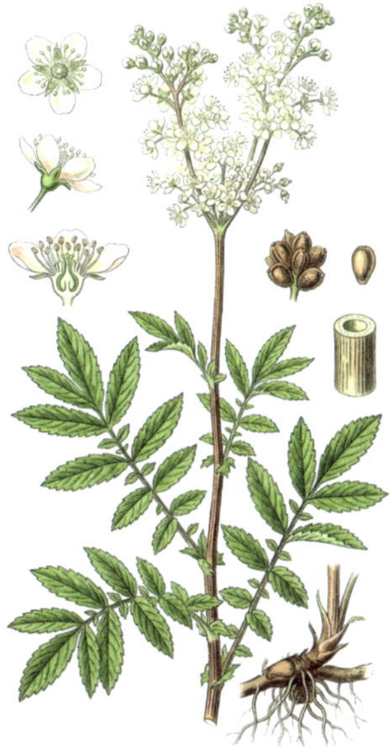

Das Echte Mädesüß *(Filipendula ulmaria)*, oft poetisch als Wiesenkönigin bezeichnet, dient in der Tee-Apotheke als sanftes **natürliches Antischmerzmittel**. Seine Blüten und Blätter enthalten salicylatähnliche Substanzen, die mit dem Wirkstoff verwandt sind, der in Aspirin verwendet wird. Es ist dein sanfter, entzündungshemmender Begleiter bei Erkältungen, Kopfschmerzen und Gelenkbeschwerden.

Die Staude aus der Familie der Rosengewächse kann bis zu 1,5 Meter hoch werden und ist in nahezu ganz Europa heimisch. Am wohlsten fühlt sie sich auf sonnigen Standorten an Ufern und auf feuchten Wiesen.

Die lateinische Bezeichnung *ulmaria* leitet sich von den kräftig grünen Blättern ab, die denen der Ulme ähneln. Die gelblichweißen Einzelblüten sind in großen Blütenrispen vereint und verströmen einen fruchtig-aromatischen, an Bittermandel erinnernden Geruch.

Genutzt werden die **Blüten** zwischen Juni und Juli, da sie reich an **Salicylaldehyd** und Derivaten (zur Schmerz- und Fieberlinderung) und **Flavonoiden** (zur Entwässerung) sind. Die **Wurzeln** werden im Frühjahr oder Herbst ausgegraben und enthalten neben salicylatähnlichen Verbindungen eine höhere Konzentration an **Gerbstoffen**, weshalb sie eher bei rheumatischen Beschwerden genutzt werden.

Anwendungsgebiete[41]

Der Aufguss aus den Blüten dient dazu, **Entzündungen und Schmerzen sanft zu lindern**, was pharmakologisch gut untersucht ist. Die enthaltenen Verwandten der Salicylsäure wirken leicht schmerzlindernd (analgetisch) und entzündungshemmend, indem sie die körpereigenen Schmerz- und Entzündungsreaktion modulieren. Flavonoide unterstützen eine leicht harntreibende Wirkung.

Traditionell wird Tee aus Mädesüßblüten bei Kopfschmerzen, Migräne und zur Fiebersenkung als schweißtreibendes Mittel eingesetzt. Die Wurzel wird volksheilkundlich aufgrund der höheren Gerbstoffkonzentration und der Salicylsäure-Derivate empfohlen, um chronisch-rheumatische Beschwerden zu behandeln. Ihr wird zudem eine blutreinigende und entgiftende Wirkung bei Gelenkbeschwerden zugeschrieben.

ZUBEREITUNG

Für **Tee aus den Blüten** gib 2 TL getrocknete oder 1 EL frische Blüten in eine Tasse, gieße 250 ml heißes, nicht mehr kochendes Wasser darüber und lasse den Aufguss abgedeckt maximal 8 Minuten ziehen. Pro Tag werden nicht mehr als 2–3 Tassen Mädesüß-Tee getrunken, da sonst Magenbeschwerden und Übelkeit auftreten können.

Der **Wurzel-Tee** zur Linderung rheumatischer Beschwerden wird primär als Abkochung zubereitet, um die härteren Inhaltsstoffe zu lösen. Setze 2 TL frische oder getrocknete, in Scheiben geschnittene Wurzelstücke mit 200 ml kaltem Wasser an, koche es kurz auf und lasse es dann 10 Minuten leicht köcheln.

41 Quellen und Referenzen: kostbarenatur.net/maedesuess

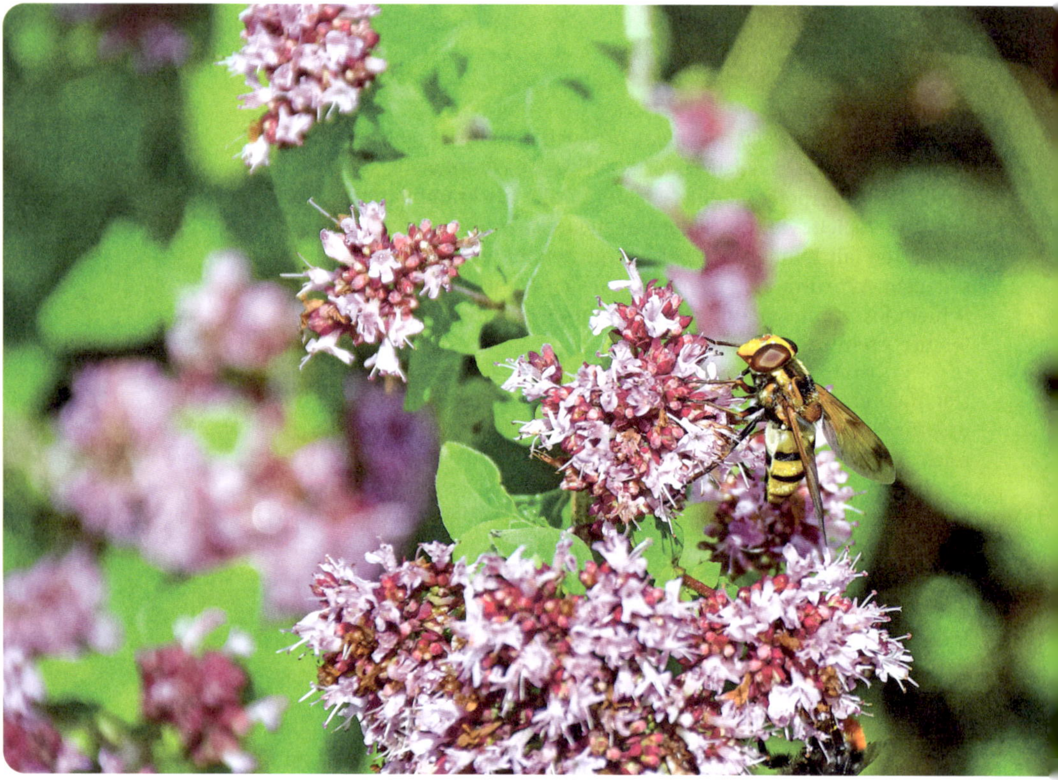

BOTANISCHER NAME	*Origanum majorana*
PFLANZENFAMILIE	Lippenblütler *(Lamiaceae)*
ERNTE	Mai–Juli (Blätter)
PFLANZENTEILE FÜR TEE	Blätter
ERKENNUNG	Blätter oval, ganzrandig, graugrünlich; Blüten weiß bis rosa
FUNDORTE	Kulturpflanze; sonnige, windgeschützte Standorte
BESONDERE INHALTSSTOFFE	ätherische Öle (v. a. Terpinen-4-ol, ɣ-Terpinen, Sabinen), Flavonoide, Gerbstoffe, Bitterstoffe
WICHTIGE EIGENSCHAFTEN	krampflösend, schleimlösend, beruhigend, verdauungsfördernd, appetitanregend
WARNHINWEISE	Bei Einnahme in Überdosis kann es durch die ätherischen Öle zu Magenreizungen oder Kopfschmerzen kommen. In hohen Dosen nicht für Schwangere empfohlen.

MAJORAN
SANFTE KRAFT FÜR MAGEN UND ATEMWEGE

Der Majoran *(Origanum majorana)*, oft auch als Wurstkraut bezeichnet, ist eine ausdauernde, krautige Gewürzpflanze, die in deiner Tee-Apotheke eine wichtige Rolle als krampflösendes Mittel spielt. Obwohl seine therapeutischen Eigenschaften im letzten Jahrhundert etwas in Vergessenheit gerieten, ist er seit dem Altertum als Heilpflanze bekannt, insbesondere als Schleimlöser, und er **lindert Verdauungsbeschwerden und leichte Atemwegsbeschwerden**.

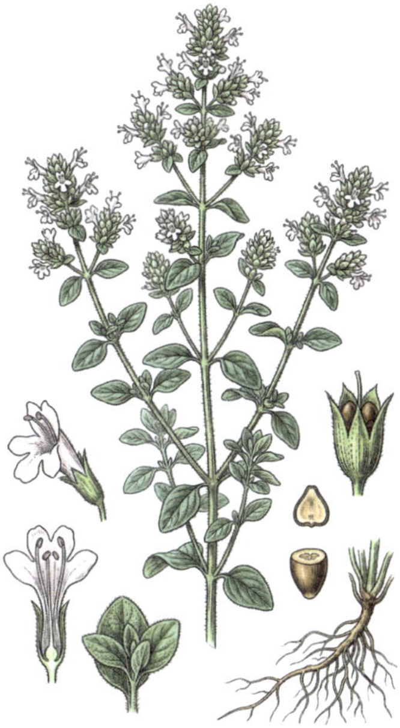

Der Majoran gehört zur Familie der Lippenblütler und stammt ursprünglich aus dem Mittelmeerraum bis Westasien. Er erreicht eine Wuchshöhe von bis zu 50 cm und ist frostempfindlich. Am besten gedeiht er an sonnigen, windgeschützten Standorten mit gut wasserdurchlässigem, kalkhaltigem Boden. Heute wird Majoran weltweit meist in einjähriger Kultur als Gewürzpflanze angebaut.

Als Sammelgut dienen die **Blätter und oberen Triebspitzen**, die vorzugsweise bis **Juli** geerntet werden, da ab der Blühphase das Aroma nachlässt. Am besten werden komplette Stängel geerntet und die Blättchen anschließend abgestreift.

Die therapeutische Wirkung des Majorans beruht primär auf dem hohen Gehalt an **ätherischen Ölen** (v. a. Sabinen, Terpinene), die ihm einen charakteristisch mild-würzigen Geschmack verleihen.

Anwendungsgebiete[42]

Majoran zeigt aufgrund seiner ätherischen Öle und Bitterstoffe mild krampflösende und verdauungsfördernde Eigenschaften, was eine unterstützende Anwendung bei leichten **Magen-Darm-Beschwerden** plausibel macht.

Volksheilkundlich gilt Majoran als beruhigend und wohltuend bei Erkältungen, Husten, nervöser Unruhe sowie bei Kopf- oder rheumatischen Beschwerden.

ZUBEREITUNG

Damit sich das Aroma entfaltet, wird 1 TL getrocknete Blätter (oder die entsprechende Menge frische Blätter) mit 200 ml kochendem Wasser übergossen. Aufgrund der Flüchtigkeit der ätherischen Öle ist es wichtig, die Tasse abzudecken. Die anschließende Ziehzeit beträgt nur 2–4 Minuten. Eine längere Ziehzeit macht den Tee oft zu intensiv.

42 Quellen und Referenzen: kostbarenatur.net/majoran

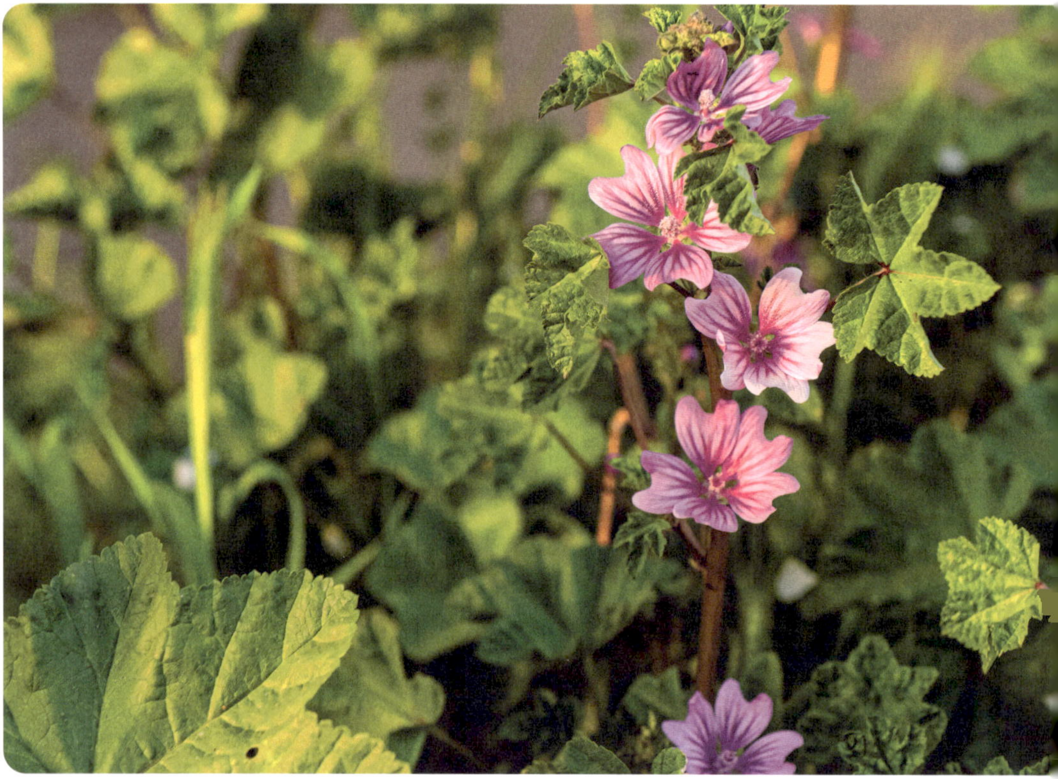

BOTANISCHER NAME	*Malva sylvestris*
PFLANZENFAMILIE	Malvengewächse (*Malvaceae*)
ERNTE	Juli–September (Blüten und Blätter)
PFLANZENTEILE FÜR TEE	Blüten (bevorzugt) und Blätter
ERKENNUNG	Blätter rundlich, handförmig gelappt, kerbig gezähnt; Blüten rotviolett mit dunkler Äderung
FUNDORTE	Wegränder, Zäune, Brachen, Ruderalflächen
BESONDERE INHALTSSTOFFE	Schleimstoffe (Polysaccharide, v. a. Pektine), Anthocyane (Farbstoffe wie Malvin), Gerbstoffe, Flavonoide
WICHTIGE EIGENSCHAFTEN	reizmildernd, hustenmildernd, indirekt entzündungsmildernd (durch Schleimstoffe)
WARNHINWEISE	Kann die Wirkung anderer Medikamente leicht verzögern, wenn er gleichzeitig eingenommen wird (wegen der Schleimstoffe).

MALVE

SCHLEIMHAUTSCHUTZ AUS DER KÄSEPAPPEL

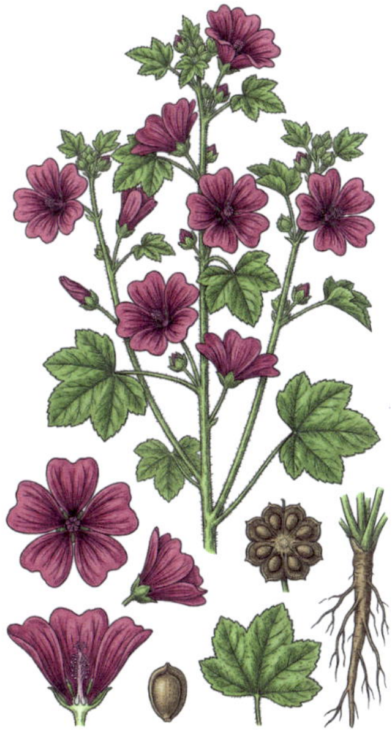

Die Wilde Malve *(Malva sylvestris)*, auch Große Käsepappel genannt, ist eine wunderschöne und zugleich äußerst wirksame Staude in deiner Tee-Apotheke. Sie ist die Spezialistin, wenn es darum geht, **Husten und Halsweh reizmildernd zu behandeln**, und wird traditionell genutzt bei Entzündungen der Verdauungsorgane. Ihr hoher Gehalt an Schleimstoffen legt einen schützenden Film über gereizte Schleimhäute.

Die Malve gehört zur Familie der Malvengewächse. Der Artname *sylvestris* (im Wald wachsend) ist irreführend, denn man findet diese bis zu 150 cm hohe Pflanze häufig an Wegrändern, Zäunen und auf Brachflächen. Die Menschen nutzen die Malve bereits seit über 5000 Jahren als Heilpflanze – ihre Verwendung ist sogar in der Bibel dokumentiert.

Als Sammelgut eignen sich sowohl die **Blätter** als auch die intensiv gefärbten **Blüten**, die zwischen **Juli und September** erscheinen. Die Blüten weisen den süßlich-milden Geschmack und das feine Aroma am stärksten auf, weshalb ihnen der Vorzug gegeben werden sollte.

Die Heilkraft der Malve beruht primär auf dem hohen Gehalt an **Schleimstoffen (Polysacchariden)**, die in der Lage sind, große Mengen Wasser zu binden und dadurch eine schützende gelartige Substanz zu bilden.

Anwendungsgebiete[43]

Der Aufguss wirkt durch die Schleimstoffe nachweislich reizmildernd. Wissenschaftlich anerkannt, lässt er sich verwenden, um **Katarrhe der oberen Atemwege zu behandeln und n trockenen Reizhusten** sowie Reizungen der Schleimhäute in Mund und Rachen zu lindern. Die Schleimstoffe bilden einen Schutzfilm und lindern dadurch den Hustenreiz.

Traditionell wird Malventee bei leichten Magen-Darm-Beschwerden verabreicht. Volksheilkundlich wird ihm eine entzündungshemmende und fiebersenkende Wirkung zugeschrieben.

ZUBEREITUNG

Da sich die wirksamen Schleimstoffe in kaltem Wasser besser lösen, sollte Malventee als Kaltauszug zubereitet werden. Gib 1 gehäuften EL frische oder getrocknete Blüten in 200 ml kaltes Wasser. Lasse diesen Ansatz 10–12 Stunden abgedeckt bei Zimmertemperatur ziehen. Gieße den Tee anschließend durch ein Sieb ab. Der Kaltauszug eignet sich hervorragend als Erfrischungstrunk und kann gut in andere Kräuter-, Früchte- und Blütentees integriert werden.

43 Quellen und Referenzen: kostbarenatur.net/malve

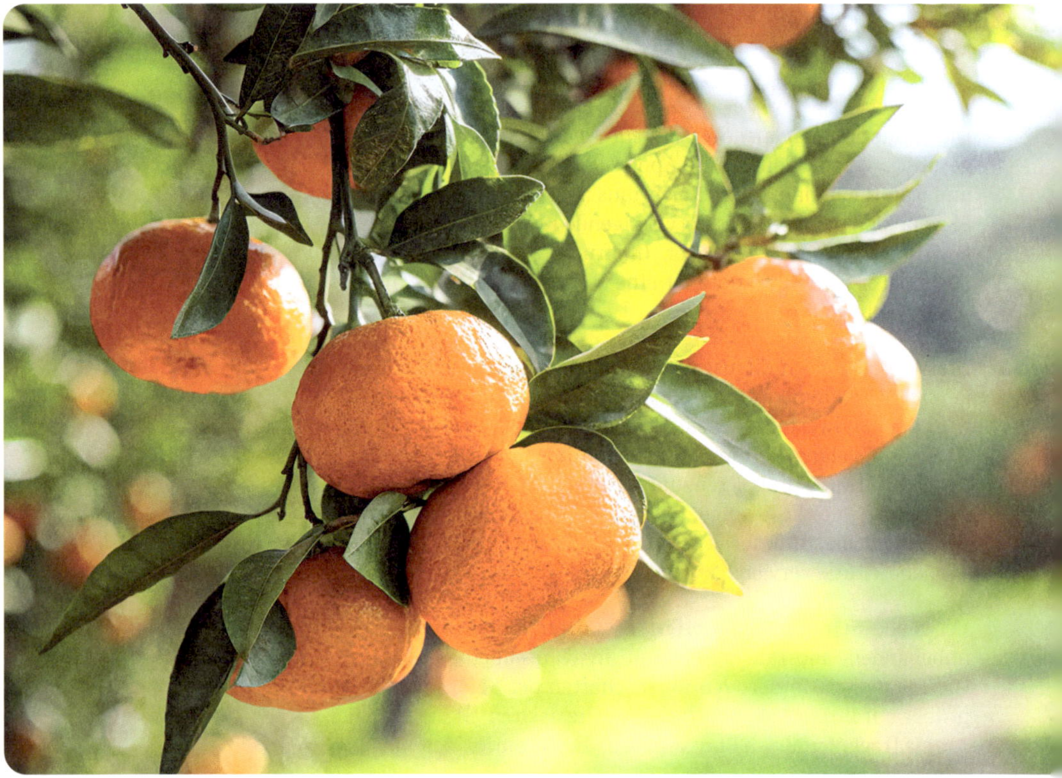

BOTANISCHER NAME	*Citrus reticulata*
PFLANZENFAMILIE	Rautengewächse *(Rutaceae)*
ERNTE	Herbst-Winter (Früchte)
PFLANZENTEILE FÜR TEE	Fruchtschale (Flavedo)
ERKENNUNG	Blätter eiförmig bis lanzettlich; Blüten weiß (stark duftend)
FUNDORTE	Kulturpflanze; Plantagen in subtropischen Regionen
BESONDERE INHALTSSTOFFE	ätherische Öle (v. a. Limonen), Flavonoide (Polymethoxyflavone, Hesperidin)
WICHTIGE EIGENSCHAFTEN	antioxidativ, verdauungsfördernd, aromatische Teeverbesserung
WARNHINWEISE	Ausschließlich unbehandelte oder gründlich gewaschene Schalen verwenden (Gefahr durch Spritzmittel, insb. bei Früchten aus Übersee). Die Schalen können Bitterstoffe enthalten.

MANDARINE (SCHALE)

AROMA FÜR IMMUNSYSTEM UND VITALITÄT

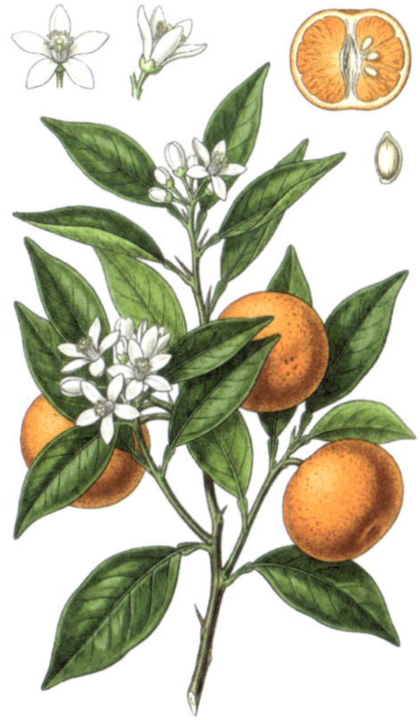

Die Schale der Mandarine *(Citrus reticulata)* ist ein duftendes und gesundes Gut in deiner Tee-Apotheke. Sie wirkt antioxidativ und wohltuend dank ihres Reichtums an ätherischen Ölen und Flavonoiden und dient als hervorragende Komponente, die deinen Tee aromatisch aufwertet. Ihr fruchtig-süßer Geschmack mit einer zarten Bitternote ist eine Wohltat, besonders in der kalten Jahreszeit.

Die Mandarine, ein Zitrusgewächs aus der Familie der Rautengewächse, stammt ursprünglich aus dem Nordosten Indiens oder dem Südwesten Chinas. Sie wird seit Jahrtausenden kultiviert und gelangte Anfang des 19. Jahrhunderts nach Europa. Durch Züchtung und Kreuzung entstanden weitere beliebte Obstsorten wie die Orange, die Clementine und die Satsuma. Auch die Schalen dieser verwandten Zitrusfrüchte können zur Teezubereitung verwendet werden.

Verwende **Schalen von reifen Früchten** (ungespritzte und unbehandelte Bio-Früchte), sowohl frisch als auch getrocknet. Die gesundheitsfördernden Eigenschaften der Schale beruhen primär auf ihrem hohen Gehalt an **ätherischen Ölen** (die das Aroma tragen) und den **Flavonoiden** (die die antioxidative Wirkung liefern).

Anwendungsgebiete[44]

Die Schale der Mandarine entfaltet vor allem durch ihre Flavonoide eine in der Laborforschung gut belegte **antioxidative Wirkung**, die die Zellen vor oxidativem Stress schützt. Die ätherischen Öle (v. a. Limonen) **unterstützen die Verdauung**, wirken mild krampflösend und können **Blähungen oder Völlegefühl** lindern. Diese Effekte sind in Labor- und Grundlagenstudien gut beschrieben.

In der Volksheilkunde gelten Mandarinenschalen als wärmendes, stärkendes Tonikum. Ihnen werden eine unterstützende Rolle bei Erkältungen, eine durchblutungsfördernde und entgiftende Wirkung sowie ein positiver Einfluss auf den Stoffwechsel sowie traditionell eine appetitanregende Wirkung zugeschrieben.

ZUBEREITUNG

Für eine Tasse Tee (250 ml) verwende die dünn geschnittene Schale einer Mandarine (frisch oder getrocknet). Übergieße sie mit kochendem Wasser und lasse den Ansatz abgedeckt mindestens 15 Minuten ziehen. Wem der Geschmack noch nicht intensiv genug ist, etwas mehr Schale hinzufügen. In Kombination mit Schwarzem Tee entsteht auch ein köstlicher Eistee.

44 Quellen und Referenzen: kostbarenatur.net/mandarine

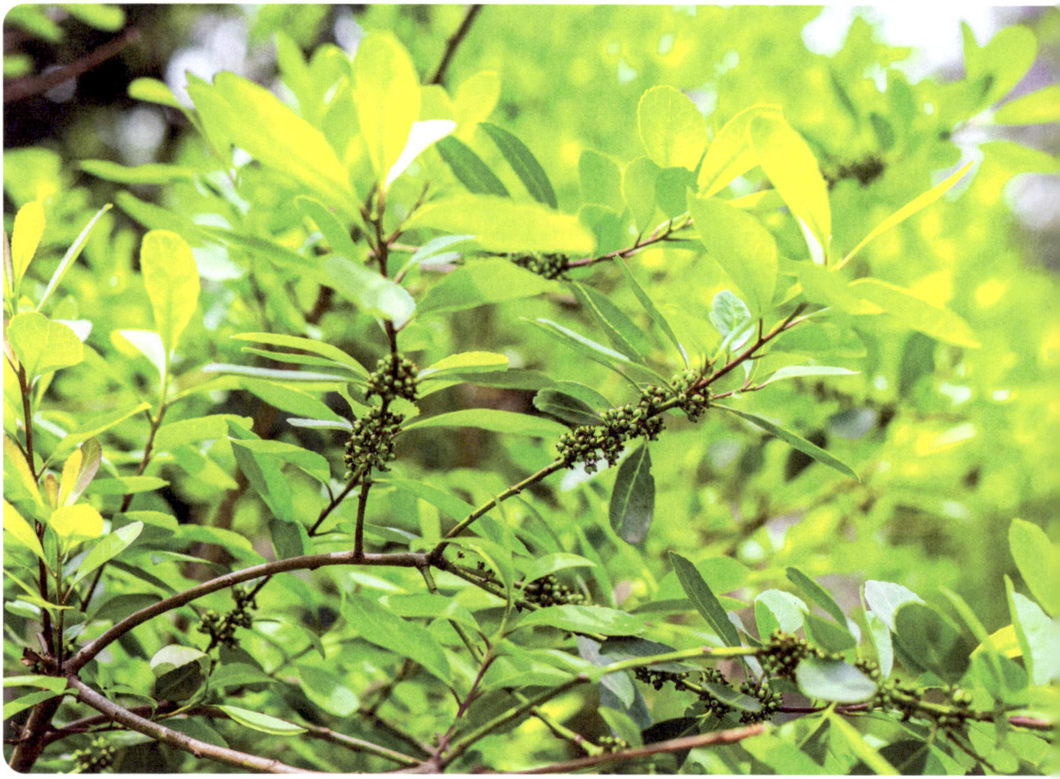

BOTANISCHER NAME	*Ilex paraguariensis*
PFLANZENFAMILIE	Stechpalmengewächse *(Aquifoliaceae)*
ERNTE	Mai–September (Blätter)
PFLANZENTEILE FÜR TEE	getrocknete, geschnittene oder pulverisierte Blätter
ERKENNUNG	Blätter oval, am Rand leicht gesägt; Blüten weißlich-grün
FUNDORTE	Kulturpflanze; Süd- und Mittelamerika
BESONDERE INHALTSSTOFFE	Koffein, Chlorogensäuren, Polyphenole, Theobromin, Theophyllin, Saponine, Gerbstoffe
WICHTIGE EIGENSCHAFTEN	stimulierend, leistungssteigernd (koffeinbedingt), appetitzügelnd, harntreibend, antioxidativ
WARNHINWEISE	Gerösteter Mate (Chá Mate) kann krebserregende Stoffe (PAK) enthalten; grüner Mate ist sicherer. Sehr heißer Konsum (> 65 °C) erhöht das Krebsrisiko der Speiseröhre. Aufgrund des Koffeins bei Schwangerschaft, Stillzeit, Herz-Kreislauf-Erkrankungen oder Reflux meiden bzw. nur nach ärztlicher Rücksprache trinken.

MATE

NATÜRLICHER WACHMACHER FÜR DEN STOFFWECHSEL

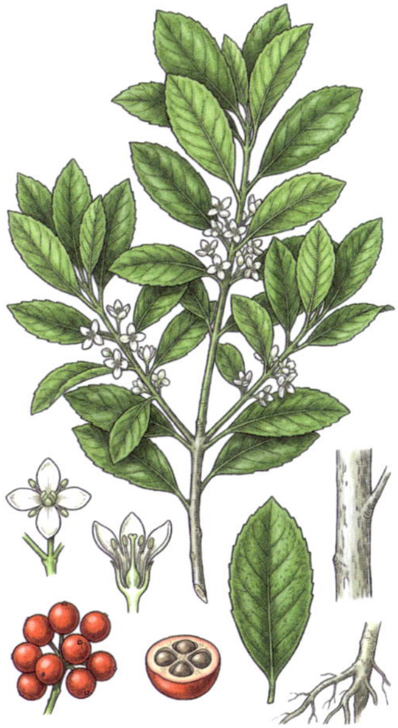

Die Blätter des Mate-Strauchs *(Ilex paraguariensis)* sind die Energiebringer in deiner Tee-Apotheke. Die aus Südamerika stammende Pflanze ist bekannt für ihre **belebende, leistungssteigernde und mild stoffwechselanregende Wirkung**, weshalb Mate als idealer Tee gilt, um den Appetit zu kontrollieren und den Körper zu vitalisieren. Er ist eine natürliche Alternative zu Kaffee, die du bis zu dreimal wiederaufgießen kannst.

Das immergrüne Mate-Gehölz, das sowohl strauch- als auch baumartig wachsen kann, ist in den Araukarien-Wäldern Brasiliens, Argentiniens und Paraguays beheimatet. Wild wachsend, erreicht es bis zu 18 Meter Höhe. Auf Plantagen wird es regelmäßig zurückgeschnitten, um die Ernte zu erleichtern. Mateblätter werden auch als Yerba, Yerba-Mate oder Erva-Mate bezeichnet.

Geerntet werden die Blätter zwischen **Mai und September**. Mate wird entweder als **grüner Mate** (luftgetrocknet) oder Chá Mate (**gerösteter Mate** – über offenem Feuer getrocknet) angeboten. Das Rösten verleiht ihm das rauchig-erdige Aroma.

Die stimulierende Kraft des Mate beruht primär auf dem hohen Gehalt an **Koffein** (historisch „Matein" genannt), ergänzt durch die antioxidativen **Chlorogensäuren** und **Polyphenole**.

Anwendungsgebiete[45]

Mate wirkt vor allem durch Koffein zentral stimulierend und fördert nachweislich **Wachheit, Konzentration und geistige Leistungsfähigkeit**. Studien belegen eine leichte **Steigerung der Ausdauer** sowie eine moderat harntreibende Wirkung. Die enthaltenen Polyphenole besitzen antioxidative Eigenschaften, und das Koffein kann appetithemmend wirken – wodurch Mate bei Diäten begleitend eingesetzt werden kann.

In der südamerikanischen Tradition dient Mate zur allgemeinen Kräftigung, als mild schweißtreibendes Getränk und dazu, die Verdauung sanft zu unterstützen. Auch eine entspannende Wirkung auf Muskulatur und Gemüt wird beschrieben.

ZUBEREITUNG

Für den anregenden Tee gib 1 gehäuften TL getrocknete Mateblätter in eine Tasse (250 ml) und übergieße sie mit kochendem Wasser. Lasse den Tee 3–5 Minuten ziehen. Mate-Tee kann bis zu dreimal wiederaufgegossen werden, wobei die Ziehzeit beim zweiten und dritten Aufguss etwas verlängert werden sollte.

45 Quellen und Referenzen: kostbarenatur.net/mate

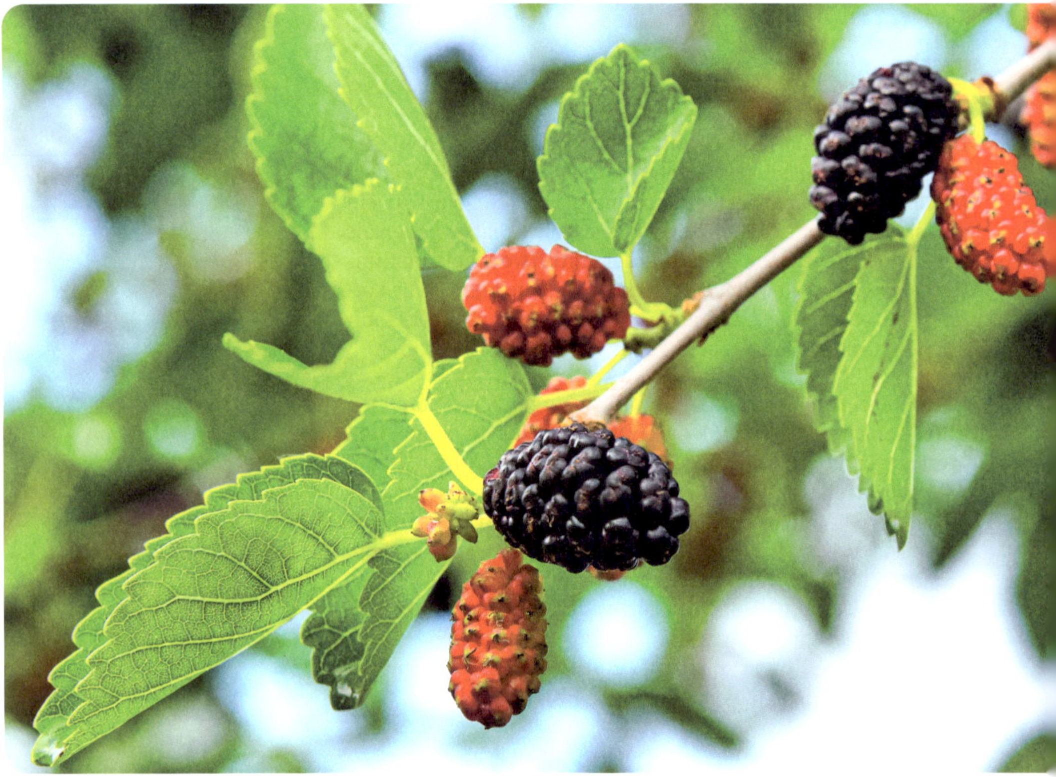

BOTANISCHER NAME	*Morus spec.*
PFLANZENFAMILIE	Maulbeergewächse *(Moraceae)*
ERNTE	Mai–August (Blätter)
PFLANZENTEILE FÜR TEE	junge Blätter
ERKENNUNG	Blätter eiförmig, oft gelappt oder gesägt; Blüten unscheinbar, gelblich-grün
FUNDORTE	Kulturpflanze; gemäßigte Klimazonen, Gärten
BESONDERE INHALTSSTOFFE	1-Desoxynojirimycin (DNJ), Flavonoide, Phytosterole, Mineralstoffe (Calcium, Kalium)
WICHTIGE EIGENSCHAFTEN	blutzuckersenkend, lipidsenkend (Cholesterin), antioxidativ, entzündungshemmend
WARNHINWEISE	Bei Diabetes bzw. Einnahme blutzuckersenkender Medikamente sollte die Anwendung ärztlich abgeklärt werden, da der Tee die Wirkung der Medikamente verstärken kann. Vorsicht bei Neigung zu Unterzuckerungen. Für Schwangerschaft und Stillzeit liegen keine ausreichenden Daten vor.

MAULBEERE

ASIATISCHES HEILMITTEL FÜR DEN BLUTZUCKER

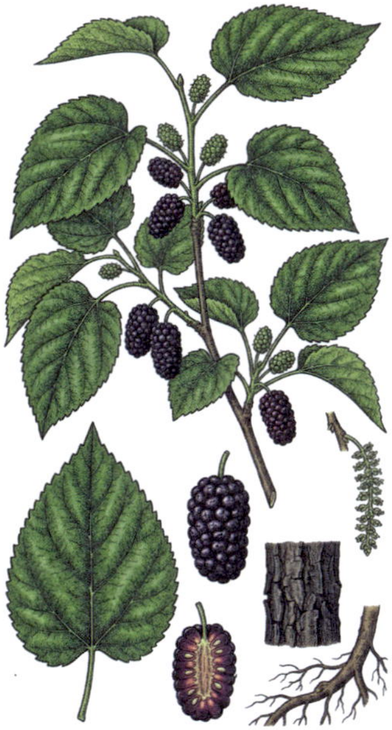

Die Maulbeere *(Morus spec.)*, mit ihren bekannten Arten wie der Weißen *(Morus alba)*, der Roten *(M. rubra)* und der Schwarzen Maulbeere *(M. nigra)*, ist ein sommergrünes Gehölz und ein wirksamer Helfer in deiner Tee-Apotheke. Die Blätter gelten als natürlicher **Regulator des Blutzuckerstoffwechsels** und unterstützen zusätzlich den Fettstoffwechsel. Sie bieten eine koffeinfreie, sehr milde Alternative zu klassischem Grüntee – mit ähnlich frischem Aroma, aber deutlich weniger Bitterstoffen.

Die Gehölze aus der Familie der Maulbeergewächse stammen ursprünglich aus China (M. alba), Nordamerika (M. rubra) und Westasien und dem östlichen Mittelmeerraum (M. nigra). Heute sind alle Arten weltweit kultiviert und geschätzt. Als Sammelgut dienen die **jungen Blätter**, die zwischen **Mai und August** geerntet werden. Sie sind reich an Mineralstoffen wie Calcium, Kalium und Magnesium und enthalten außerdem viel pflanzliches Eiweiß, weshalb sie in Asien traditionell auch als Gemüse- und Salatzutat genutzt werden. Die therapeutisch bedeutsamsten Inhaltsstoffe sind das **Alkaloid 1-Desoxynojirimycin (DNJ)**, verschiedene **Flavonoide** sowie **Phytosterole**.

Anwendungsgebiete[46]

Die Wirkung der Maulbeerblätter beruht vor allem auf dem Alkaloid 1-Desoxynojirimycin (DNJ), das Enzyme hemmt, die komplexe Kohlenhydrate in Einfachzucker aufspalten. Dadurch wird der **Anstieg des Blutzuckers nach einer Mahlzeit abgeschwächt** – ein Effekt, der insbesondere für Extrakte wissenschaftlich gut dokumentiert ist. Auch ein leichter günstiger Einfluss auf den Cholesterinspiegel sowie mild antioxidative Eigenschaften sind nachgewiesen.

Traditionell spielt der Maulbeerblättertee in der chinesischen Medizin (als „Sang Ye“) seit Jahrhunderten eine wichtige Rolle, etwa bei Fieber, Husten, Halsschmerzen, trockenen Augen oder innerer Hitze. Zusätzlich wird er in der Volksheilkunde wegen seiner milden entzündungshemmenden und antioxidativen Eigenschaften geschätzt. Hinweise auf eine mögliche krebshemmende Wirkung bedürfen dagegen weiterer Forschung.

ZUBEREITUNG

Für eine Tasse (ca. 250 ml) übergieße 2 TL getrocknete oder frische Blätter mit kochendem Wasser und lasse sie 3–4 Minuten ziehen. Eine längere Ziehzeit von bis zu 10 Minuten verstärkt das Aroma leicht und bringt dezente malzige Nuancen hervor. Da die Blätter nur geringe Mengen an Bitterstoffen enthalten, bleibt der Tee auch bei längerer Ziehzeit angenehm mild. Der Geschmack des Maulbeerblättertees erinnert an einen milden Grüntee mit zartem Kräuteraroma.

46 Quellen und Referenzen: kostbarenatur.net/maulbeere

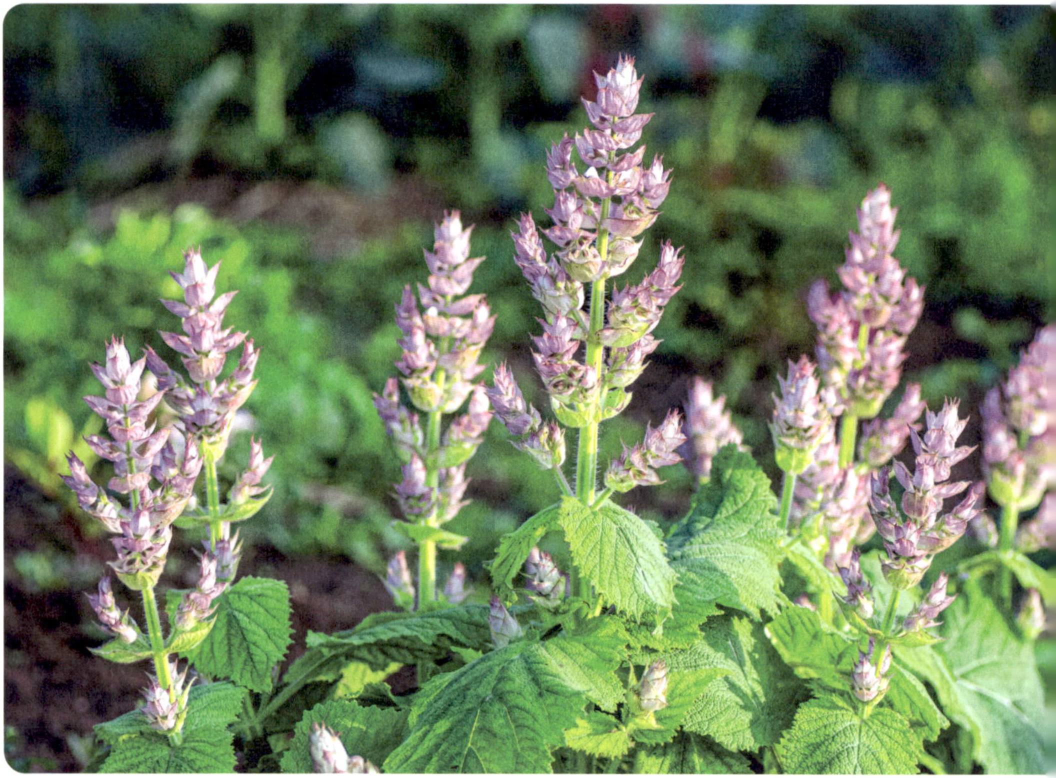

BOTANISCHER NAME	*Salvia sclarea*
PFLANZENFAMILIE	Lippenblütler *(Lamiaceae)*
ERNTE	April–Juli (Blätter); Juni–August (Blüten)
PFLANZENTEILE FÜR TEE	Blätter und Blüten
ERKENNUNG	Blätter groß, herzförmig, runzelig, auf der Unterseite filzig behaart; Blüten weiß bis hellviolett
FUNDORTE	Kulturpflanze; Felshänge, Wegränder (Mittelmeer bis Zentralasien)
BESONDERE INHALTSSTOFFE	ätherische Öle (v. a. Linalool, Linalylacetat, Sclareol), Diterpene (Sclareolide), Gerbstoffe, Flavonoide
WICHTIGE EIGENSCHAFTEN	beruhigend, stimmungsaufhellend, antioxidativ, antimikrobiell, mild krampflösend (traditionell)
WARNHINWEISE	Vorsicht in Schwangerschaft, Stillzeit und bei hormonabhängigen Erkrankungen wegen hormonähnlicher Wirkung; Anwendung nur nach ärztlicher Rücksprache. Kann in Überdosis durch ätherische Öle zu Benommenheit führen. Bei Epilepsie meiden.

MUSKATELLERSALBEI

AROMATISCHE ENTSPANNUNG FÜR DIE GESUNDHEIT

Der Muskatellersalbei *(Salvia sclarea)*, auch Muskat- oder Römischer Salbei genannt, ist eine duftende Staude und wird traditionell genutzt, um **Krämpfe zu lindern und die Entspannung zu fördern**. Er ist besonders geschätzt bei Frauenleiden, da seine Inhaltsstoffe sanft auf eine Balance hinwirken können. Sein süßlicher, zart-nussartiger Geschmack mit einer Zitrusnote macht ihn zu einem Genuss.

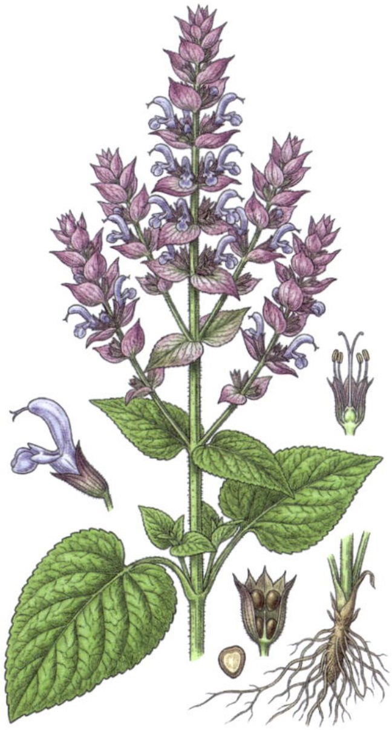

Der kurzlebige Halbstrauch aus der Familie der Lippenblütler stammt ursprünglich aus dem Mittelmeerraum bis Zentralasien. Er erreicht eine Höhe von bis zu 110 cm und wird weltweit kultiviert. Muskatellersalbei liebt vollsonnige, trockene Standorte mit wasserdurchlässigem, kalkhaltigem Boden.

Für die Teezubereitung können sowohl die **jungen Blätter (Ernte von April bis Juli)** als auch die **Blüten (Juni bis August)** verwendet werden. Vor allem das frische Erntegut verströmt aufgrund der reichlich enthaltenen ätherischen Öle einen starken zitronenähnlichen Duft.

Die therapeutische Wirkung des Muskatellersalbeis beruht primär auf dem hohen Gehalt an **ätherischen Ölen** (v. a. **Linalool, Linalylacetat** und **Sclareol**), die in Aromatherapie und traditioneller Pflanzenheilkunde als beruhigend, entkrampfend und stimmungsaufhellend beschrieben werden.

Anwendungsgebiete[47]

Zur innerlichen Anwendung von Muskatellersalbei ist die Datenlage begrenzt; besser untersucht sind die ätherischen Öle in der Aromatherapie. Linalool und Linalylacetat wirken nachweislich beruhigend, angstlösend sowie mild krampflösend (spasmolytisch) und zeigen antimikrobielle und antioxidative Effekte. Diese Erkenntnisse stützen seine **Nutzung zur sanften Entspannung**, während krampflösende Wirkungen im Verdauungstrakt plausibel, aber bisher nur eingeschränkt erforscht sind.

Traditionell gilt Muskatellersalbei als Frauenkraut und wird bei Menstruationsbeschwerden, nervöser Anspannung und in den Wechseljahren verwendet, da ihm hormonähnliche Effekte zugeschrieben werden. Weitere Anwendungen betreffen Verdauungsbeschwerden, Kopfschmerzen und leichte Blutdruckschwäche.

ZUBEREITUNG

Damit sich die ätherischen Öle entfalten, werden 2 TL des frischen oder getrockneten Krautes (Blätter und Blüten) mit 250 ml heißem, nicht mehr kochendem Wasser übergossen. Lasse den Tee abgedeckt 8–10 Minuten ziehen, sodass die flüchtigen Wirkstoffe nicht entweichen. Der Muskatellersalbei kann pur genossen oder Kräuterteemischungen beigefügt werden, denen er sein typisches Aroma verleiht.

47 Quellen und Referenzen: kostbarenatur.net/muskatellersalbei

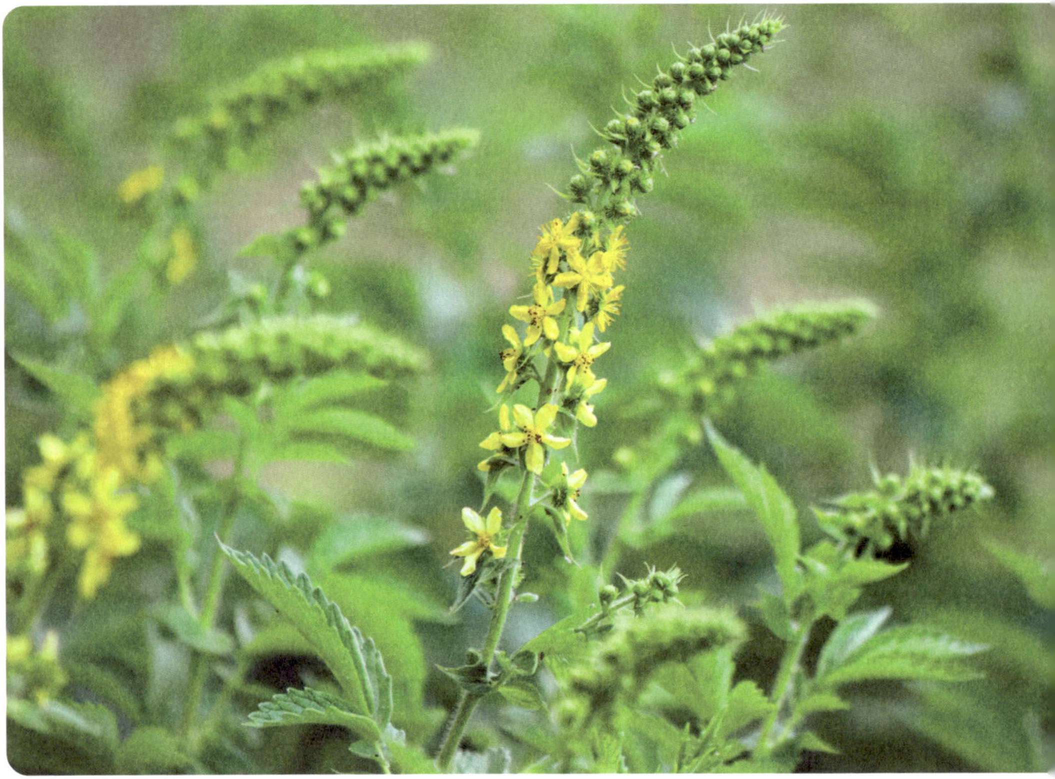

BOTANISCHER NAME	*Agrimonia eupatoria*
PFLANZENFAMILIE	Rosengewächse *(Rosaceae)*
ERNTE	Juni–September (Kraut und Blüten)
PFLANZENTEILE FÜR TEE	Kraut (Blüten und Blätter)
ERKENNUNG	Blätter unpaarig gefiedert, wechselständig, am Stängel rosettenähnlich; Blüten kräftig gelb
FUNDORTE	Waldränder, Magerwiesen, sonnige Standorte auf kalkhaltigen Böden
BESONDERE INHALTSSTOFFE	Gerbstoffe (Tannine), Bitterstoffe, Flavonoide (v. a. Luteolin- und Apigeninglykoside), Triterpene
WICHTIGE EIGENSCHAFTEN	adstringierend (stopfend), mild entzündungshemmend, appetitanregend
WARNHINWEISE	Die Gerbstoffe können die Eisenaufnahme und die Resorption von Medikamenten hemmen; den Tee daher nicht direkt zu Mahlzeiten einnehmen und nicht mit anderen gerbstoffhaltigen Pflanzen kombinieren. Bei chronischer Verstopfung nur mäßig anwenden. Nicht für Kinder unter 12 Jahren geeignet.

ODERMENNIG
HELFER FÜR LEBER UND DARM

Der Gemeine Odermennig *(Agrimonia eupatoria)*, auch Gewöhnlicher oder Kleiner Odermennig genannt, ist eine unscheinbare, aber wirkstarke Staude aus der Familie der Rosengewächse. Im Mittelalter war er eine der am häufigsten verwendeten Heilpflanzen; heute ist er ein fast vergessener Schatz in deiner Tee-Apotheke, wenn du eine starke adstringierende Wirkung benötigst, um **akuten Durchfall und Entzündungen im Mundraum** zu lindern oder Leber und Galle sanft traditionell zu unterstützen.

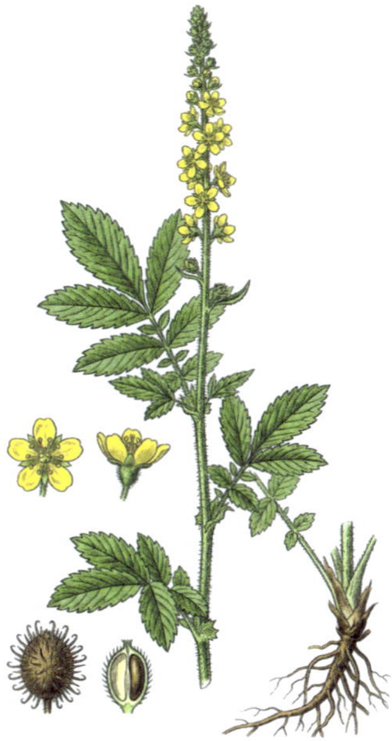

Der Odermennig ist in den gemäßigten Klimaregionen Eurasiens beheimatet. Er bevorzugt sonnige Standorte auf kalkhaltigen Böden, etwa Waldränder und Magerwiesen. Seine Blühphase erstreckt sich von Juni bis September. Die kräftig gelben Blüten sind entlang des Blütenstängels traubenartig angeordnet.

Als Sammelgut dienen die **Blüten** und das **Kraut** (Blätter und Stängel). Obwohl die Pflanze an sich sehr bitter ist, weist der daraus zubereitete Tee einen relativ milden Geschmack auf.

Die therapeutische Wirkung des Kleinen Odermennigs beruht primär auf dem hohen Gehalt an **Gerbstoffen (Tanninen)**, die adstringierend wirken, **Triterpenen** (entzündungshemmend) sowie auf den **Bitterstoffen**.

Anwendungsgebiete[48]

Der Aufguss ist aufgrund seiner hohen Konzentration an Gerbstoffen wissenschaftlich anerkannt, um **unspezifischen, akuten Durchfall zu lindern** und **Entzündungen im Mund- und Rachenraum zu behandeln** (Gurgeln). Die Tannine wirken adstringierend und bilden eine schützende Schicht auf den Schleimhäuten.

Aufgrund der enthaltenen Bitterstoffe wird Odermennigtee traditionell eingesetzt, um den Appetit anzuregen sowie bei Leber- und Gallenleiden zu unterstützen. Volksheilkundlich findet er auch Verwendung bei Blasenleiden, Harnsteinen und als entzündungshemmendes, schmerzlinderndes Mittel bei leichten Beschwerden. Er wird gerne in Mischungen für Erkältungstees integriert.

ZUBEREITUNG

Zur Zubereitung einer Tasse Tee (250 ml) benötigst du 1 TL des getrockneten Sammelgutes (Blüten und Kraut). Übergieße das Kraut mit kochendem Wasser. Die anschließende Ziehzeit sollte 10–15 Minuten betragen. Diese lange Ziehzeit ist notwendig, um die Gerbstoffe ausreichend zu lösen.

48 Quellen und Referenzen: kostbarenatur.net/odermennig

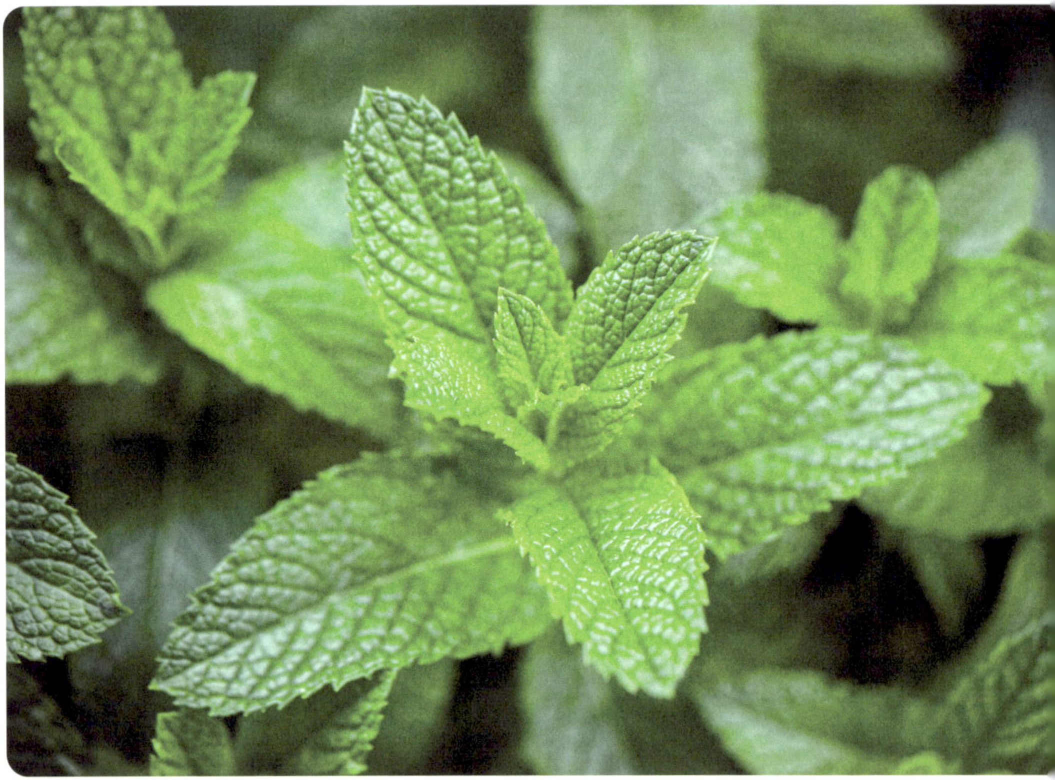

BOTANISCHER NAME	*Mentha × piperita*
PFLANZENFAMILIE	Lippenblütler *(Lamiaceae)*
ERNTE	vor der Blüte (Juni–August)
PFLANZENTEILE FÜR TEE	Blätter und Triebe
ERKENNUNG	Blätter oval bis lanzettlich, am Rand gesägt; Blüten violett-rosa
FUNDORTE	Kulturpflanze; feuchte, nährstoffreiche Böden
BESONDERE INHALTSSTOFFE	ätherische Öle (v. a. Menthol, Menthon), Flavonoide, Gerbstoffe
WICHTIGE EIGENSCHAFTEN	krampflösend, verdauungsfördernd, schmerzstillend (analgetisch)
WARNHINWEISE	Darf nicht bei Gallensteinleiden oder chronischen Magenproblemen (Magenschleimhautentzündung, Sodbrennen) konsumiert werden, da Menthol den Gallenfluss anregen bzw. den Schließmuskel der Speiseröhre entspannen kann (verstärkt Sodbrennen).

PFEFFERMINZE

KRAMPFLÖSENDE KLASSIKERIN MIT FRISCHE

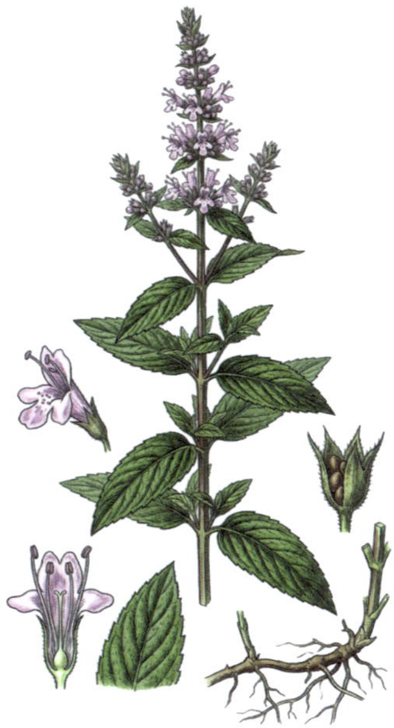

Die Pfefferminze *(Mentha × piperita)* ist eine der meistgenutzten Heilpflanzen in der Tee-Apotheke. Sie ist darauf spezialisiert, **Magen-Darm-Krämpfe zu lindern,** wird aber auch bei **Reizdarm-Beschwerden, Blähungen** und äußerlich zur Linderung von **Spannungskopfschmerzen** genutzt. Ihren Populärnamen verdankt sie dem hohen Mentholgehalt, der ihr den erfrischend „scharfen" Geschmack und die kühlende Wirkung verleiht.

Die bis zu 90 cm hohe Staude ist ein steriles Kreuzungsprodukt aus der Wasser- und der Grünen Minze. Aufgrund ihrer Blattform erinnert sie entfernt an Brennnesseln. Neben der Pfefferminze existieren zahlreiche weitere Minze-Arten und -züchtungen, etwa die Ananas- oder Orangen-Minze, deren Aroma sich gut zur Teezubereitung eignet und die ebenfalls krampflösende Eigenschaften besitzen, wenn auch in weitaus geringerem Umfang.

Die therapeutische Kraft der Pfefferminze beruht primär auf ihren **ätherischen Ölen**, insbesondere **Menthol**. Dieses wirkt krampflösend und besitzt eine kühlende, schmerzlindernde Eigenschaft.

Anwendungsgebiete[49]

Pfefferminze ist als wirksames Spasmolytikum (krampflösendes Mittel) wissenschaftlich anerkannt. Der hohe Mentholgehalt der Blätter wirkt nachweislich krampflösend auf die glatte Muskulatur des Magen-Darm-Trakts und lindert **Blähungen, Völlegefühl und funktionelle Verdauungsbeschwerden**. Auch die schmerzstillende Wirkung ist gut untersucht, allerdings nur äußerlich: Auf die Kopfhaut aufgetragenes Pfefferminzöl reduziert die Intensität von Spannungskopfschmerzen und Migräneanfällen, indem es die Schmerzrezeptoren der Haut beeinflusst.

In der Volksheilkunde gilt Pfefferminztee als kräftigend, entspannend und verdauungsanregend und wird unter anderem bei nervöser Unruhe sowie leichten Schlafproblemen eingesetzt, aber auch, um den Blutdruck sanft zu senken.

ZUBEREITUNG

Zur Zubereitung verwende 2 TL getrocknete oder einen Stängel frische Pfefferminze pro Tasse (250 ml). Übergieße das Kraut mit kochendem Wasser. Da die ätherischen Öle flüchtig sind, ist es erforderlich, die Tasse abzudecken. Lasse den Tee maximal 10 Minuten ziehen. Der geschmackliche Unterschied zwischen Tee aus frischem und getrocknetem Kraut ist bei der Pfefferminze besonders groß, weshalb es empfehlenswert ist, frische Blätter zur Vorratshaltung einzufrieren.

49 Quellen und Referenzen: kostbarenatur.net/pfefferminze

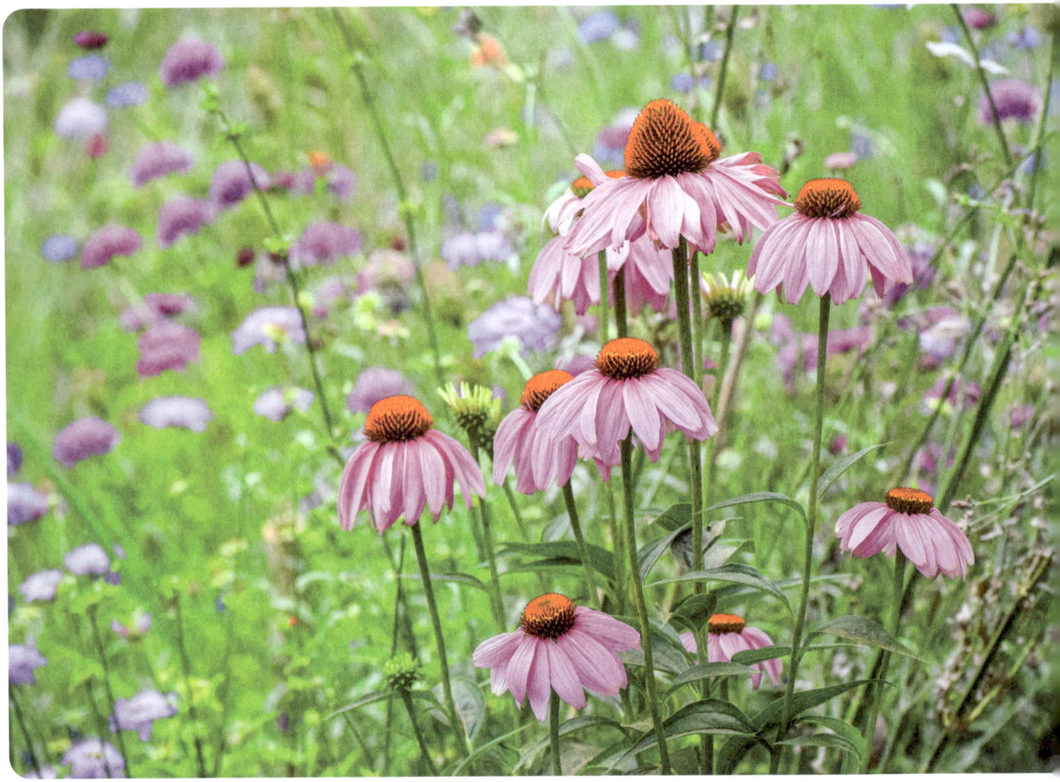

BOTANISCHER NAME	*Echinacea purpurea*
PFLANZENFAMILIE	Korbblütengewächse *(Asteraceae)*
ERNTE	Juli–August (Kraut); Oktober–April (Wurzel)
PFLANZENTEILE FÜR TEE	Kraut und Wurzeln
ERKENNUNG	Blätter länglich-oval, grob gezähnt; Blüten purpurrot
FUNDORTE	Kulturpflanze; ursprünglich Präriegebiete der USA
BESONDERE INHALTSSTOFFE	Polysaccharide, Alkylamide, Chicorinsäure
WICHTIGE EIGENSCHAFTEN	immunmodulierend, leicht antiviral, entzündungshemmend; traditionell auch antibakteriell
WARNHINWEISE	Sollte nicht länger als 8 Wochen am Stück eingenommen werden. Darf bei Autoimmunerkrankungen (z. B. bei Multipler Sklerose) oder systemischen Erkrankungen des Immunsystems (z. B. bei HIV) nur nach ärztlicher Rücksprache angewendet werden. Kann bei Korbblütler-Allergikern Reaktionen auslösen.

PURPUR-SONNENHUT

UNTERSTÜTZUNG FÜR DIE ABWEHRKRÄFTE

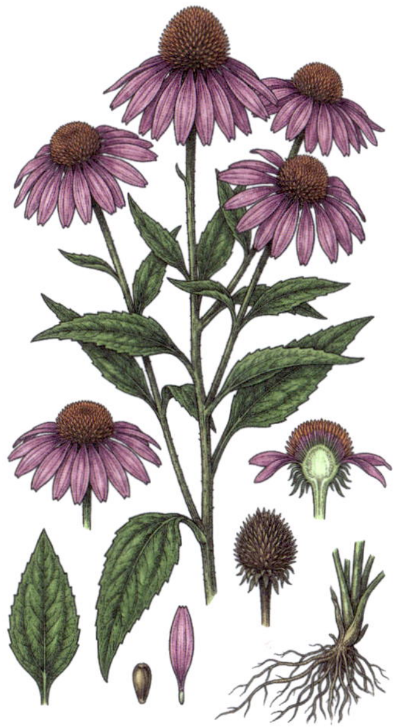

Der Purpur-Sonnenhut *(Echinacea purpurea)*, auch Igelkopf oder Roter Sonnenhut genannt, ist ein farbenprächtiger und vielseitiger Vertreter deiner Tee-Apotheke. Seine **immunmodulierenden Eigenschaften** werden seit Jahrhunderten geschätzt. Ursprünglich in den Prärien Nordamerikas beheimatet, wurde er von indigenen Völkern vor allem bei **Infektionen, Wunden und Zahnschmerzen** genutzt. Heute ist er als Garten- und Heilpflanze weltweit verbreitet.

Als Sammelgut eignen sich sowohl die **Wurzeln** als auch die **oberirdischen Pflanzenteile**. Die Wurzel enthält die höchste Konzentration an Alkylamiden und wird am besten ab dem dritten Wachstumsjahr – idealerweise im **Herbst oder Winter** – geerntet. Das Kraut sammelst du während der Blütezeit von **Juli bis August**.

Die Heilkraft des Purpur-Sonnenhuts beruht auf einem Zusammenspiel verschiedener Stoffgruppen, darunter **Polysaccharide**, **Alkylamide** und die entzündungshemmende **Chicorinsäure**.

Anwendungsgebiete[50]

Echinacea gehört zu den pflanzlichen Mitteln, die eingesetzt werden, um **Erkältungskrankheiten unterstützend zu behandeln**. Studien weisen auf eine **leichte Verkürzung der Erkältungsdauer** und eine milde Symptomlinderung hin. Die immunmodulierende Wirkung ist in Labor- und Tierstudien gut dokumentiert, zeigt sich in klinischen Studien jedoch unterschiedlich – abhängig von Pflanzenteil, Extrakt und Dosierung. Tee-Aufgüsse wirken tendenziell milder, da sie weniger Alkylamide enthalten.

In der nordamerikanischen Heiltradition wurde der Sonnenhut innerlich und äußerlich bei Wunden, Verbrennungen, Entzündungen, Zahn- und Halsschmerzen genutzt. Ihm werden zudem antibakterielle Eigenschaften, eine Linderung geschwollener Lymphknoten sowie eine generelle Stärkung der Körperabwehr zugeschrieben.

ZUBEREITUNG

Für eine Tasse Tee (250 ml) verwendest du 1 TL zerkleinerte Wurzel oder Kraut. Übergieße das Material mit kochendem Wasser und lass den Aufguss 10 Minuten abgedeckt ziehen. Der mild-aromatische Tee eignet sich gut für kurze Anwendungsphasen, sollte jedoch nicht dauerhaft getrunken werden.

50 Quellen und Referenzen: kostbarenatur.net/purpur-sonnenhut

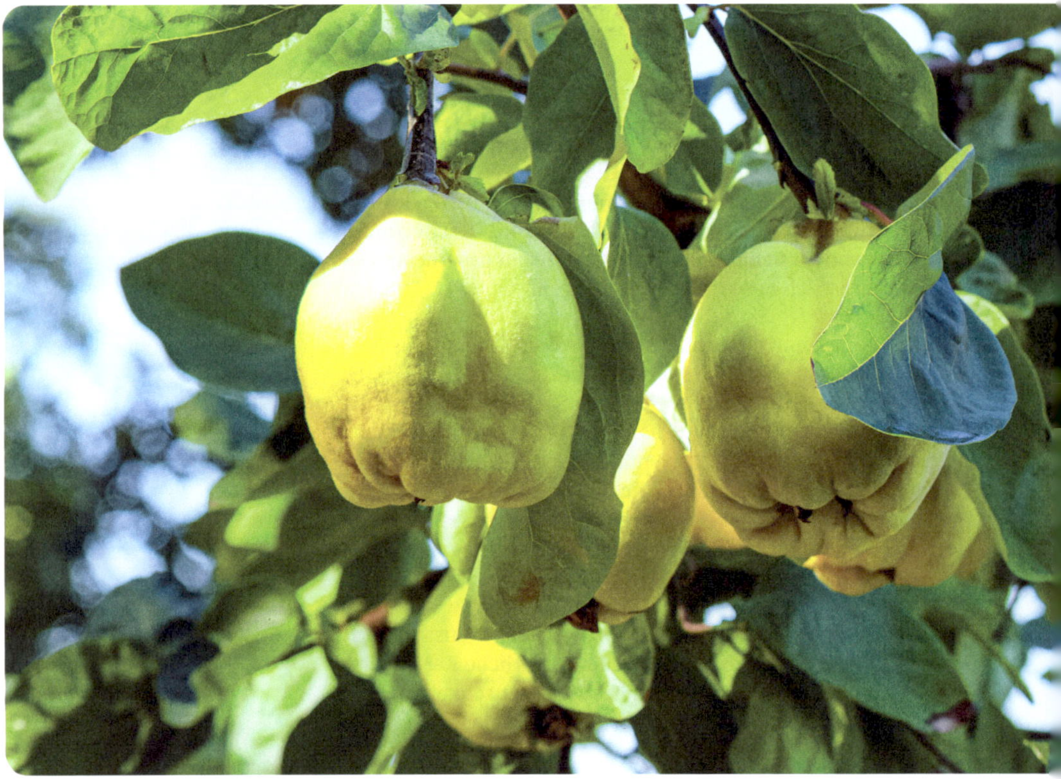

BOTANISCHER NAME	*Cydonia oblonga*
PFLANZENFAMILIE	Rosengewächse *(Rosaceae)*
ERNTE	Oktober–November (Früchte)
PFLANZENTEILE FÜR TEE	Fruchtfleisch und Schale (ohne Kerne!)
ERKENNUNG	Blätter oval, am Rand glatt, unterseits filzig behaart; Blüten weiß bis hellrosa
FUNDORTE	Kulturgehölz; Weinbauklima, lehmiges Substrat
BESONDERE INHALTSSTOFFE	Polysaccharide (v. a. Pektine), Gerbstoffe, Fruchtsäuren, Vitamin C
WICHTIGE EIGENSCHAFTEN	reizlindernd, schützend, adstringierend, entzündungshemmend
WARNHINWEISE	Die Kerne enthalten Amygdalin (Blausäure-Vorstufe). Kerngehäuse müssen vor der Zubereitung entfernt werden.

QUITTE
SCHLEIMHAUTSCHUTZ AUS DEM GARTEN

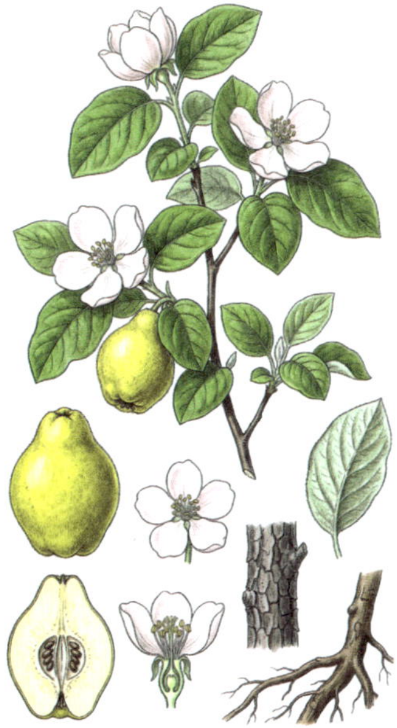

Die Quitte *(Cydonia oblonga)* ist ein winterhartes Kernobstgehölz und ein traditionell geschätztes Mittel in deiner Tee-Apotheke. Sie ist der Spezialist, wenn es darum geht, **Erkältungskrankheiten und Entzündungen im Mund- und Rachenraum reizmildernd zu behandeln**. Ihr herber, leicht säuerlicher Geschmack lässt sich hervorragend verfeinern.

Die Quitte stammt ursprünglich aus einem Gebiet, das sich vom Südkaukasus bis in den Iran erstreckte, wurde aber durch den Menschen weltweit verbreitet. Als Sammelgut dienen die **Früchte** (Fruchtfleisch und Schale), die sowohl frisch als auch getrocknet genutzt werden. Sie reifen zwischen **Anfang Oktober und Mitte November**. Lass dich nicht von den Bezeichnungen Apfel- oder Birnenquitte irritieren. Sie gehören, ebenso wie weitere Züchtungen, zur selben Art (Cydonia oblonga).

⚠ **Anwendungssicherheit:** Die Kerne der Quitte enthalten Amygdalin, das beim Zerkleinern und Verdauen Blausäure freisetzen kann. Es ist dringend anzuraten, sämtliche Kerngehäuse vor der Teezubereitung sorgfältig herauszuschneiden. Das Fruchtfleisch selbst ist unbedenklich. Die Kerne werden heute aus Sicherheitsgründen nicht mehr angewandt.

Die heilende Kraft der Quitte beruht auf dem hohen Gehalt an **Pektinen und anderen Polysacchariden** sowie **Gerbstoffen**.

Anwendungsgebiete[51]

Der Aufguss aus Quittenfrucht wirkt durch seine Schleimstoffe nachweislich reizlindernd und schützend auf die Schleimhäute. Er wird unterstützend bei **trockenem Reizhusten, irritierten Atemwegen sowie bei Entzündungen im Mund- und Rachenraum** eingesetzt. Die enthaltenen Gerbstoffe wirken zudem adstringierend und mild entzündungshemmend, was insbesondere bei leichten Schleimhautreizungen wohltuend ist.

In der traditionellen Heilkunde wird die Quitte vor allem dazu genutzt, gereizte Schleimhäute im Verdauungs- und Atemtrakt zu beruhigen. Darüber hinaus wurde sie volkstümlich als kräftigendes Hausmittel, bei Magenbeschwerden, trockenem Husten sowie zur allgemeinen Stärkung in der Erkältungszeit empfohlen.

ZUBEREITUNG

Zunächst den feinen, pelzigen Überzug auf der Schale mit einem feuchten Lappen abreiben. Zur Zubereitung verwende pro Tasse (250 ml) 1 gehäuften TL des in kleine Würfel zerteilten Fruchtfleischs. Gieße kochendes Wasser auf und lasse den Aufguss 10–15 Minuten ziehen. Um den bitter-herben Geschmack zu überdecken, eignen sich kleine Apfel- oder Birnenstücke sowie Honig und Zimt als Verfeinerung.

51 Quellen und Referenzen: kostbarenatur.net/quitte

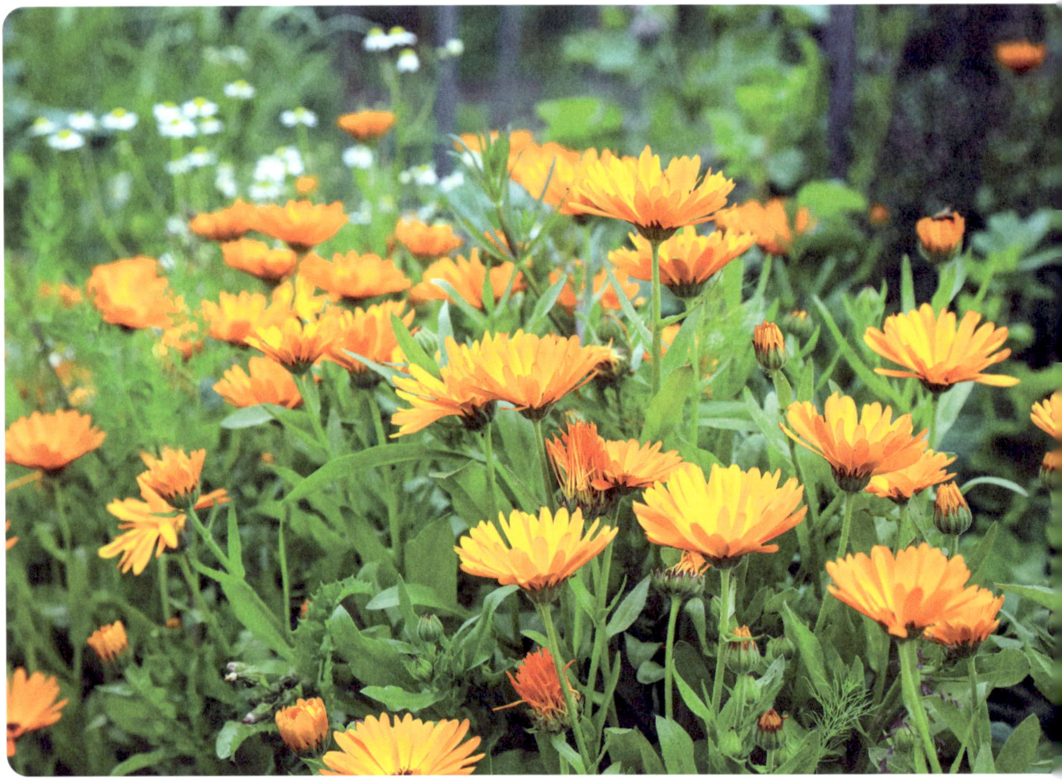

BOTANISCHER NAME	*Calendula officinalis*
PFLANZENFAMILIE	Korbblütengewächse *(Asteraceae)*
ERNTE	Juni–Oktober (Blüten, Blätter)
PFLANZENTEILE FÜR TEE	Zungenblüten (Blütenblätter), Kraut
ERKENNUNG	Blätter länglich-lanzettlich, am Rand glatt, leicht behaart; Blüten leuchtend orange bis gelb
FUNDORTE	Kulturpflanze; verwildert an Wegrändern, Brachflächen
BESONDERE INHALTSSTOFFE	Flavonoide, Saponine, Triterpene, Carotinoide, Polysaccharide, ätherisches Öl
WICHTIGE EIGENSCHAFTEN	entzündungshemmend, wundheilungsfördernd (äußerlich), reizlindernd, mild schleimhautprotektiv
WARNHINWEISE	Kann bei Korbblütler-Allergikern (trotz geringerer Allergenität) Reaktionen auslösen.

RINGELBLUME

REGENERATION FÜR HAUT, SCHLEIMHÄUTE UND MAGEN

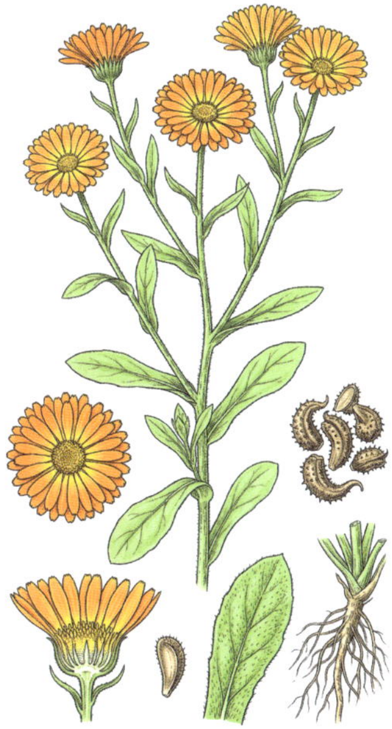

Die Ringelblume *(Calendula officinalis)*, auch Gartenringelblume genannt, ist eine leuchtend orange-gelbe Heilpflanze. Sie ist vor allem für ihre **Wirkungen auf Haut und Schleimhäute** bekannt und eignet sich als milder Begleiter für gereizte Verdauungsorgane. Ihre Blüten verbreiten nicht nur sommerliche Wärme, sondern tragen auch ein vielseitiges Wirkprofil in sich.

Die Ringelblume gehört zur Familie der Korbblütler. Ihre ursprüngliche Heimat wird im Mittelmeerraum vermutet, heute wird sie weltweit kultiviert und findet sich verwildert an Wegrändern und auf Brachflächen. Die einjährige Pflanze erreicht je nach Standort bis zu 70 cm Höhe und blüht von Juni bis Oktober.

Für Tee werden vor allem die **Zungenblüten** genutzt – die weichen Blütenblätter, die sich kranzartig um die gelbe Blütenscheibe legen. Sie gelten als die wirkstoffreichsten Pflanzenteile und besitzen einen leicht herben Geschmack. Ein Vorteil gegenüber vielen anderen Korbblütlern: Die Ringelblume enthält nur geringe Mengen an Sesquiterpenlactonen, was das Risiko allergischer Reaktionen bei empfindlichen Menschen reduziert.

Die Heilkraft der Ringelblume beruht auf einem Zusammenspiel aus **Flavonoiden, Saponinen, Triterpenen, Carotinoiden, Polysacchariden und kleinen Mengen ätherischen Öls**. Diese Stoffe wirken antioxidativ, entzündungshemmend und unterstützen die natürliche Regeneration von Geweben.

Anwendungsgebiete[52]

Die Wirkung der Ringelblume ist wissenschaftlich gut belegt für die äußerliche Anwendung: Ihre Blüten fördern nachweislich die **Wundheilung**, unterstützen die Regeneration gereizter Haut und helfen bei **leichten Entzündungen oder Schleimhautreizungen**, etwa im Mundbereich. Innerlich zeigt der Tee eine milde entzündungshemmende Wirkung, die bei reizbedingten Magen-Darm-Beschwerden wohltuend sein kann.

In der Volksheilkunde gilt die Ringelblume als vielseitige Unterstützerin bei Erkältungen und wird gern als mild schweißtreibendes Mittel eingesetzt. Sie soll den Stoffwechsel anregen, die körpereigene Abwehr unterstützen und Magenbeschwerden lindern.

ZUBEREITUNG

Für eine Tasse Tee (250 ml) verwende 1 leicht gehäuften TL getrocknete oder 2 TL frische Zungenblüten. Übergieße die Blüten mit kochendem Wasser und lasse den Tee 10 Minuten zugedeckt ziehen. Der Aufguss eignet sich sowohl als wohltuendes Getränk als auch – abgekühlt – für Umschläge, Spülungen oder zum Gurgeln.

52 Quellen und Referenzen: kostbarenatur.net/ringelblume

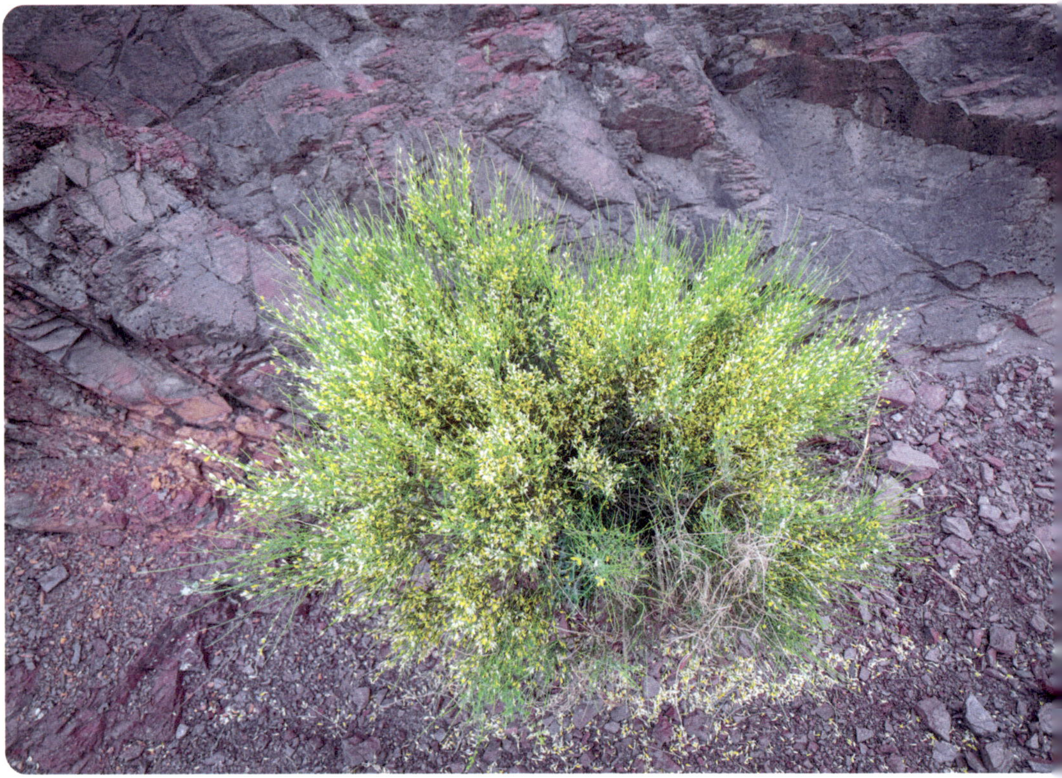

BOTANISCHER NAME	*Aspalathus linearis*
PFLANZENFAMILIE	Schmetterlingsblütler *(Fabaceae)*
ERNTE	Sommer–Frühherbst (Zweige und Blätter)
PFLANZENTEILE FÜR TEE	fermentierte oder unfermentierte Zweige und Blätter
ERKENNUNG	Blätter nadelartig, linealisch; Blüten gelb
FUNDORTE	Bergregionen Südafrikas (Kultivierung)
BESONDERE INHALTSSTOFFE	Flavonoide (Aspalathin, Nothofagin, Isoorientin), Mineralstoffe, kein Koffein, keine Oxalsäure
WICHTIGE EIGENSCHAFTEN	antioxidativ; sehr gut verträglich; traditionell als beruhigend und magenmild verwendet
WARNHINWEISE	Sehr selten Überempfindlichkeitsreaktionen; ansonsten gut verträglich ohne bekannte Einschränkung der täglichen Trinkmenge.

ROOIBOS

TEE FÜR ENTSPANNUNG UND ZELLSCHUTZ

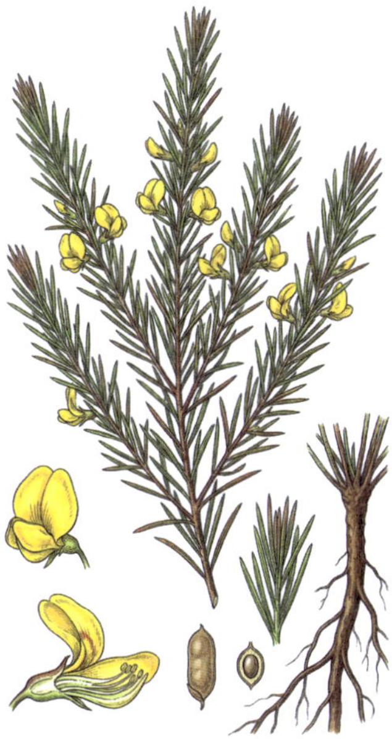

Der Rooibos *(Aspalathus linearis)*, auch Rotbusch genannt, ist im Gegensatz zu Schwarztee koffeinfrei, gerbstoffarm und besonders gut verträglich. Rooibos wird vor allem für seine antioxidativen Eigenschaften, seine milde **Unterstützung bei nervöser Anspannung sowie seine wohltuende Wirkung auf Magen und Verdauung** geschätzt. Dank seines sanften, süßlich-erdigen Aromas eignet er sich als abendlicher Begleiter, um Körper und Geist zur Ruhe kommen zu lassen.

Rooibos ist ein aromatischer, ginsterähnlicher Strauch aus den Bergregionen Südafrikas, wo dieser Tee als Nationalgetränk gilt. Er gehört zur Familie der Schmetterlingsblütler und wird bis zu zwei Meter hoch.

Um Tee herzustellen, werden die nadelartigen **Blätter** und Zweige im **Sommer und Frühherbst** geerntet, zerkleinert und fermentiert. Dieser Prozess verleiht dem Rooibos seine charakteristische rotgoldene Farbe und sein warmes Aroma. Unfermentierter „grüner Rooibos" bleibt hingegen hell und schmeckt frischer und grasiger. Achte beim Kauf darauf, dass der Tee schonend getrocknet wurde, um eine mögliche Belastung mit polyzyklischen aromatischen Kohlenwasserstoffen (PAK) zu vermeiden.

Die Zusammensetzung des Rooibos umfasst **Flavonoide wie Aspalathin, Nothofagin und Isoorientin**, die in Laboruntersuchungen ausgeprägte antioxidative Eigenschaften zeigen. Er ist zudem reich an Mineralstoffen.

Anwendungsgebiete[53]

Rooibos wirkt aufgrund seiner Flavonoide nachweislich antioxidativ und zellschützend. Erste Studien deuten darauf hin, dass er oxidativen Stress reduzieren und möglicherweise den **Cortisolspiegel leicht beeinflussen** kann, was viele Menschen als beruhigend empfinden. Die bisherigen Erkenntnisse stammen überwiegend aus In-vitro- und Tierstudien.

In der südafrikanischen Volksmedizin gilt Rooibos als vielseitiges Stärkungsmittel. Traditionell wird er bei nervöser Anspannung, Verdauungsbeschwerden und leicht erhöhtem Blutdruck genutzt. Ihm werden zudem stoffwechselregulierende und regenerierende Eigenschaften zugeschrieben.

ZUBEREITUNG

Für 250 ml Tee genügt 1 gehäufter TL. Übergieße ihn mit kochendem Wasser und lasse ihn mindestens 5 Minuten ziehen – längere Ziehzeiten intensivieren Farbe und Geschmack. Rooibos enthält nahezu keine Gerbstoffe und kann daher lange ziehen, ohne bitter zu werden. Unfermentierter grüner Rooibos sollte aber nicht zu lange ziehen.

53 Quellen und Referenzen: kostbarenatur.net/rooibos

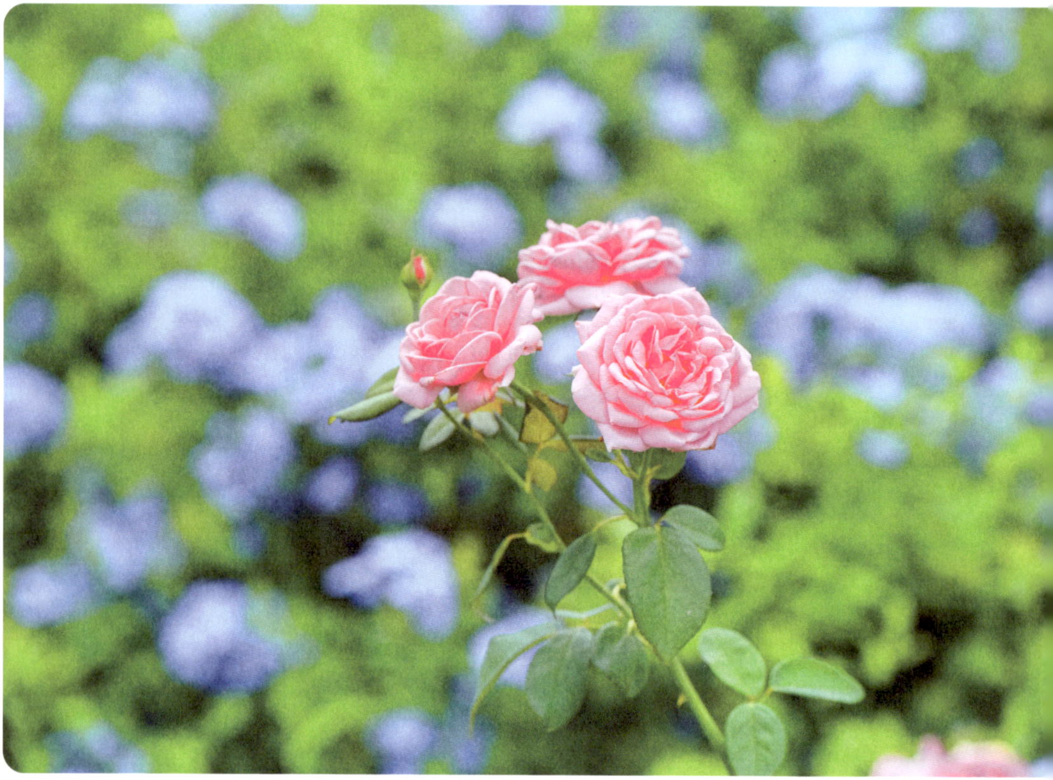

BOTANISCHER NAME	*Rosa spec.* (*z. B. Rosa damascena*)
PFLANZENFAMILIE	Rosengewächse *(Rosaceae)*
ERNTE	Mai–September (Blüten)
PFLANZENTEILE FÜR TEE	Blütenblätter
ERKENNUNG	Blätter unpaarig gefiedert, am Rand gesägt (je nach Sorte); Blüten vielfältig (weiß, rosa, rot, violett)
FUNDORTE	Kulturpflanze; Gärten, Plantagen (Mittelmeerregion)
BESONDERE INHALTSSTOFFE	Gerbstoffe, Flavonoide, ätherische Öle (Citronellol, Geraniol), Pektine
WICHTIGE EIGENSCHAFTEN	adstringierend, reizlindernd; traditionell auch nervenberuhigend
WARNHINWEISE	Kann bei Allergien gegen Rosengewächse Reaktionen auslösen. Nur ungespritzte Blüten aus eigener oder zertifizierter Kultivierung verwenden.

ROSE

DIE KÖNIGIN DER BLÜTEN

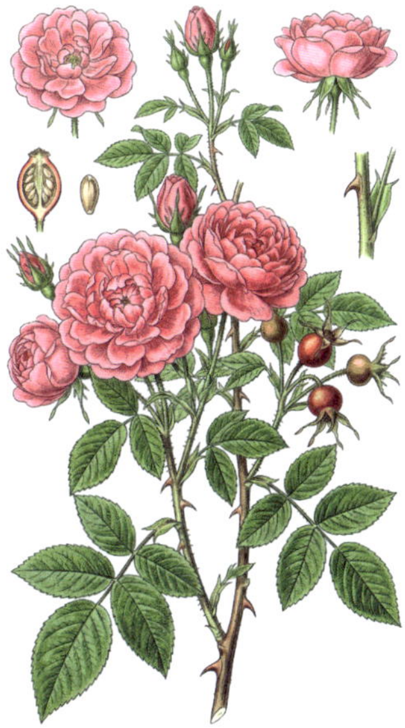

Die Rose *(Rosa spec.)* ist nicht nur eine der ältesten Kulturpflanzen der Menschheit, sondern auch ein traditionell geschätztes Heilmittel in deiner Tee-Apotheke. Vor allem die Blütenblätter gerbstoffreicher Rosenarten besitzen eine mild zusammenziehende und beruhigende Wirkung und eignen sich für sanfte **Anwendungen im Mund- und Rachenraum sowie bei leichtem Durchfall**. Ihr feiner Duft und ihre harmonisierende Aromaqualität machen Rosenblüten zudem zu einer beliebten Zutat für wohltuende Teemischungen.

Die heute kultivierten Rosen gehen auf verschiedene Wildrosen zurück, darunter die Hundsrose *(Rosa canina)*, siehe Seite 93. Schon in der Antike und im Mittelalter wurden besonders die Blüten der *Rosa gallica* medizinisch genutzt; Karl der Große empfahl ihren Anbau. Für den Tee eignen sich die **Blütenblätter duftstarker Kulturrosen** wie Damaszener- *(Rosa damascena)* oder Zentifolienrosen *(Rosa centifolia)*. Je nach Sorte beginnt die Ernte im Mai und reicht oft bis in den September hinein.

Die therapeutischen Eigenschaften beruhen vor allem auf **Gerbstoffen und Flavonoiden**, die adstringierend und reizlindernd wirken, ergänzt durch **ätherische Öle** wie Citronellol und Geraniol, die den charakteristischen Rosenduft tragen.

Anwendungsgebiete[54]

Rosenblüten werden phytotherapeutisch eingesetzt, um leichten, unspezifischen **Durchfall** zu lindern. Aufgrund ihres Gehalts an Gerbstoffen eignen sie sich zudem dazu, **Entzündungen im Mund- und Rachenraum** zu behandeln, beispielsweise als Tee zum Gurgeln. Diese Anwendungen sind wissenschaftlich anerkannt. Flavonoide in den Blüten wirken antioxidativ; eine direkte immunstärkende Wirkung ist jedoch nicht eindeutig nachgewiesen.

In der Volksheilkunde gelten Rosenblüten als nervenberuhigend und ausgleichend und werden verwendet, um Kopfschmerzen, Stimmungsschwankungen und Wechseljahresbeschwerden zu lindern. Ebenso finden sich traditionelle Hinweise auf eine blutstillende Wirkung der Gerbstoffe sowie Anwendungen bei sogenannten „blutreinigenden“ Kuren oder früher sogar bei Gelbsucht.

ZUBEREITUNG

Für eine Tasse Tee (250 ml) übergieße 1 gehäuften TL frische oder getrocknete Rosenblüten mit kochendem Wasser und lasse den Aufguss 5–8 Minuten ziehen. Der Geschmack variiert je nach Sorte von blumig-süßlich bis leicht herb.

54 Quellen und Referenzen: kostbarenatur.net/rose

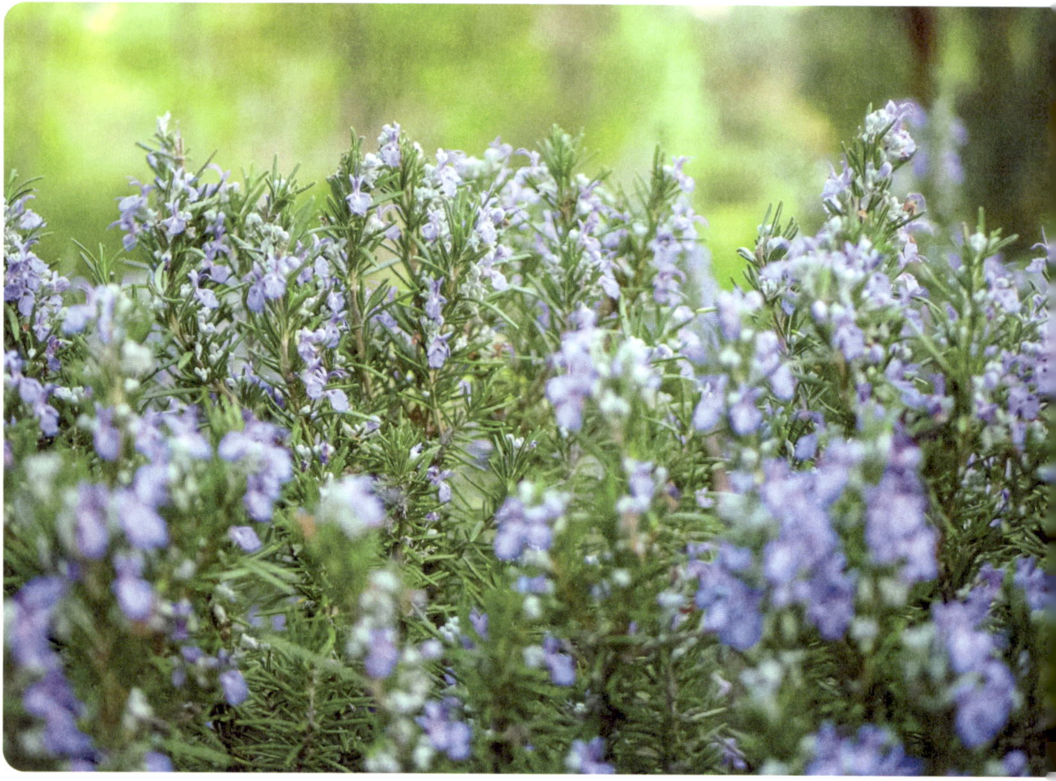

BOTANISCHER NAME	*Salvia rosmarinus*
PFLANZENFAMILIE	Lippenblütler *(Lamiaceae)*
ERNTE	Mai–September (Triebspitzen, Blätter)
PFLANZENTEILE FÜR TEE	junge Blätter und Triebspitzen
ERKENNUNG	Blätter nadelförmig, ledrig, auf der Oberseite grün, unterseits graufilzig; Blüten hellblau bis violett
FUNDORTE	Kulturpflanze; sonnige, trockene, kalkhaltige Standorte
BESONDERE INHALTSSTOFFE	ätherische Öle (Cineol, Campher, α-Pinen, Borneol), Diterpene (v. a. Carnosolsäure, Carnosol), Phenolsäuren (v. a. Rosmarinsäure), Flavonoide
WICHTIGE EIGENSCHAFTEN	durchblutungsfördernd, kreislaufanregend, krampflösend, antioxidativ, entzündungshemmend
WARNHINWEISE	Während der Schwangerschaft nur in geringen Dosen anwenden. Hohe Dosen können Magen und Darm reizen und Krämpfe auslösen. Nicht abends trinken (wirkt anregend).

ROSMARIN

BELEBEND FÜR KREISLAUF UND KLARHEIT

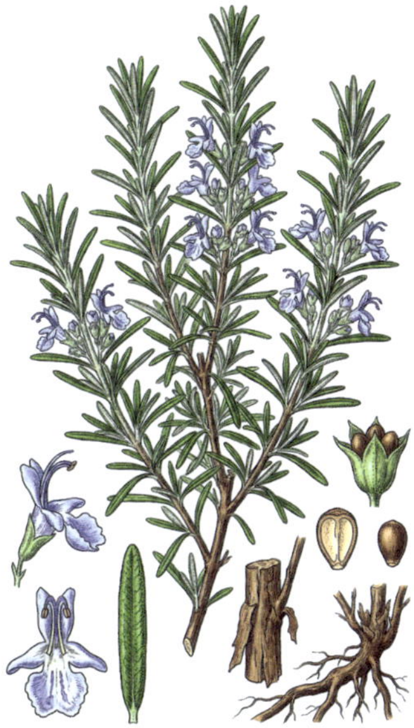

Der Rosmarin *(Salvia rosmarinus)* ist ein immergrüner Halbstrauch aus dem Mittelmeerraum und zählt zu den anregendsten Pflanzen der Tee-Apotheke. Seine aromatischen Nadeln stecken voller ätherischer Öle und antioxidativer Inhaltsstoffe, die den **Körper aktivieren und das Wohlbefinden stärken**. Rosmarin ist besonders wertvoll, wenn du deinen Kreislauf unterstützen und neue Energie gewinnen möchtest.

Rosmarin gehört zur Familie der Lippenblütengewächse. Er liebt vollsonnige, trockene Standorte mit lockerem, kalkhaltigem Boden. In Mitteleuropa ist er nicht vollständig winterhart; daher empfiehlt sich die Kübelkultur mit frostfreier Überwinterung. Bereits in der Antike galt Rosmarin als Symbol für Liebe und Schönheit und war der Göttin Aphrodite geweiht.

Die günstigste Zeit für die Ernte erstreckt sich von **Mai bis September**. Gesammelt werden vor allem die **Triebspitzen und jungen Blättchen**, die sowohl frisch als auch getrocknet verwendet werden können.

Die therapeutische Bedeutung des Rosmarins beruht vor allem auf seinen **ätherischen Ölen (Cineol, Campher, α-Pinen u. a.)**, den antioxidativen Diterpenen wie der **Carnosolsäure** sowie auf der wertvollen **Rosmarinsäure**, die für viele antioxidative und entzündungshemmende Effekte verantwortlich ist.

Anwendungsgebiete[55]

Die ätherischen Öle des Rosmarins – insbesondere Cineol, Campher und α-Pinen – wirken nachweislich durchblutungsfördernd, kreislaufanregend und mild krampflösend. Mit Rosmarin werden wissenschaftlich anerkannt **niedriger Blutdruck unterstützend behandelt und muskuläre und rheumatische Beschwerden gelindert**, vor allem in Form äußerer Anwendungen. Diterpene wie Carnosolsäure sowie Rosmarinsäure besitzen zudem stark antioxidative und entzündungshemmende Eigenschaften.

In der Volksheilkunde gilt Rosmarin als pflanzlicher Muntermacher, der Stimmung, Konzentration und Gedächtnis beleben soll. Ihm werden traditionell auch antibakterielle und verdauungsfördernde Effekte zugeschrieben. Seit Jahrhunderten wird Rosmarin äußerlich zur Haarpflege eingesetzt, wo er die Kopfhaut beleben und das Haarwachstum anregen soll.

ZUBEREITUNG

Rosmarintee besitzt ein würziges, leicht herbes Aroma mit einer feinen harzigen Note. Für eine Tasse (250 ml) übergießt du 1 gehäuften TL frischer oder 1 leicht gehäuften TL getrockneter Blättchen mit kochendem Wasser. Da die Wirkstoffe tief in den festen Nadeln sitzen, sollte der Tee 10–15 Minuten ziehen, damit sich die Inhaltsstoffe vollständig lösen können.

55 Quellen und Referenzen: kostbarenatur.net/rosmarin

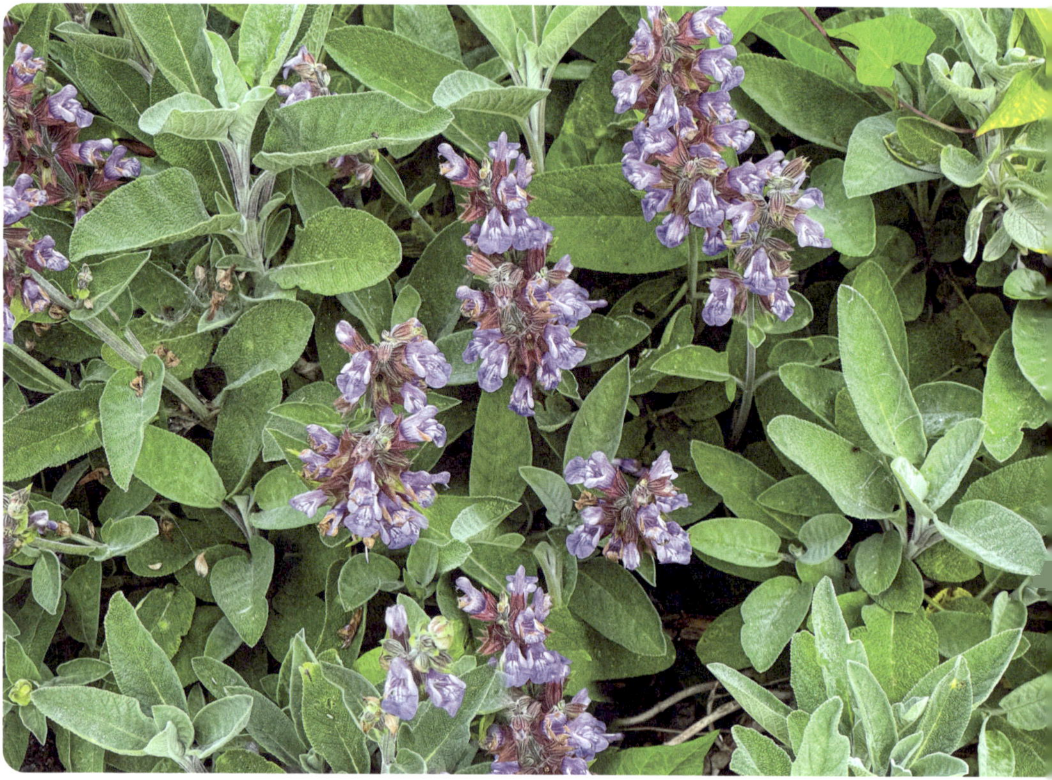

BOTANISCHER NAME	*Salvia officinalis*
PFLANZENFAMILIE	Lippenblütler *(Lamiaceae)*
ERNTE	vor und während der Blüte (Mai–August)
PFLANZENTEILE FÜR TEE	Laubblätter
ERKENNUNG	Blätter länglich-eiförmig, am Rand gekerbt, filzig behaart; Blüten blauviolett bis rosa
FUNDORTE	Kulturpflanze; sonnige, geschützte Lagen
BESONDERE INHALTSSTOFFE	ätherische Öle (v. a. Thujon, Campher), Gerbstoffe, Flavonoide
WICHTIGE EIGENSCHAFTEN	antihidrotisch (schweißhemmend), entzündungshemmend, adstringierend, antibakteriell
WARNHINWEISE	Wegen des enthaltenen Thujons (das in hohen Dosen Krämpfe, Kopfschmerzen und Magen-Darm-Beschwerden auslösen kann) maximal 2–3 Tassen pro Tag über zwei Wochen trinken. Nicht anwenden bei Schwangerschaft, Stillzeit, Epilepsie und bei Kleinkindern.

SALBEI
GEGEN SCHWEISS UND ENTZÜNDUNG

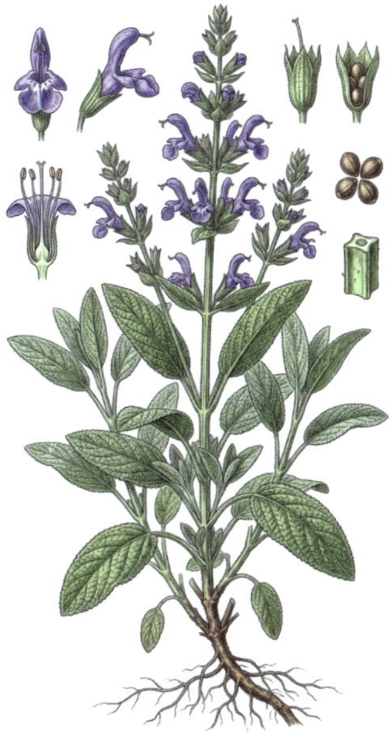

Der Echte Salbei *(Salvia officinalis)*, oft als Garten- oder Königssalbei bezeichnet, ist eine der ältesten und wirkmächtigsten Heilpflanzen in deiner Tee-Apotheke. Er dient dazu, **Entzündungen im Mund- und Rachenraum zu lindern** und vor allem **übermäßige Schweißproduktion zu regulieren**. Sein intensiv würziger, leicht herber Geschmack ist unverwechselbar und spiegelt seine starke therapeutische Kraft wider.

Der Salbei ist ein bis zu 50 cm hoher Halbstrauch aus der Familie der Lippenblütler, dessen Heimat die Regionen rund um das Mittelmeer sind. Er wird seit der Antike geschätzt und in Mitteleuropa seit Jahrhunderten in Gärten kultiviert. Um in kälteren Klimazonen zu überwintern, benötigen die unteren, verholzenden Teile oft einen Schutz (z. B. durch Reisig).

Als Sammelgut dienen die **Blätter**, die durch ihre verschiedenen Farben (sie sind graublau-grünlich, violett oder panaschiert) für verschiedene Sorten bestechen, sich aber in ihrer Heilwirkung kaum unterscheiden. Wichtig: Achte beim Sammeln darauf, dass du eine Sorte des stark wirksamen Echten Salbeis *(S. officinalis)* verwendest und nicht des weniger wirksamen Wiesensalbeis *(Salvia pratensis)*. Auch der Dreilappige Salbei *(Salvia tribola)* hat sich als Heilpflanze bewährt.

Die therapeutische Kraft des Salbeis beruht auf den **ätherischen Ölen** (v. a. **Thujon**) und den **Gerbstoffen**. Diese Kombination ist verantwortlich für seine keimtötende und adstringierende Wirkung.

Anwendungsgebiete[56]

Der Aufguss wirkt durch die Gerbstoffe und ätherischen Öle nachweislich entzündungshemmend, adstringierend (zusammenziehend) und antibakteriell. Er wird wissenschaftlich anerkannt genutzt, um **Entzündungen im Mund- und Rachenraum zu behandeln** (Gurgeln) sowie **übermäßige Schweißproduktion zu reduzieren (antihidrotisch)**.

Traditionell wird Salbeitee wegen seiner krampflösenden Wirkung bei leichten Magen-Darm-Beschwerden eingesetzt und soll den Appetit anregen. Die Tradition schreibt ihm auch blutstillende und entspannende Eigenschaften zu.

ZUBEREITUNG

Für eine Tasse Tee (250 ml) verwendet man 3–5 frische oder 5–7 getrocknete Blätter. Übergieße die Blätter mit kochendem Wasser. Lasse den Tee abgedeckt 10 Minuten ziehen. Der Tee schmeckt intensiv würzig und wird vorzugsweise ungesüßt getrunken.

56 Quellen und Referenzen: kostbarenatur.net/salbei

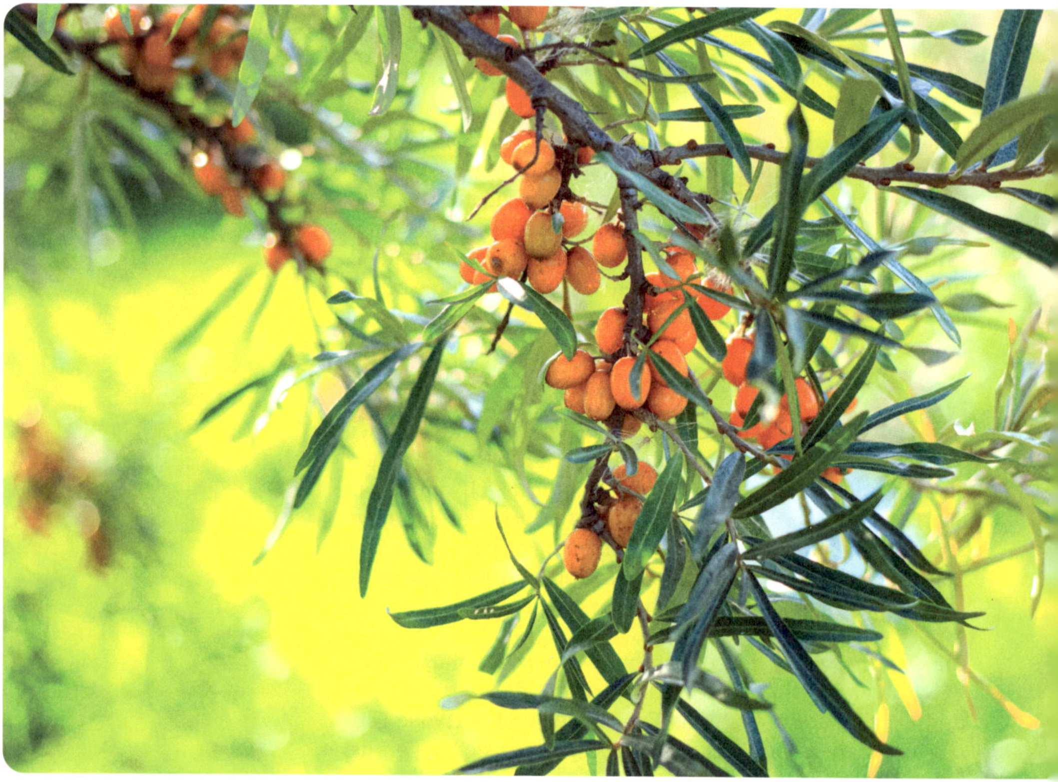

BOTANISCHER NAME	*Hippophaë rhamnoides*
PFLANZENFAMILIE	Ölweidengewächse *(Elaeagnaceae)*
ERNTE	August–September (Beeren)
PFLANZENTEILE FÜR TEE	reife Beeren (frisch oder getrocknet)
ERKENNUNG	Blätter länglich, schmal, silbrig-graugrün; Blüten unscheinbar, gelblich-grün
FUNDORTE	Küsten, Dünen, Flussufer auf sandigen Böden
BESONDERE INHALTSSTOFFE	viel Vitamin C, Carotinoide, Flavonoide, Fruchtsäuren (Fettsäuren hauptsächlich im Öl)
WICHTIGE EIGENSCHAFTEN	immunstärkend, antioxidativ, vitalisierend
WARNHINWEISE	Der hohe Säuregehalt kann empfindliche Mägen reizen. In diesem Fall mit Malve oder Kamille kombinieren.

SANDDORN

VITAMIN C FÜR IMMUNSYSTEM UND HAUT

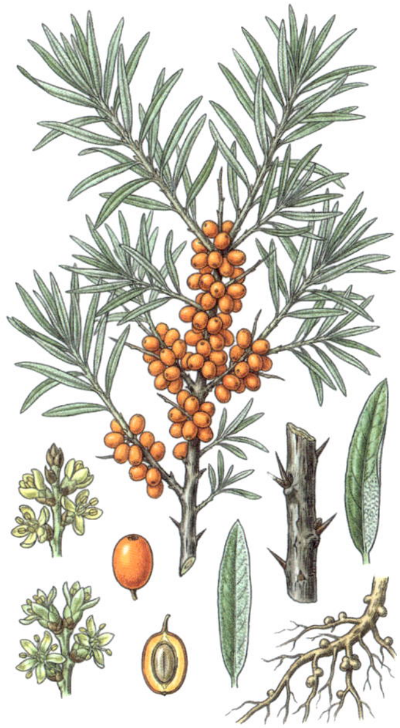

Der Sanddorn *(Hippophaë rhamnoides)*, auch Weidendorn genannt, ist ein stark verzweigter, dorniger Strauch und ein kraftvolles Mitglied deiner Tee-Apotheke. Seine leuchtend orangefarbenen Beeren gehören zu den **vitaminreichsten Früchten Mitteleuropas** und enthalten ein Vielfaches des Vitamin-C-Gehalts von Zitronen. Dadurch eignet sich Sanddorntee besonders gut, wenn du dein **Immunsystem unterstützen** oder neue Energie tanken möchtest, auch wenn beim Aufbrühen ein Teil des Vitamin C verloren geht.

Der robuste Strauch wird bis zu zehn Meter hoch und ist an seinen schmalen, silbrig-graugrünen Blättern leicht zu erkennen. Sein natürliches Verbreitungsgebiet erstreckt sich von Europa über Zentralasien bis nach China. Heute wächst er bevorzugt an Küsten, Dünen und Flussufern auf sandigen, nährstoffarmen Böden. Die **Beeren** reifen zwischen **August und September** und können frisch oder getrocknet für Tee verwendet werden.

Die Wirkung des Sanddorns beruht vor allem auf seinem hohen Gehalt an **Vitamin C** sowie auf **Carotinoiden, Flavonoiden und Fruchtsäuren**. Während Carotinoide und wertvolle Fettsäuren vor allem im Öl der Samen konzentriert sind, liefert der Tee vor allem Vitamin C und antioxidativ wirksame Pflanzenstoffe.

Anwendungsgebiete[57]

Sanddorntee wirkt durch seinen hohen Gehalt an Vitamin C und antioxidativen Pflanzenstoffen nachweislich immunstärkend und unterstützt den Körper bei der **Abwehr von Erkältungen**. Studien zeigen zudem milde entzündungshemmende Effekte. Die für Haut- und Schleimhautregeneration bekannten Fettsäuren und Carotinoide liegen hauptsächlich im Sanddornöl vor; der Tee profitiert davon nur in geringem Maße.

In der Volksheilkunde gilt Sanddorntee als stärkender, belebender Aufguss, der Appetit und Verdauung anregt, Frühjahrsmüdigkeit lindert und dank seines säuerlichen Geschmacks als natürlich erfrischend gilt. Er wurde traditionell auch bei schwachem Allgemeinbefinden oder zur Hautpflege empfohlen, wobei diese Anwendungen eher auf Erfahrungswissen beruhen.

ZUBEREITUNG

Für eine Tasse (250 ml) verwendest du 1 leicht gehäuften TL Beeren (frisch oder getrocknet) und übergießt sie mit kochendem Wasser. Lasse den Aufguss 10–15 Minuten abgedeckt ziehen. Um Vitamin C bestmöglich zu erhalten, kannst du den Tee alternativ mit etwa 80 °C heißem Wasser aufgießen. Der Geschmack ist angenehm säuerlich und harmoniert gut mit Honig oder einer Prise Zimt.

57 Quellen und Referenzen: kostbarenatur.net/sanddorn

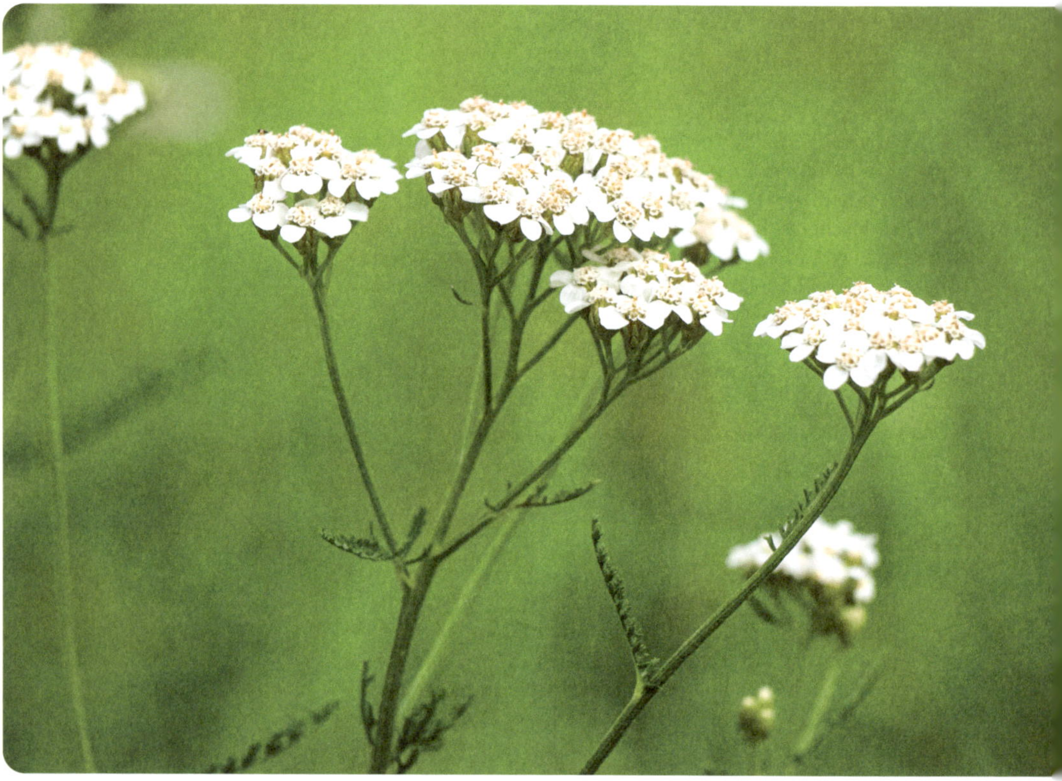

BOTANISCHER NAME	*Achillea millefolium*
PFLANZENFAMILIE	Korbblütengewächse *(Asteraceae)*
ERNTE	Juni–Oktober (Blätter); Juli–August (Blüten)
PFLANZENTEILE FÜR TEE	blühendes Kraut (Blätter und Blüten)
ERKENNUNG	Blätter mehrfach fiederteilig, zart und federartig; Blüten weiß bis rosa
FUNDORTE	Wiesen, Weiden, Wegränder, Brachflächen
BESONDERE INHALTSSTOFFE	ätherische Öle (u. a. Proazulenen), Bitterstoffe, Flavonoide, Gerbstoffe, Sesquiterpenlactone
WICHTIGE EIGENSCHAFTEN	krampflösend, verdauungsfördernd, gallenflussfördernd, mild entzündungshemmend
WARNHINWEISE	Kann bei Personen mit einer Allergie gegen Korbblütler (z. B. Kamille, Beifuß) allergische Reaktionen auslösen. Während der Schwangerschaft nur nach ärztlicher Rücksprache anwenden.

SCHAFGARBE

HILFE FÜR MAGEN, VERDAUUNG UND UNTERLEIB

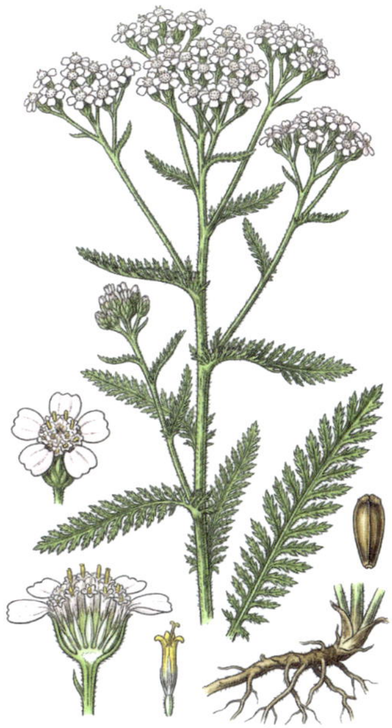

Die Schafgarbe *(Achillea millefolium)*, auch als „Bauchwehkraut" oder „Kamille des kleinen Mannes" bekannt, ist ein robustes, vielseitig einsetzbares Heilkraut in deiner Tee-Apotheke. Sie gilt als verlässliches Mittel, um **Magen-Darm-Krämpfe zu lindern, die Verdauung zu fördern und den Appetit anzuregen**. In der traditionellen Pflanzenheilkunde spielt sie außerdem seit Jahrhunderten eine große Rolle bei Frauenbeschwerden.

Die Staude gehört zur Familie der Korbblütler und ist in nahezu allen gemäßigten Klimazonen verbreitet. Sie wächst auf Wiesen, Weiden, Böschungen und an Wegrändern und ist im Sommer leicht an ihren gefiederten Blättern und den weißen bis rosafarbenen Blüten erkennbar. Gesammelt wird überwiegend das blühende Kraut: **Blätter von Juni bis Oktober, Blüten von Juli bis August**.

Ihre Wirkung beruht auf dem Zusammenspiel verschiedener Stoffgruppen: **ätherische Öle mit Proazulenen, Bitterstoffen, Flavonoiden, Gerbstoffen und Sesquiterpenlactonen**. Diese Vielfalt erklärt den breiten Einsatz in der Phytotherapie.

Anwendungsgebiete[58]

Schafgarbenkraut wirkt durch seine ätherischen Öle krampflösend (spasmolytisch) und kann nachweislich **krampfartige Magen-Darm-Beschwerden** lindern. Die Bitterstoffe und Flavonoide regen den Appetit an, fördern die **Ausschüttung von Gallensaft** und unterstützen so die Verdauung. Zudem zeigt die Pflanze leichte entzündungshemmende und antimikrobielle Eigenschaften. Äußerlich angewendet, kann sie aufgrund ihrer Gerbstoffe kleinere Hautreizungen beruhigen, wobei die blutstillende und wundheilungsfördernde Wirkung bislang wenig erforscht ist.

Seit der Antike gilt die Schafgarbe als bewährtes Mittel bei Frauenleiden. Sie wird volksheilkundlich genutzt, um Menstruationskrämpfe, Unterleibsbeschwerden und Wechseljahresbeschwerden zu lindern. Darüber hinaus wird ihr traditionell eine „blutreinigende" oder antirheumatische Wirkung zugeschrieben sowie eine allgemeine Stärkungskraft. Wegen ihrer milden Wirkungsweise gilt Schafgarbentee als gut verträglich – selbst bei sensibler Magenschleimhaut.

ZUBEREITUNG

Für einen Tee (250 ml) übergießt du 2 TL getrocknetes, blühendes Kraut mit kochendem Wasser und lässt den Aufguss abgedeckt 10–15 Minuten ziehen, damit die flüchtigen ätherischen Öle erhalten bleiben. Der Geschmack ist leicht herb, würzig und erinnert an Muskat.

58 Quellen und Referenzen: kostbarenatur.net/schafgarbe

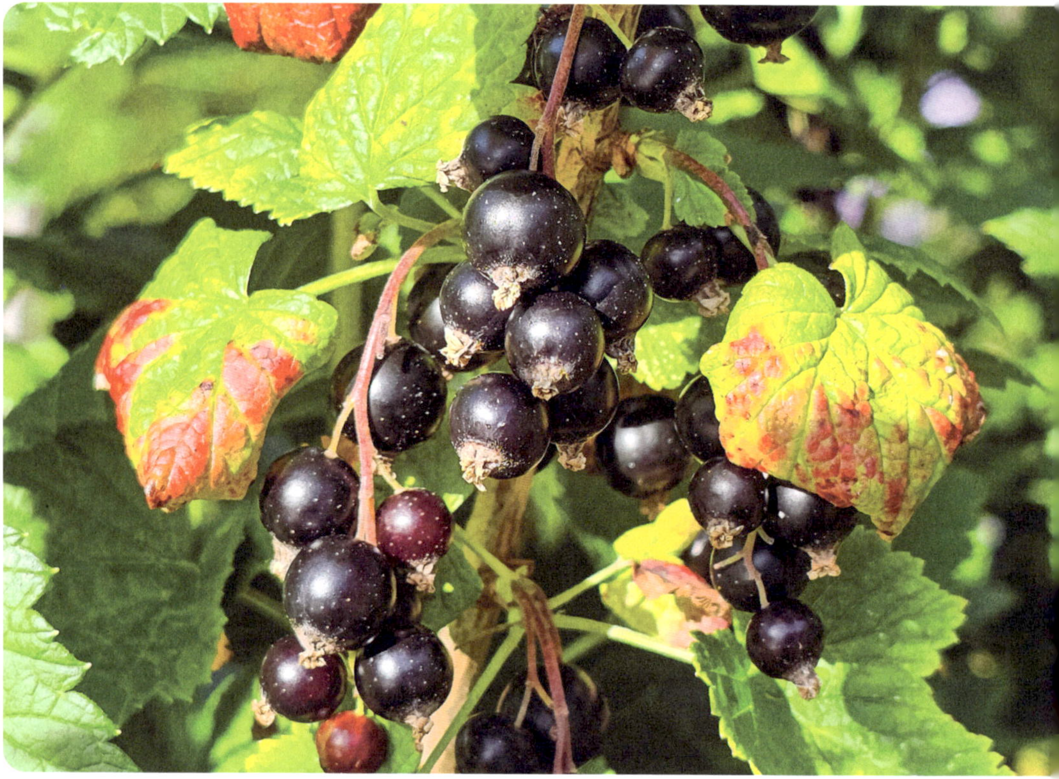

BOTANISCHER NAME	*Ribes nigrum*
PFLANZENFAMILIE	Stachelbeergewächse *(Grossulariaceae)*
ERNTE	Mai–Juni (Blätter); Juli (Beeren)
PFLANZENTEILE FÜR TEE	Blätter
ERKENNUNG	Blätter fünflappig, am Rand gesägt, aromatisch; Blüten gelblich-grün bis rötlich
FUNDORTE	feuchte, nährstoffreiche Böden; Waldränder, Gebüsche
BESONDERE INHALTSSTOFFE	Flavonoide, Gerbstoffe, geringe Mengen ätherischer Öle
WICHTIGE EIGENSCHAFTEN	mild diuretisch, adstringierend, unterstützend entzündungshemmend
WARNHINWEISE	Sollte bei Ödemen (Wassereinlagerungen) aufgrund von Herz- oder Niereninsuffizienz nicht ohne ärztliche Rücksprache eingenommen werden.

SCHWARZE JOHANNISBEERE

BEGLEITERIN FÜR GELENKE UND STOFFWECHSEL

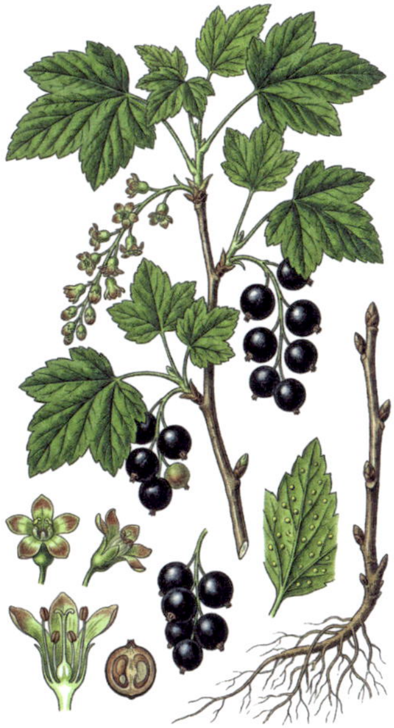

Die Schwarze Johannisbeere *(Ribes nigrum)* ist ein aromatischer, kraftvoll duftender Strauch, dessen Heilkraft als Tee sich vor allem in den Blättern verbirgt. Während die Beeren für ihren hohen Vitamin-C-Gehalt bekannt sind, gelten die Blätter als milde, aber verlässliche Begleiter für **Durchspülungskuren sowie den Stoffwechsel,** au**ch lindern sie unterstützend rheumatische Beschwerden**. Ihr würzig-frisches Aroma macht sie zudem zu einer beliebten Ergänzung in Kräuter- und Früchteteemischungen.

Die Pflanze wächst bevorzugt an feuchten, nährstoffreichen Standorten wie Waldrändern oder Gebüschen. Verwendet für Tee werden ausschließlich die **Blätter**, die im späten Frühjahr – meist zwischen **Mai und Juni** – gesammelt und schonend getrocknet werden.

Ihr Wirkspektrum basiert vor allem auf **Flavonoiden**, die entzündungshemmend und unterstützend für die Harnwege wirken, sowie auf **Gerbstoffen**, die leicht zusammenziehend wirken und die Schleimhäute stabilisieren. Ergänzende **Phenolsäuren** und geringe Mengen **ätherischer Öle** verleihen den Blättern ihr charakteristisches Aroma und runden das funktionelle Profil der Pflanze ab.

Anwendungsgebiete[59]

Die Blätter werden in der Phytotherapie eingesetzt, um die Harnwege durchzuspülen. Ihre Flavonoide unterstützen eine milde harntreibende (diuretische) Wirkung, wodurch die **Durchspülungstherapie bei leichten Harnwegsbeschwerden** gefördert wird. Traditionell gelten die Blätter außerdem als adjuvante **Unterstützung bei rheumatischen Beschwerden**, da ihre Inhaltsstoffe entzündungshemmende und antiinflammatorische Effekte besitzen. Diese Wirkung wird therapeutisch jedoch als ergänzend, nicht als primär ursächlich betrachtet.

In der Volksheilkunde werden die Blätter aufgrund ihres Gerbstoffgehalts bei Durchfall eingesetzt und dazu, leichte Erkältungsbeschwerden zu lindern. Darüber hinaus schreibt man ihnen traditionell eine ausgleichende Wirkung auf Kreislauf und Stoffwechsel zu.

ZUBEREITUNG

Für eine Tasse Tee (250 ml) übergieße 1,5–2 TL zerkleinerte, getrocknete Blätter mit kochendem Wasser. Da die Wirkstoffe der Blätter relativ robust sind, lasse den Tee mindestens 10 Minuten ziehen.

59 Quellen und Referenzen: kostbarenatur.net/schwarze-johannisbeere

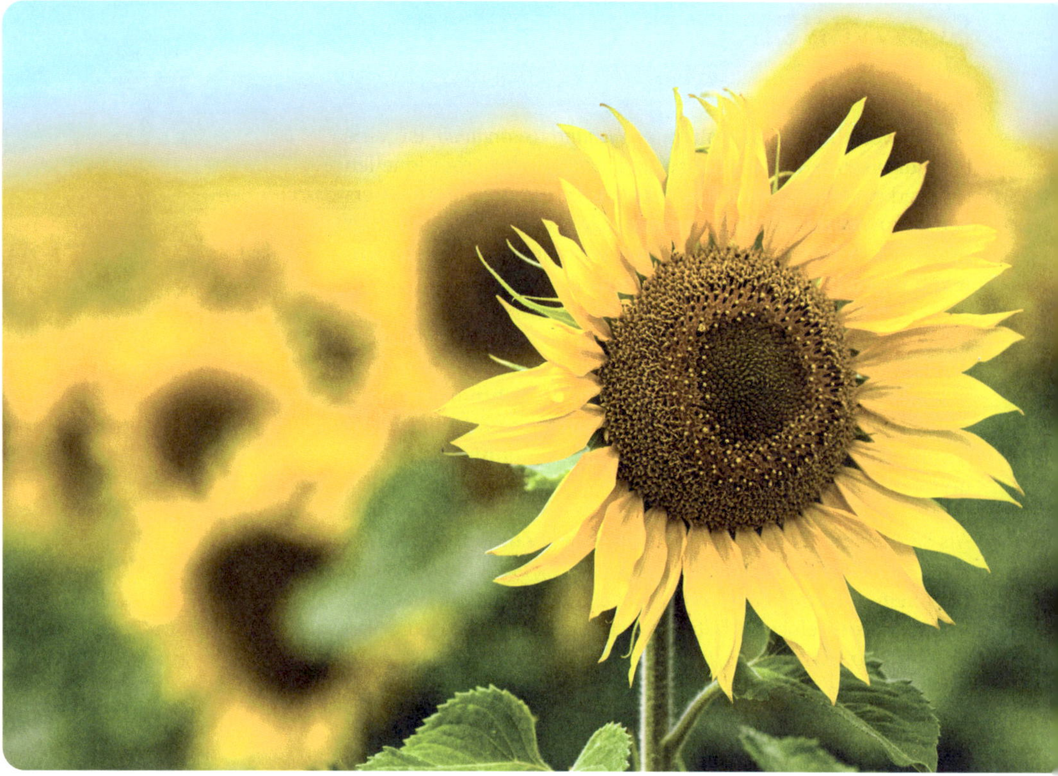

BOTANISCHER NAME	*Helianthus annuus*
PFLANZENFAMILIE	Korbblütengewächse *(Asteraceae)*
ERNTE	Juni–August (Zungenblüten)
PFLANZENTEILE FÜR TEE	Zungenblüten (Blütenblätter)
ERKENNUNG	Blätter breit, herzförmig, bis ca. 35 cm lang; Blüten leuchtend gelb
FUNDORTE	Kulturpflanze; warme, vollsonnige Standorte
BESONDERE INHALTSSTOFFE	Flavonoide, Carotinoide (gelbe Farbstoffe), geringe Bitter- und Gerbstoffe
WICHTIGE EIGENSCHAFTEN	mild adstringierend und reizlindernd (traditionell)
WARNHINWEISE	Kann bei Personen mit einer bekannten Allergie gegen Korbblütler (z. B. Kamille, Beifuß) allergische Reaktionen auslösen.

SONNENBLUME

GOLDGELBE BLÜTEN AUS DER VOLKSHEILKUNDE

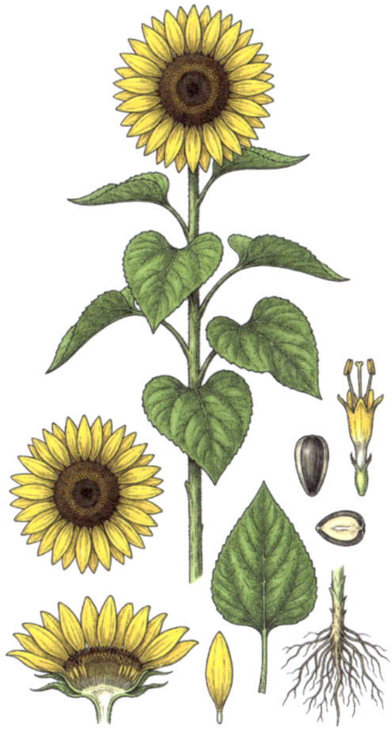

Die Gewöhnliche Sonnenblume *(Helianthus annuus)* ist eine beeindruckende Kulturpflanze und wird in der traditionellen Kräuterkunde gelegentlich verwendet. Ihre Zungenblüten werden aufgrund ihres milden, aromatischen Charakters und ihrer pflanzlichen Inhaltsstoffe genutzt, vor allem für **sanfte Anwendungen bei gereizten Schleimhäuten**.

Diese einjährige Pflanze besitzt einen kräftigen, behaarten Stängel sowie breite, herzförmige Blätter. Sie stammt ursprünglich aus Nordamerika und gelangte im 16. Jahrhundert nach Europa, wo sie rasch zum beliebten Garten- und Feldgewächs wurde. Sonnenblumen bevorzugen warme, sonnige Standorte und nährstoffreiche Böden.

Als Sammelgut dienen die leuchtend gelben **Zungenblüten**, die sich frisch oder getrocknet zur Teebereitung eignen. Sie werden vor allem zwischen **Juni und Juli** geerntet und sind aufgrund ihrer intensiv gelben Farbstoffe ein beliebter Bestandteil dekorativer Teemischungen.

Die Zungenblüten enthalten vor allem **Flavonoide** sowie geringe Mengen an **Gerb- und Bitterstoffen**. Ihre Farbstoffe gehören überwiegend zu den Carotinoiden.

Anwendungsgebiete[60]

Wissenschaftliche Daten zur innerlichen Anwendung der Sonnenblumenblüten sind begrenzt, weil die Sonnenblume als Arzneipflanze nicht monografiert wurde. Die enthaltenen Flavonoide und Gerbstoffe können grundsätzlich leicht adstringierende und reizlindernde Effekte zeigen, etwa im Mund- und Rachenraum oder bei gereizter Verdauung, doch liegen hierzu keine gesicherten Studien vor.

In der Volksmedizin gelten die Blüten als sanft entzündungshemmend und werden bei Erkältungen, zur Schleimhautberuhigung sowie äußerlich bei leichter Hautreizung verwendet. Manche Überlieferungen schreiben ihnen zusätzlich eine förderliche Wirkung auf Wohlbefinden und Konzentration zu.

ZUBEREITUNG

Für eine Tasse Tee (250 ml) verwende etwa 1 gehäuften TL getrocknete oder die entsprechende Menge frischer Zungenblüten. Übergieße sie mit kochendem Wasser und lasse den Tee 3–5 Minuten ziehen. Der Geschmack ist mild und leicht blumig. Der Tee eignet sich gut als sanfter Begleiter und kann nach Belieben mit Honig verfeinert werden.

60 Quellen und Referenzen: kostbarenatur.net/sonnenblume

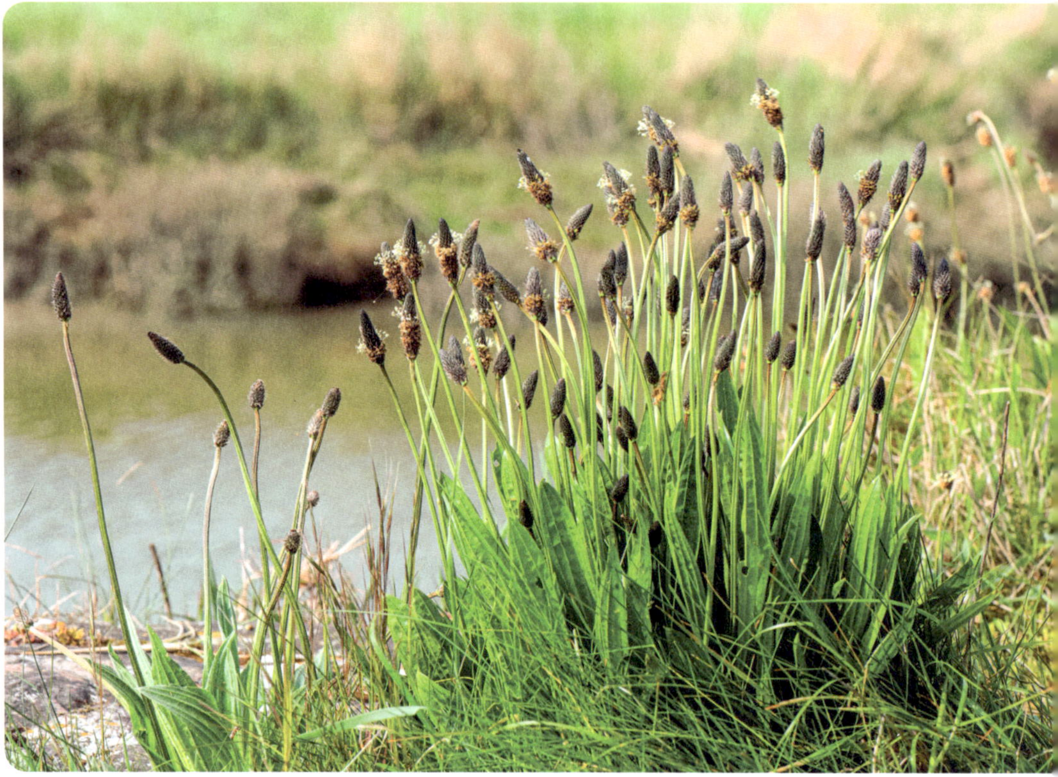

BOTANISCHER NAME	*Plantago lanceolata*
PFLANZENFAMILIE	Wegerichgewächse *(Plantaginaceae)*
ERNTE	Mai–August (Blätter)
PFLANZENTEILE FÜR TEE	Blätter
ERKENNUNG	Blätter lanzettlich, schmal, in einer Rosette angeordnet; unscheinbare Ähren mit bräunlich-grünen Blüten und weißlichen Staubgefäßen
FUNDORTE	Wiesen, Weiden, Wegränder, städtische Grünanlagen
BESONDERE INHALTSSTOFFE	Schleimstoffe, Iridoidglykoside (v. a. Aucubin, Catalpol), Gerbstoffe, Flavonoide, Phenylpropanoidglykoside und weitere antioxidativ wirksame Polyphenole
WICHTIGE EIGENSCHAFTEN	reizmildernd (demulierend), leicht schleimlösungsfördernd, entzündungshemmend, adstringierend, mild antibakteriell
WARNHINWEISE	Wegen der Schleimstoffe 1 Stunde Abstand zu anderen Medikamenten halten. Nicht für Kinder unter 3 Jahren geeignet. In Schwangerschaft und Stillzeit nur nach ärztlicher Rücksprache anwenden.

SPITZWEGERICH

HILFE BEI REIZHUSTEN UND ATEMWEGSREIZUNGEN

Der Spitzwegerich *(Plantago lanceolata)*, auch Spießkraut oder Wegekönig genannt, ist eine robuste, mehrjährige Wildpflanze und ein wertvolles Mitglied deiner Tee-Apotheke. Er gilt als Spezialist, um **Reizhusten zu lindern und gereizte Schleimhäute der Atemwege zu beruhigen**. Darüber hinaus wird er traditionell auch bei leichten Entzündungen der Verdauungsschleimhäute eingesetzt.

Dieses Wegerichgewächs war ursprünglich in Europa und Westasien beheimatet, ist heute aber in vielen gemäßigten Regionen der Welt verbreitet. Es bevorzugt sonnige, nährstoffreiche Standorte und wächst besonders häufig auf Wiesen, Weiden, an Wegrändern sowie in Parks und anderen städtischen Grünanlagen.

Als Sammelgut dienen vor allem die lanzettlichen **Blätter**, die du vorzugsweise zwischen **Mai und August** zur Blütezeit erntest. Sie werden bei trockenem Wetter gesammelt und zügig sowie schonend getrocknet, damit die Schleim- und weiteren Inhaltsstoffe möglichst gut erhalten bleiben.

Die heilende Wirkung des Spitzwegerichs beruht auf einem Zusammenspiel verschiedener Stoffgruppen: **Schleimstoffe** legen sich wie ein schützender Film über gereizte Schleimhäute, während **Iridoidglykoside (v. a. Aucubin), Gerbstoffe, Flavonoide** und andere sekundäre Pflanzenstoffe entzündungshemmende und leicht antimikrobielle Effekte unterstützen.

Anwendungsgebiete[61]

Spitzwegerich wird in der modernen Phytotherapie vor allem als traditionelles pflanzliches Arzneimittel bei **Reizhusten und Katarrhen der oberen Atemwege** eingesetzt. Die Schleimstoffe **beruhigen gereizte Mund- und Rachenschleimhäute und lindern trockenen Husten**; gleichzeitig kann das Abhusten etwas erleichtert werden. Monografien wie Kommission E und ESCOP nennen Spitzwegerich als wirksam, um Husten und Rachenreizungen zu lindern, auch wenn diese Wirkungen bisher kaum klinisch erforscht sind.

Traditionell wird Spitzwegerich auch bei leichten Entzündungen von Magen- und Darmschleimhäuten sowie bei Durchfall genutzt. Volksheilkundlich gilt er zudem als harntreibend und hautberuhigend.

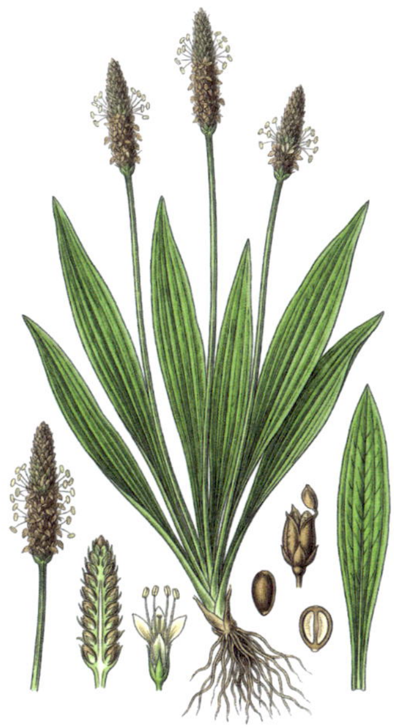

ZUBEREITUNG

Für einen Aufguss (250 ml) übergieße 1 leicht gehäuften TL der fein geschnittenen Blätter mit kochendem Wasser und lasse den Tee abgedeckt 10–15 Minuten ziehen. Je nach Bedarf kannst du 2–4 Tassen täglich trinken. Der Geschmack des Spitzwegerich-Tees ist leicht herb, schwach salzig und aufgrund der Schleimstoffe etwas „schleimig". Um den Geschmack zu mildern, eignen sich aromatische Partner wie Zitronenmelisse oder ein Löffel Honig.

61 Quellen und Referenzen: kostbarenatur.net/spitzwegerich

TEEPFLANZE MEISTERIN DES GENUSSES UND DER HEILKRAFT

Die Teepflanze *(Camellia sinensis)* bildet die Grundlage aller echten Teesorten wie Schwarz-, Grün- und Weißtee. In deiner Tee-Apotheke ist sie vor allem eine zuverlässige Quelle für belebendes Koffein und antioxidative Polyphenole. Die unterschiedlichen Herstellungsprozesse verändern die natürlichen Inhaltsstoffe charakteristisch und führen zu verschiedenen Aromaprofilen und Wirkqualitäten.

Die Camellia sinensis ist ein immergrünes, strauch- bis baumförmiges Gewächs aus der Familie der Teestrauchgewächse, das in freier Wuchsform mehrere Meter Höhe erreichen kann. Ursprünglich in China beheimatet, wird der Teestrauch heute in vielen tropischen und subtropischen Regionen der Welt angebaut. Für Tee werden die jungen **Blätter, Blattknospen und frischen Triebe** geerntet.

Ihre Wirkung beruht vor allem auf dem Zusammenspiel von **Koffein, Tanninen (Gerbstoffen)** und verschiedenen **Polyphenolen**; daneben enthält die Pflanze **L-Theanin**, das in Kombination mit Koffein eine ausgleichende Wirkung unterstützen kann.

Herstellung: der Schlüssel zur Wirkung

Der Grad der Fermentation (genauer: enzymatische Oxidation) bestimmt Farbe, Aroma und Inhaltsstoffprofil des Tees:

Grüner Tee (unfermentiert): Die Blätter werden nach der Ernte rasch erhitzt oder gedämpft, wodurch Oxidationsprozesse gestoppt werden. Er ist besonders reich an ursprünglichen Katechinen und besitzt die höchste Konzentration an antioxidativen Polyphenolen.

Schwarzer Tee (fermentiert): Die Blätter werden gewelkt, gerollt und mit Sauerstoff in Kontakt gebracht. Dabei oxidieren die Katechine zu Theaflavinen und Thearubigenen, die die dunkle Farbe und das charakteristische Aroma prägen.

BOTANISCHER NAME	*Camellia sinensis*
PFLANZENFAMILIE	Teestrauchgewächse *(Theaceae)*
ERNTE	ganzjährig je nach Klima
PFLANZENTEILE FÜR TEE	junge Blätter, Blattknospen und Triebe
ERKENNUNG	Blätter oval, ledrig, dunkelgrün, glänzend; Blüten weiß (unscheinbar)
FUNDORTE	Kulturpflanze; tropische und subtropische Plantagen
BESONDERE INHALTSSTOFFE	Koffein, Tannine (Gerbstoffe), Polyphenole (Katechine, Theaflavine, Thearubigene), L-Theanin (v. a. im Grüntee)
WICHTIGE EIGENSCHAFTEN	anregend (Koffein), antioxidativ, leicht entzündungshemmend, adstringierend
WARNHINWEISE	Schwarztee bei empfindlichem Magen kürzer ziehen lassen (weniger Gerbstoffe). Tannine können die Eisenaufnahme hemmen. Bei Herz-Kreislauf-Empfindlichkeit sollte die individuelle Koffeinverträglichkeit berücksichtigt werden.

Roter Tee (Ostasien): In Ostasien wird der fermentierte schwarze Tee traditionell als „roter Tee“ bezeichnet.

Weißer Tee (minimal fermentiert): Er wird aus besonders jungen, flaumigen Blättern gewonnen und nur sehr schonend verarbeitet. Dadurch bleibt ein hoher Anteil an Katechinen erhalten, und das Aroma wird mild und blumig.

Anwendungsgebiete[62]

Die Wirkung des Tees hängt stark von Sorte und Ziehdauer ab.

Alle echten Teesorten wirken dank ihres Koffeingehalts zuverlässig anregend und können **Müdigkeit mindern sowie die Konzentration steigern**. Schwarztee und Grüntee besitzen zudem antioxidative und mild entzündungshemmende Eigenschaften, die vor allem auf Polyphenole wie Theaflavine und Epigallocatechingallat (EGCG) zurückgehen. Die enthaltenen Gerbstoffe wirken leicht adstringierend und können traditionell unterstützend bei **Durchfall** oder bei **Reizungen im Mund- und Rachenraum** eingesetzt werden. Hinweise auf blutzuckersenkende Effekte stammen überwiegend aus Labor- und Tierstudien, sind aber für den Menschen nicht eindeutig belegt.

In der Volksmedizin gilt die Teepflanze als Stärkungsmittel für das Immunsystem, und der Tee wird zur allgemeinen Gesundheitsvorsorge getrunken. Grüntee wird traditionell eingesetzt, um den Stoffwechsel zu unterstützen, während Polyphenole aller Teesorten eine günstige Wirkung auf die Mundflora haben sollen.

Die Ziehzeit ist entscheidend für die Wirkung: Nach 2–3 Minuten (anregend) liegen Koffein und Aromastoffe in hoher Konzentration vor, während nur wenige Gerbstoffe extrahiert wurden. Der Tee wirkt belebend. Nach 5 Minuten und länger (mild beruhigend) werden Gerbstoffe stärker freigesetzt und können die wahrgenommene Wirkung des Koffeins abschwächen. Das Getränk schmeckt herber und wirkt bekömmlicher für empfindliche Mägen.

Teekultur und Sorten (Auswahl)

Der Handel bietet eine Fülle von Sorten und Mischungen an:

- **Assam:** Er stammt aus Nordostindien, ist kräftig, würzig und dient oft als Basis für Mischungen wie den **Masala Chai**.
- **Darjeeling:** Diese indische Sorte wächst am Fuße des Himalayas. Man unterscheidet den **First Flush** (blumig-frisch, Februar–April) vom **Second Flush** (kräftiger, nussiger, Juni–Juli).
- **Ceylon:** Er stammt aus Sri Lanka. Zeichnet sich durch einen herb-kräftigen Geschmack mit einer zarten Zitronennote aus.
- **Golden Yunnan:** Diese chinesische Sorte stammt aus dem traditionsreichsten Anbaugebiet Chinas; sehr aromatisch, mit weichem Geschmack.
- **English Breakfast:** Diese kräftige Mischung hat meist Assam, Ceylon und/oder Kenia-Tees als Grundlage.
- **Earl Grey:** Ursprünglich eine Mischung aus chinesischem Schwarztee, parfümiert mit **Bergamotte-Öl**.
- **Ostfriesentee:** Eine kräftig herbe Mischung aus Assam, Ceylon, Darjeeling und afrikanischen Teesorten.

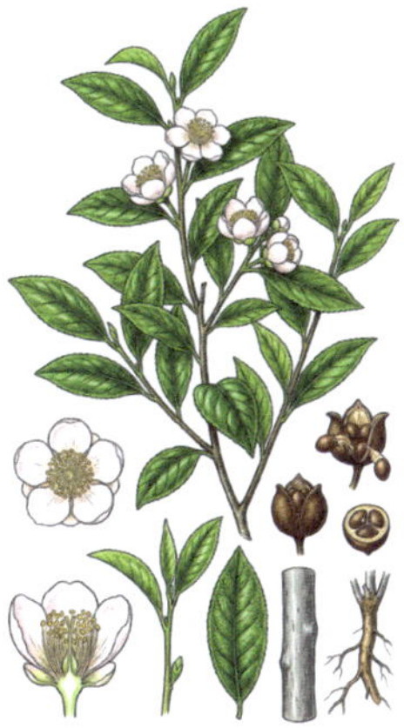

ZUBEREITUNG

Für die Zubereitung von Schwarz-, Grün- oder Weißtee nutzt du pro 200 ml etwa 1–2 TL (2–3 g) Teeblätter. Der Aufguss erfolgt mit heißem Wasser, dessen Temperatur je nach Sorte variiert (Grüntee meist nicht mit kochendem Wasser).

62 Quellen und Referenzen: kostbarenatur.net/teepflanze

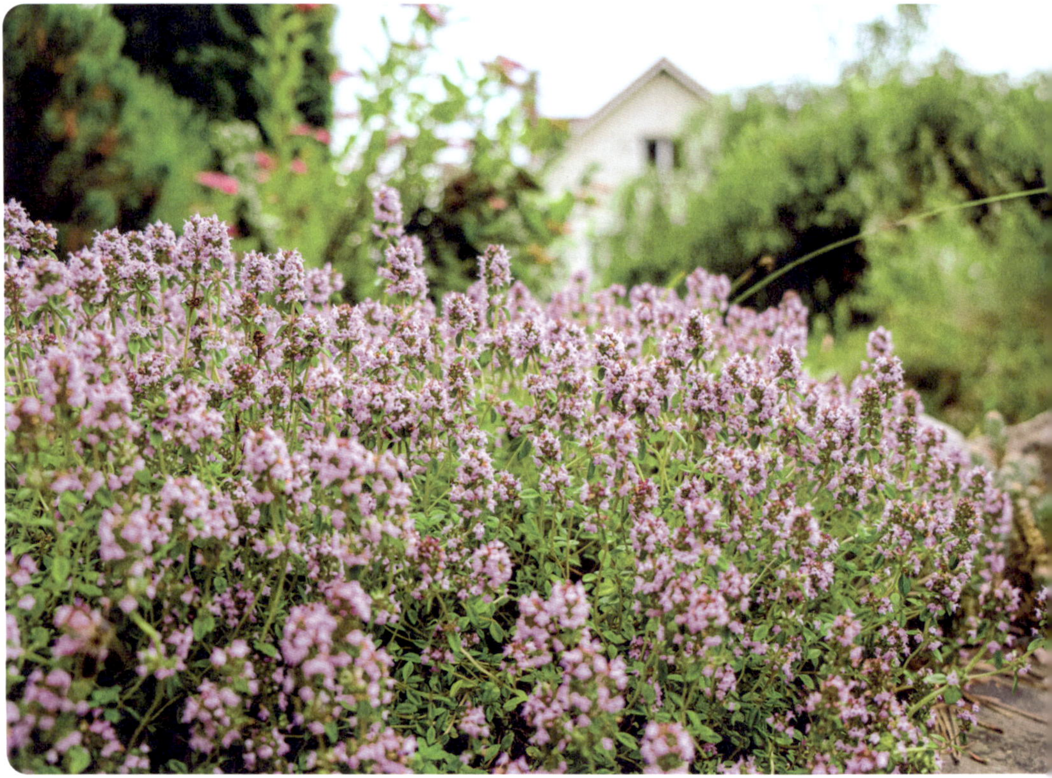

BOTANISCHER NAME	*Thymus vulgaris*
PFLANZENFAMILIE	Lippenblütler *(Lamiaceae)*
ERNTE	Mai–August (Triebspitzen/Blätter)
PFLANZENTEILE FÜR TEE	Blätter und junge Triebspitzen
ERKENNUNG	Blätter klein, oval-lanzettlich, am Rand eingerollt; Blüten rosa bis violett
FUNDORTE	Kulturpflanze; vollsonnige, trockene, kalkhaltige Standorte (Mittelmeerregion)
BESONDERE INHALTSSTOFFE	ätherische Öle (Thymol, Carvacrol), Flavonoide, Gerbstoffe
WICHTIGE EIGENSCHAFTEN	schleimlösend, krampflösend, antibakteriell, entzündungshemmend
WARNHINWEISE	In der Schwangerschaft nur sparsam als Gewürz anwenden; reine ätherische Öle nur stark verdünnt anwenden; hohe Dosierungen vermeiden.

THYMIAN
SCHLEIMLÖSER FÜR DIE ATEMWEGE

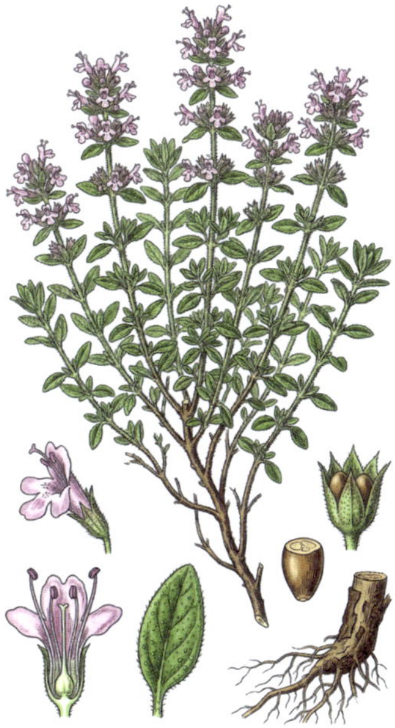

Der Thymian *(Thymus vulgaris)*, auch Echter Thymian oder Römischer Quendel, ist ein aromatischer Halbstrauch und ein verlässlicher Helfer in deiner Tee-Apotheke. Er gehört zu den **wirksamsten pflanzlichen Mitteln bei Husten und Bronchitis**, da seine ätherischen Öle antibakterielle, krampflösende und schleimlösende Eigenschaften besitzen. Sein würzig-herbes Aroma weist bereits auf seine kräftigen Inhaltsstoffe hin.

Thymian stammt aus der Mittelmeerregion und gehört zur Familie der Lippenblütler. Er liebt vollsonnige, trockene, kalkhaltige Standorte und reagiert sehr empfindlich auf Staunässe. Im Garten gilt er zudem als nützliche Pflanze, da sein Duft verschiedene Schädlinge fernhält.

Als Sammelgut dienen die jungen **Triebspitzen und Blätter**, die kurz vor der Blütezeit den höchsten Gehalt an ätherischen Ölen besitzen. Der optimale Erntezeitraum liegt im **späten Frühjahr bis Sommer**.

Die therapeutische Wirkung des Thymians beruht vor allem auf seinem Gehalt an **ätherischen Ölen wie Thymol und Carvacrol**. Diese unterstützen die Schleimlösung, hemmen Bakterienwachstum und entspannen die Bronchialmuskulatur.

Anwendungsgebiete[63]

Thymiantee wirkt dank seiner ätherischen Öle nachweislich schleimlösend, krampflösend und leicht antibakteriell. Die Wirksamkeit ist für **Husten, Bronchitis und Katarrhe der oberen Atemwege** wissenschaftlich anerkannt. Die Inhaltsstoffe erleichtern das Abhusten, entspannen die Atemwege und hemmen das Wachstum bestimmter Bakterien. Flavonoide und Gerbstoffe tragen ergänzend zu einer entzündungshemmenden Wirkung bei.

In der traditionellen Kräuterheilkunde wird Thymiantee zusätzlich bei leichter Nervosität, krampfartigen Verdauungsbeschwerden sowie unterstützend bei Blasen- und Nierenleiden eingesetzt. Äußerlich nutzte man ihn früher, um die Wundheilung zu fördern und die Haut zu reinigen.

ZUBEREITUNG

Für einen wirksamen Thymiantee übergießt du ½ TL getrocknetes Kraut mit 150 ml kochendem Wasser und lässt ihn abgedeckt 10 Minuten ziehen, damit sich die wertvollen ätherischen Öle nicht verflüchtigen. Honig kann den Husten zusätzlich lindern. Längere Ziehzeiten erhöhen vor allem die Gerbstoffe und machen den Tee kräftiger, aber nicht aromatischer.

63 Quellen und Referenzen: kostbarenatur.net/thymian

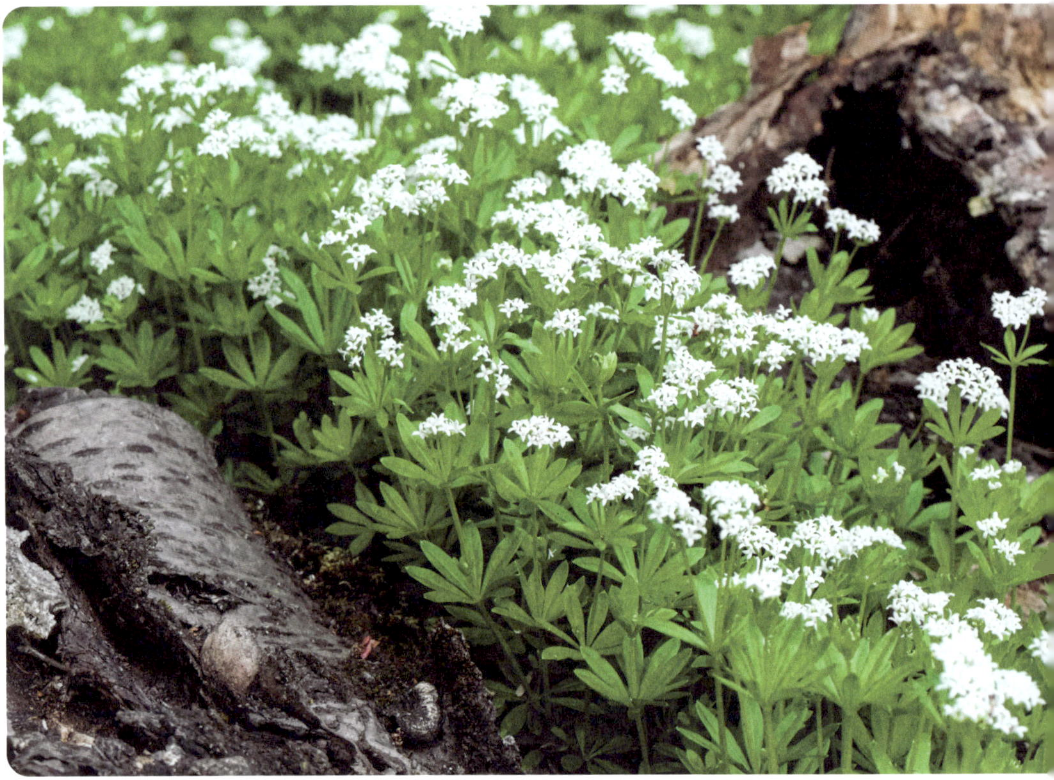

BOTANISCHER NAME	*Galium odoratum*
PFLANZENFAMILIE	Rötegewächse *(Rubiaceae)*
ERNTE	April–Mai (Kraut vor der Blüte)
PFLANZENTEILE FÜR TEE	Stängel und Blätter (leicht angewelkt)
ERKENNUNG	Blätter lanzettlich, in Quirlen angeordnet; Blüten weiß (klein)
FUNDORTE	lichte Laubwälder, Buchenbestände, feuchte, nährstoffreiche Böden
BESONDERE INHALTSSTOFFE	Cumarin, Iridoidglykoside, Flavonoide, Gerbstoffe, Phenolsäuren (u. a. Kaffeesäurederivate)
WICHTIGE EIGENSCHAFTEN	mild beruhigend, entspannend, krampflösend, verdauungsunterstützend, leicht diuretisch (alle traditionell zugeschrieben)
WARNHINWEISE	Überdosierung kann Kopfschmerzen, Übelkeit und im Extremfall Leberschäden verursachen. In der Schwangerschaft/Stillzeit oder bei Leberproblemen nicht ohne ärztlichen Rat anwenden.

WALDMEISTER

DUFTENDES KRAUT FÜR RUHE UND ENTSPANNUNG

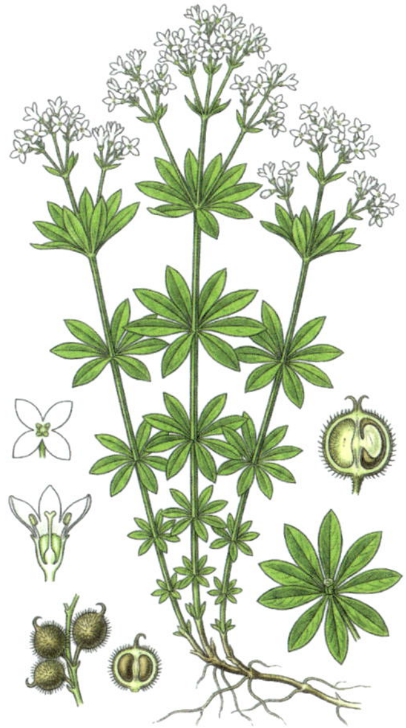

Der Waldmeister *(Galium odoratum)*, auch Maikraut oder Wohlriechendes Labkraut, ist eine aromatische, ausdauernde Staude und ein traditioneller Begleiter in deiner Tee-Apotheke. In der Volksheilkunde gilt er als mild **beruhigend und entspannend**, besonders am Abend. Sein typisches süßlich-würziges Aroma entsteht erst nach dem kurzen Anwelken des Krauts.

Der Waldmeister gehört zu den Rötegewächsen und wächst in den gemäßigten Breiten Europas und Asiens. Er bevorzugt humose, feuchte, nährstoffreiche Böden an halbschattigen Standorten, besonders in lichten Laub- und Buchenwäldern.

Gesammelt wird das **Kraut** im **April und Mai** vor oder zu Beginn der Blütezeit. Verwendet werden Stängel und Blätter, die für ein volles Aroma leicht angewelkt oder schonend getrocknet werden sollten.

Wichtigste Inhaltsstoffe sind **Cumarin** und seine Vorstufen sowie **Iridoidglykoside, Flavonoide und Gerbstoffe**. Das charakteristische Aroma geht auf das Cumarin zurück. Die traditionell beruhigenden und krampflösenden Eigenschaften werden auf das Zusammenspiel dieser Stoffgruppen zurückgeführt.

Frühere Befürchtungen hinsichtlich einer krebserregenden Wirkung von Cumarin gelten als überholt; wichtig ist jedoch eine maßvolle Anwendung, da hohe Dosen die Leber belasten können.

Anwendungsgebiete[64]

⚠ Für Waldmeistertee existieren bislang keine überzeugenden klinischen Studien; mögliche Effekte wie leichte Entspannung oder Unterstützung beim Einschlafen beruhen vor allem auf Erfahrung und allgemeinen Erkenntnissen zu Cumarin. Eine gesicherte therapeutische Wirkung ist daher nicht belegt. Die deutsche Kommission E führt die Pflanze sogar als *nicht zugelassenes Arzneikraut.*

🌿 Volksheilkundlich wird Waldmeistertee bei nervöser Unruhe, leichten Schlafproblemen, Kopfschmerzen und krampfartigen Magen-Darm-Beschwerden genutzt. Außerdem werden ihm durchblutungsfördernde, gefäßstärkende und leicht harntreibende Eigenschaften zugeschrieben.

ZUBEREITUNG

Für eine Tasse Tee (250 ml) verwendest du 1 gehäuften TL leicht angewelktes, fein geschnittenes Kraut. Mit kochendem Wasser übergießen, 5–8 Minuten ziehen lassen und sparsam genießen. Aufgrund des Cumaringehalts sollte Waldmeister nicht in großen Mengen oder über längere Zeit getrunken werden. Hohe Dosen können Kopfschmerzen, Übelkeit oder Schwindel verursachen.

64 Quellen und Referenzen: kostbarenatur.net/waldmeister

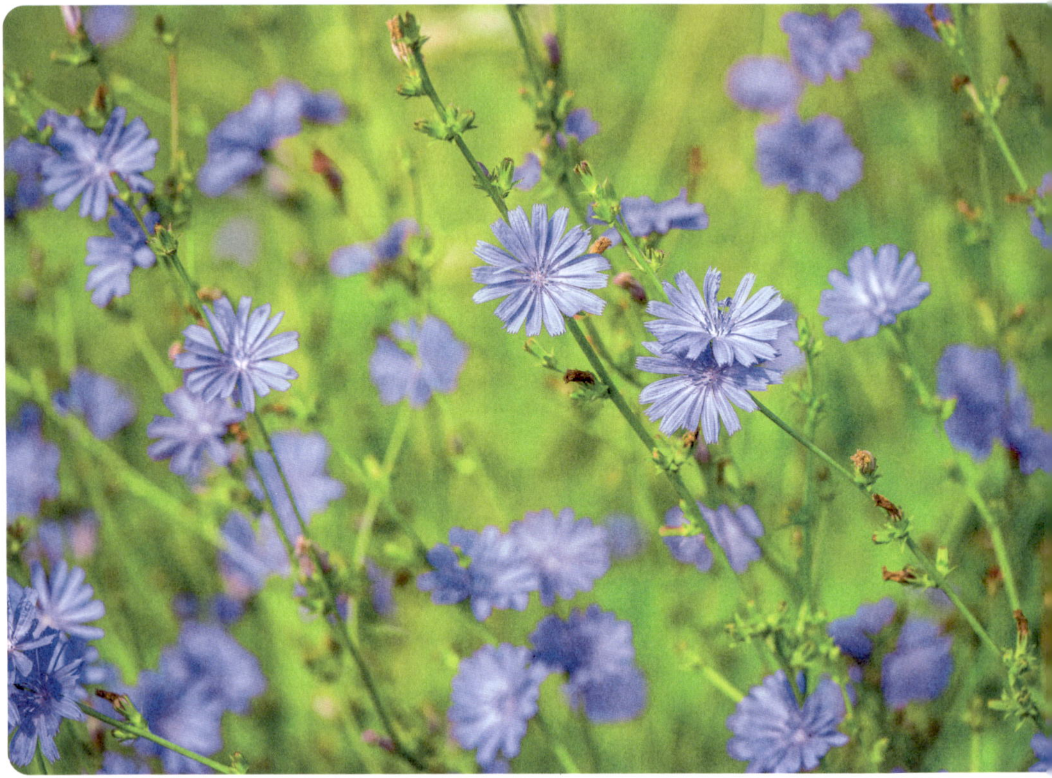

BOTANISCHER NAME	*Cichorium intybus*
PFLANZENFAMILIE	Korbblütler *(Asteraceae)*
ERNTE	Juni–September (Blüten); Herbst (Wurzel)
PFLANZENTEILE FÜR TEE	Blüten (mild), Wurzel (bitter und wirksam)
ERKENNUNG	Blätter grundständig rosettenartig, länglich, tief gebuchtet; Blüten hellblau
FUNDORTE	Weg- und Straßenränder, Wiesen, Ruderalflächen
BESONDERE INHALTSSTOFFE	Bitterstoffe (Sesquiterpenlactone), Inulin (in der Wurzel), Cichoriinsäure, Flavonoide
WICHTIGE EIGENSCHAFTEN	appetitanregend, verdauungsfördernd, gallenflussanregend (Wurzel), stoffwechselunterstützend
WARNHINWEISE	Kann bei Korbblütler-Allergikern Reaktionen auslösen. Bei Verschluss der Gallenwege (Gallensteinen) nur nach ärztlicher Rücksprache anwenden (wegen der gallenanregenden Wirkung).

WEGWARTE

BLAUE KRAFT FÜR LEBER UND STOFFWECHSEL

Die Wegwarte *(Cichorium intybus)*, auch Gemeine Wegwarte oder Zichorie genannt, ist eine ausdauernde Staude aus der Familie der Korbblütler und ein traditionell geschätztes Bitterkraut. Ihre Wurzel ist ein klassisches Mittel, um den **Gallenfluss anzuregen und die Verdauungsfunktion zu unterstützen**. Die Blüten ergeben einen milden, dekorativen Tee, während die Wurzel durch ihren Bitterstoffgehalt stärker wirksam ist.

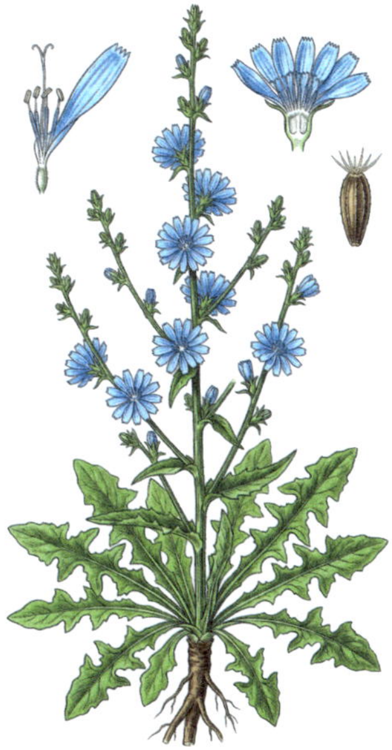

Die Wegwarte ist in Europa und Westasien beheimatet und wächst bevorzugt auf sonnigen, nährstoffreichen Böden an Wegrändern, Wiesen und Ruderalflächen. Typisch sind ihre hellblauen Blüten, die sich am Morgen öffnen und am frühen Nachmittag wieder schließen. Aufgrund ihrer Blütenfarbe wird sie gelegentlich mit der Kornblume verwechselt.

Als Sammelgut dienen vor allem die **Blüten**, die zwischen **Juni und Anfang September** gesammelt werden können. Für eine stärkere Wirkung der Bitterstoffe wird auch die **Wurzel** genutzt, die im **Herbst** geerntet wird. Blütentee schmeckt mild bis leicht herb und zeigt eine zartblaue Färbung.

Die therapeutischen Eigenschaften beruhen vor allem auf den **Bitterstoffen (Sesquiterpenlactonen)** sowie **Inulin** in der Wurzel. Die Blüten enthalten weniger Bitterstoffe und wirken entsprechend milder.

Anwendungsgebiete[65]

Zubereitungen aus Wegwartenwurzel fördern durch ihren Bitterstoffgehalt nachweislich die Bildung von Verdauungssäften und wirken dadurch **appetitanregend und verdauungsfördernd**. Die gallenflussanregende Wirkung ist traditionell gut belegt, klinisch jedoch nur begrenzt untersucht. Das in der Wurzel enthaltene Inulin kann sich günstig auf den Blutzuckerstoffwechsel auswirken.

In der Volksmedizin gilt die Wegwarte seit Jahrhunderten als „blutreinigendes" Kraut, das den Stoffwechsel unterstützt, und wird bei Hautunreinheiten, leichter Verdauungsträgheit und unspezifischen Leber-Galle-Beschwerden eingesetzt. Ebenso finden sich traditionelle Hinweise auf eine äußerlich beruhigende und innerlich entzündungshemmende Wirkung sowie vereinzelte Anwendungen bei Kopfschmerzen.

ZUBEREITUNG

Für einen Tee (250 ml) aus den Blüten der Wegwarte übergießt du 1 TL frische oder getrocknete Blüten mit kochendem Wasser und lässt den Aufguss 5–7 Minuten abgedeckt ziehen. Für den stärker wirksamen Wurzeltee setze 1–2 TL zerkleinerte Wurzel in kaltem Wasser an, lasse die Mischung aufkochen, anschließend 5–10 Minuten leicht köcheln und danach noch 10 Minuten zugedeckt ziehen, bevor du sie abseihst.

65 Quellen und Referenzen: kostbarenatur.net/wegwarte

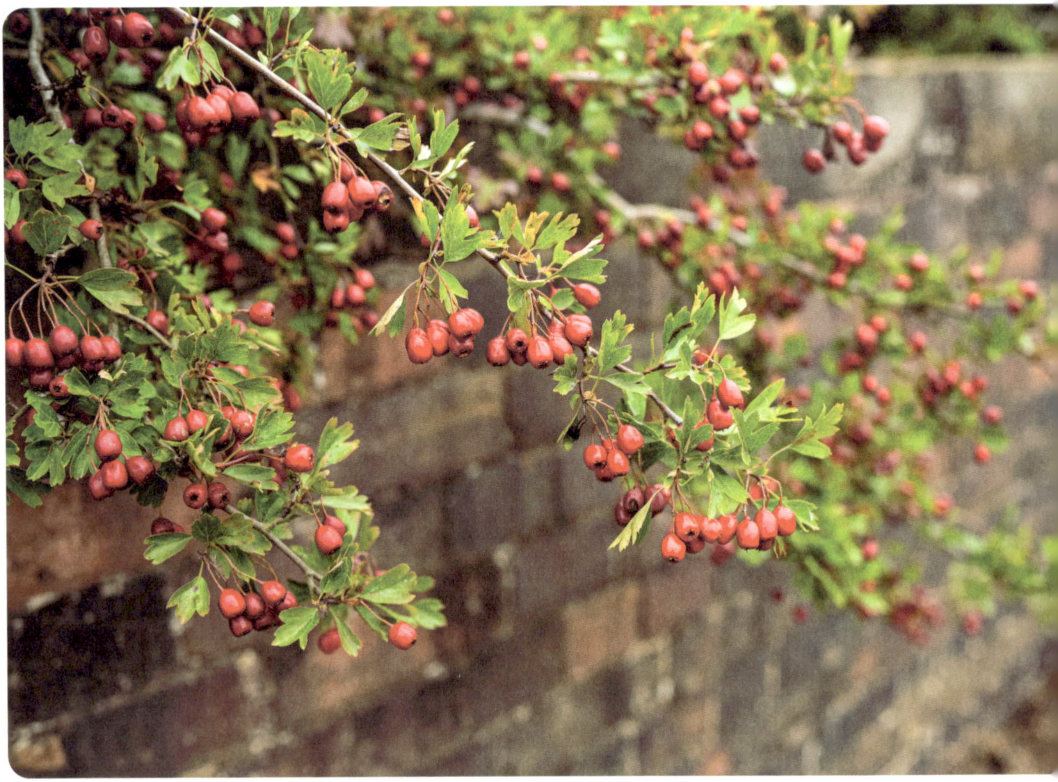

BOTANISCHER NAME	*Crataegus monogyna / C. laevigata*
PFLANZENFAMILIE	Rosengewächse *(Rosaceae)*
ERNTE	Mai–Juni (Blüten); August–September (Früchte)
PFLANZENTEILE FÜR TEE	Blüten und Früchte
ERKENNUNG	Blätter drei- bis fünflappig, gezähnt; Blüten weiß (selten rosa)
FUNDORTE	Hecken, Waldränder, Gebüsche
BESONDERE INHALTSSTOFFE	Flavonoide, oligomere Procyanidine (OPC), Triterpene
WICHTIGE EIGENSCHAFTEN	herzstärkend, durchblutungsfördernd, mild blutdrucksenkend, beruhigend (traditionell)
WARNHINWEISE	Bei bestehenden Herzerkrankungen oder Einnahme von Digitalis- und Blutdruckmedikamenten sollte die Anwendung ärztlich abgestimmt werden. Die Wirkung baut sich langsam auf und zeigt sich meist nach 2–6 Wochen regelmäßiger Einnahme.

WEISSDORN

HERZSPEZIALIST UNTER DEN ROSENGEWÄCHSEN

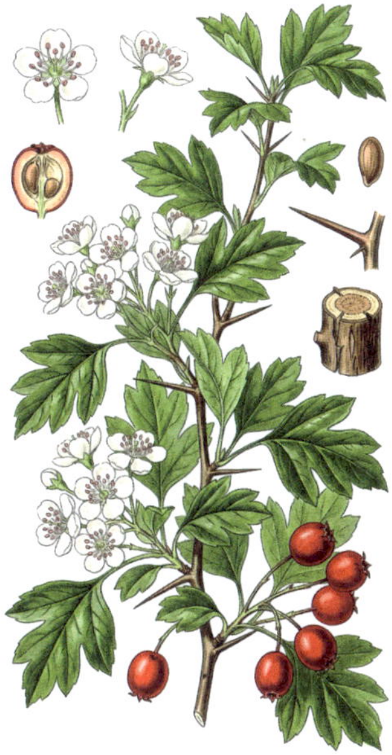

Der Weißdorn *(Crataegus spp.)* ist ein traditionsreiches Gehölz und eine der wichtigsten Pflanzen deiner Tee-Apotheke, wenn du das **Herz sanft stärken** möchtest. Seine Inhaltsstoffe unterstützen die Pumpkraft des Herzens und fördern die Durchblutung, weshalb er vor allem bei nachlassender Herzleistung im höheren Alter eine wertvolle Rolle spielt.

Bei den Weißdornen handelt es sich um Sträucher oder kleine Bäume aus der Familie der Rosengewächse, die bis zu zwölf Meter hoch werden können. In Mitteleuropa sind der Eingrifflige Weißdorn (Crataegus monogyna) und der Zweigrifflige Weißdorn (Crataegus laevigata) am häufigsten. Typisch sind ihre tief gelappten, gezähnten Blätter sowie die dichten weißen Blütenstände.

Als Sammelgut eignen sich sowohl die Blüten als auch die Früchte. Die weißen **Blüten** erscheinen zwischen **Mai und Juni** und verströmen wegen des enthaltenen Trimethylamins einen überraschend fischartigen Geruch. Die **Früchte** reifen im **Spätsommer**, schmecken mehlig-säuerlich und enthalten wertvolle sekundäre Pflanzenstoffe.

Die herzstärkende Wirkung des Weißdorns beruht vor allem auf **Flavonoiden** und **oligomeren Procyanidinen**, ergänzt durch **Triterpene** und weitere phenolische Verbindungen.

Anwendungsgebiete[66]

Weißdorn **verbessert nachweislich die Leistungsfähigkeit des Herzens** bei leichter Herzschwäche (NYHA I–II), steigert das Schlagvolumen und fördert die Durchblutung im Herzbereich. Er wirkt leicht gefäßerweiternd und mild blutdrucksenkend, insbesondere in Stresssituationen. Die wissenschaftlich gesicherte Anwendung umfasst die **unterstützende Behandlung des Altersherzens und leichter Kreislaufschwäche**. Für Herzrhythmusstörungen oder arteriosklerotische Veränderungen liegen hingegen keine ausreichenden Belege vor.

In der Volksmedizin gilt Weißdorntee als sanft beruhigend und wird bei Nervosität, Schlafstörungen, leichtem Schwindel und während der Wechseljahre eingesetzt. Zur allgemeinen Herzstärkung hat sich eine Mischung aus 60 % Weißdornblüten und 40 % Zitronenverbene (siehe Seite 183) bewährt, die als harmonisierend und entspannend gilt.

ZUBEREITUNG

Für eine Tasse Tee (250 ml) verwendest du 1 gehäuften TL Blüten, Früchte oder eine Mischung daraus. Da die Früchte fest sind, empfiehlt es sich, sie vor dem Aufgießen leicht anzustoßen. Übergieße das Pflanzengut mit kochendem Wasser und lasse den Tee 7–10 Minuten ziehen. Der leicht bittere Geschmack lässt sich gut mit Honig oder süßlichen Blüten wie der Linde abrunden.

66 Quellen und Referenzen: kostbarenatur.net/weissdorn

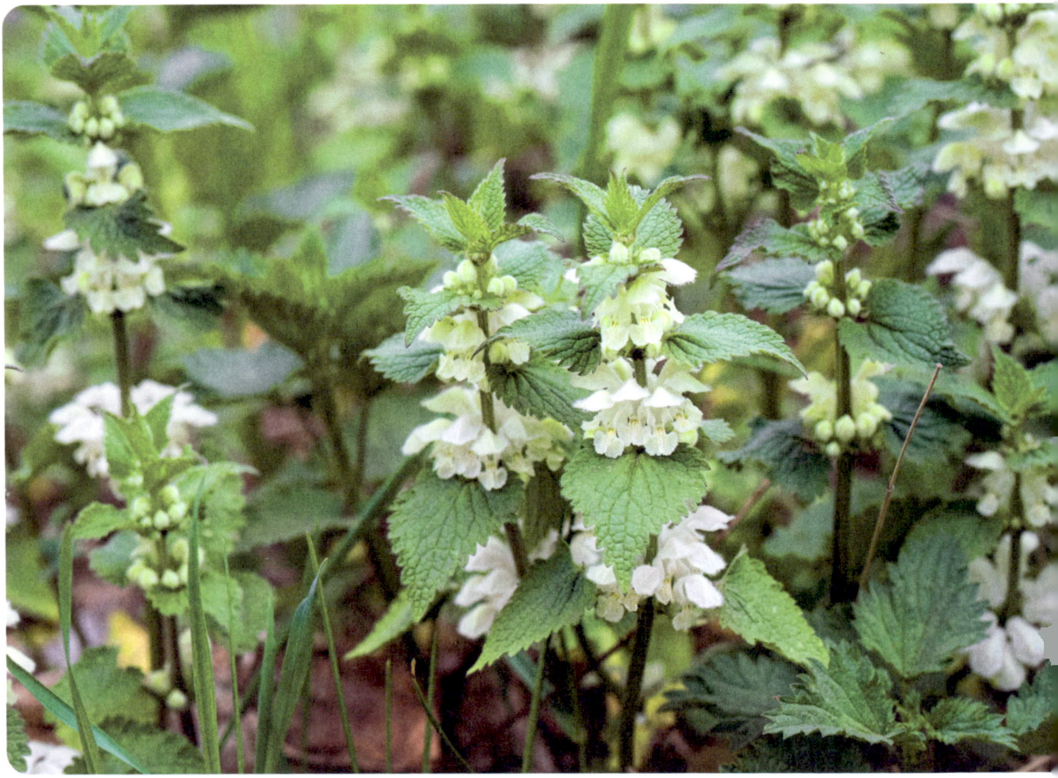

BOTANISCHER NAME	*Lamium album*
PFLANZENFAMILIE	Lippenblütengewächse *(Lamiaceae)*
ERNTE	Mai–Juni (Blüten)
PFLANZENTEILE FÜR TEE	Blüten
ERKENNUNG	Blätter eiförmig, am Rand gesägt, brennnesselähnlich; Blüten weiß
FUNDORTE	Wegränder, Gräben, Zäune, Ruderalflächen (stickstoffreiche Böden)
BESONDERE INHALTSSTOFFE	Schleimstoffe (Polysaccharide), Flavonoide, Gerbstoffe, Iridoide
WICHTIGE EIGENSCHAFTEN	reizmildernd, wohltuend für Atemwegs- und Magen-Darm-Schleimhäute, mild krampflösend; traditionelle Anwendung für Frauenbeschwerden
WARNHINWEISE	Keine bekannten Risiken. Schleimstoffe können die Aufnahme anderer Medikamente leicht verzögern.

WEISSE TAUBNESSEL

HILFE FÜR ATEMWEGE UND BEI FRAUENLEIDEN

Die Weiße Taubnessel *(Lamium album)* ist die verbreitetste Taubnesselart Mitteleuropas und ein mild wirkendes Kraut in deiner Tee-Apotheke. Obwohl sie der Brennnessel (siehe Seite 61) äußerlich ähnelt, besitzt sie keine Brennhaare. Ihre Blüten werden vor allem dazu genutzt, **Schleimhautreizungen in den Atemwegen zu lindern**, genutzt und gelten in der Volksheilkunde als traditionelles Mittel bei Frauenbeschwerden.

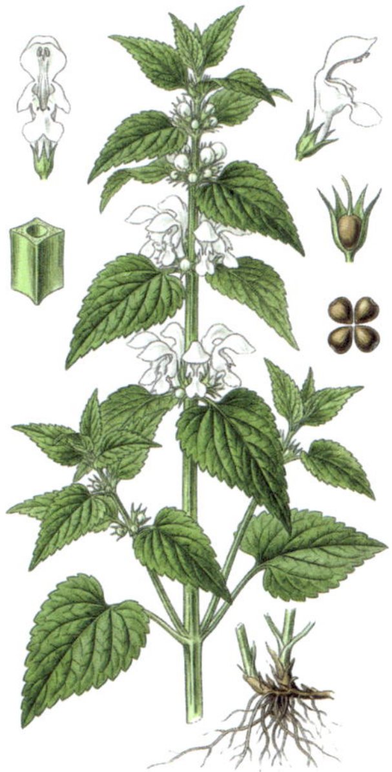

Diese anpassungsfähige Staude aus der Familie der Lippenblütengewächse ist in Europa und Nordasien heimisch. Sie wächst bevorzugt auf stickstoffreichen Böden und ist häufig an Wegrändern, Zäunen, Gräben und Ruderalflächen anzutreffen.

Als Sammelgut dienen die zarten **Blüten**, die zwischen **Mai und Juni** geerntet werden. Sie duften leicht honigartig und schmecken mild-süßlich. Auch die Purpur-Taubnessel *(Lamium purpureum)* und die Goldnessel *(Lamium galeobdolon)* können für Kräutertees genutzt werden, besitzen aber eine weniger gut dokumentierte medizinische Anwendung als die Weiße Taubnessel.

Die therapeutisch relevanten Inhaltsstoffe der Taubnessel sind vor allem **Schleimstoffe (Polysaccharide), Flavonoide, Gerbstoffe und Iridoide**.

Anwendungsgebiete[67]

Die enthaltenen Schleimstoffe legen sich schützend über gereizte Schleimhäute und mildern **Reizungen in den oberen Atemwegen sowie im Magen-Darm-Trakt**. Dies macht den Tee zu einem sanften Begleiter bei trockenem Reizhusten und leichten Magenbeschwerden. Flavonoide und Gerbstoffe tragen unterstützend zu krampflösenden und entzündungshemmenden Effekten bei, wenngleich hierzu keine spezifischen klinischen Studien vorliegen.

In der Volksmedizin gilt die Weiße Taubnessel als klassisches Frauenkraut, das Menstruations- und Wechseljahresbeschwerden lindert. Zusätzlich wird sie als beruhigendes Mittel bei Nervosität, als einschlafförderndes Hausmittel und als „blutreinigende" Pflanze eingesetzt – Bewertungen, die aus der traditionellen Erfahrungsheilkunde stammen und nicht wissenschaftlich abgesichert sind.

ZUBEREITUNG

Für eine Tasse Taubnesseltee (250 ml) verwendest du 2 TL frische oder getrocknete Blüten. Übergieße sie mit kochendem Wasser und lasse den Tee abgedeckt 10 Minuten ziehen. Der milde, leicht süßliche Tee wird am besten warm getrunken, um die reizlindernde Wirkung auf die Atemwege zu unterstützen.

67 Quellen und Referenzen: kostbarenatur.net/weisse-taubnessel

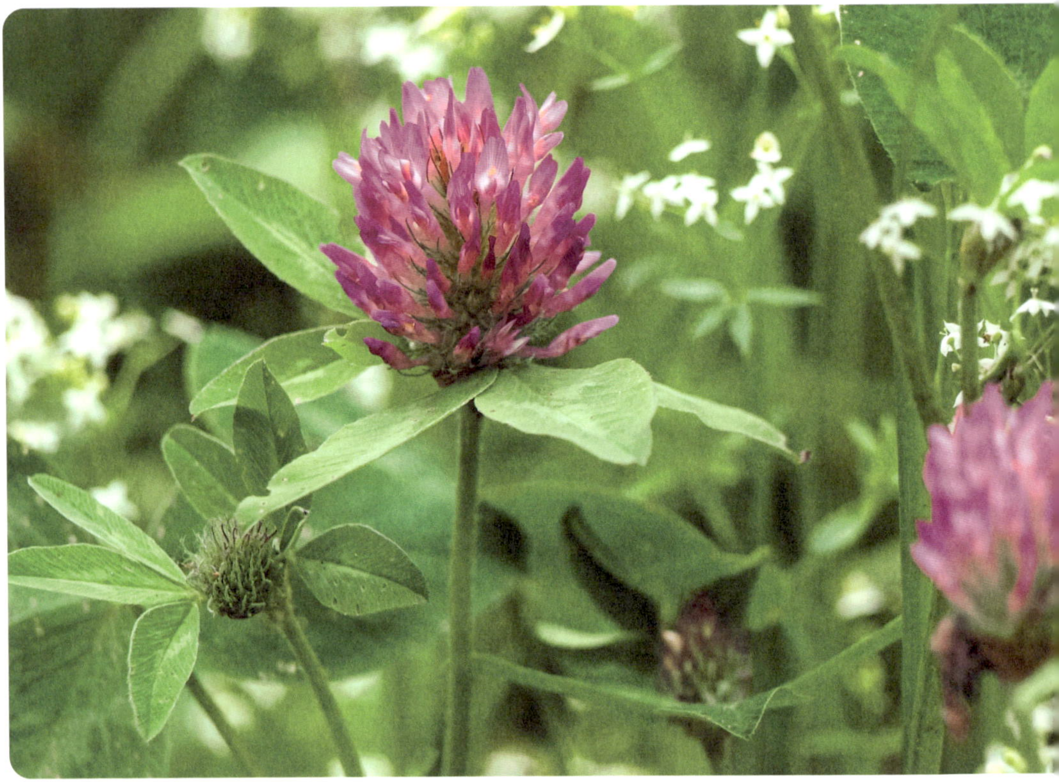

BOTANISCHER NAME	*Trifolium pratense*
PFLANZENFAMILIE	Hülsenfrüchtler *(Fabaceae)*
ERNTE	Mai–August (Blütenköpfe)
PFLANZENTEILE FÜR TEE	Blütenköpfe
ERKENNUNG	Blätter dreizählig gefiedert, eiförmig, mit hellem, v-förmigem Fleck; Blüten tiefrosa bis purpurrot
FUNDORTE	Wiesen, Wegränder, Feldraine, Weiden und extensiv genutzte Grünflächen
BESONDERE INHALTSSTOFFE	Isoflavone (Phytoöstrogene, z. B. Formononetin, Biochanin A), weitere Flavonoide und phenolische Verbindungen, Cumarin-Derivate (wenig)
WICHTIGE EIGENSCHAFTEN	phytoöstrogen wirkend (Unterstützung bei Wechseljahresbeschwerden), traditionell, entzündungshemmend, stoffwechselunterstützend
WARNHINWEISE	Nicht anwenden in Schwangerschaft/Stillzeit, bei hormonabhängigen Tumoren, hormonellen Therapien oder Gerinnungsstörungen (bzw. Einnahme von Blutverdünnern). Wiesenklee nur kurmäßig verwenden und bei bestehenden Erkrankungen ärztlichen Rat einholen.

WIESENKLEE

HILFE BEI WECHSELJAHRESBESCHWERDEN

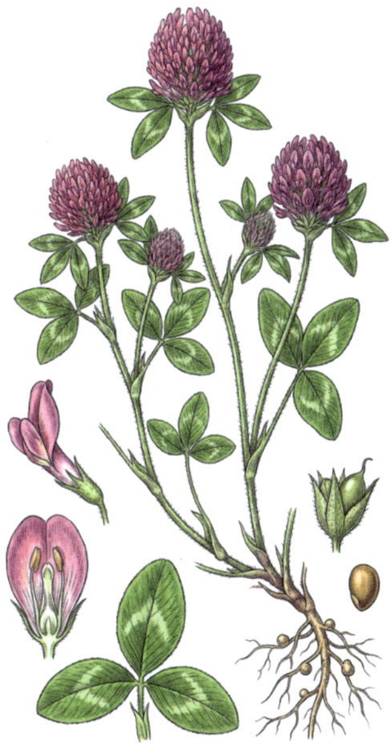

Der Wiesenklee *(Trifolium pratense)*, umgangssprachlich meist als Rotklee bezeichnet, ist ein vertrauter Vertreter aus der Familie der Hülsenfrüchtler und ein vielseitiges Kraut in deiner Tee-Apotheke. Er wird vor allem wegen seiner Isoflavone als pflanzliche Unterstützung bei Wechseljahresbeschwerden wie Hitzewallungen und innerer Unruhe eingesetzt und gilt daneben in der Volksheilkunde als sanftes Stärkungsmittel in Kur-Anwendungen.

Der Wiesenklee gehört zur Unterfamilie der Schmetterlingsblütler und ist ursprünglich von Europa über Westasien bis nach Nordafrika verbreitet. Heute wird er weltweit als eiweißreiche Futterpflanze kultiviert. Er besiedelt bevorzugt nährstoffreiche Wiesen, Wegränder und Feldraine in sonnigen bis halbschattigen Lagen und wächst am liebsten auf lockeren, mäßig feuchten, eher kalkarmen Böden.

Für Tee dienen die **Blütenköpfe**. Die günstigste Sammelzeit ist je nach Standort von **Mai bis Ende August**, wenn die Blüten vollständig geöffnet sind. Der Tee schmeckt mild und leicht süßlich. Du kannst ihn sowohl heiß als auch abgekühlt trinken.

Die therapeutische Bedeutung des Wiesenklees im Zusammenhang mit den Wechseljahren beruht vor allem auf seinem Gehalt an **Isoflavonen**. Diese Pflanzenstoffe wirken als **Phytoöstrogene**: Sie ähneln in ihrer Struktur den körpereigenen Östrogenen und können an Östrogenrezeptoren binden.

Anwendungsgebiete[68]

Klinische Studien zu Isoflavon-Extrakten aus Wiesenklee zeigen Hinweise auf eine moderate **Linderung von Hitzewallungen und weiteren Wechseljahresbeschwerden**. Für Teeaufgüsse liegen weniger Daten vor, er kann aber unterstützend wirken. Experimentelle Studien untersuchen zudem mögliche entzündungshemmende und krebspräventive Effekte, deren Nutzen und Risiken jedoch wissenschaftlich noch unklar sind.

Volksheilkundlich wird Wiesenklee als blutreinigendes und tonisierendes Kraut genutzt, etwa bei Gicht, rheumatischen Beschwerden, Hautproblemen, zur Leberunterstützung und zur Rekonvaleszenz.

ZUBEREITUNG

Für eine Tasse Tee (ca. 250 ml) verwende 1 gehäuften TL frische oder getrocknete Blütenköpfe. Übergieße sie mit kochendem Wasser und lasse den Ansatz abgedeckt 10 Minuten ziehen, bevor du die Blüten abseihst. Der Tee schmeckt mild und lässt sich mit etwas Honig oder einem Schuss Zitronen- oder Apfelsinensaft abrunden. Trinke ein bis drei Tassen täglich, vorzugsweise kurmäßig über einige Wochen.

68 Quellen und Referenzen: kostbarenatur.net/wiesenklee

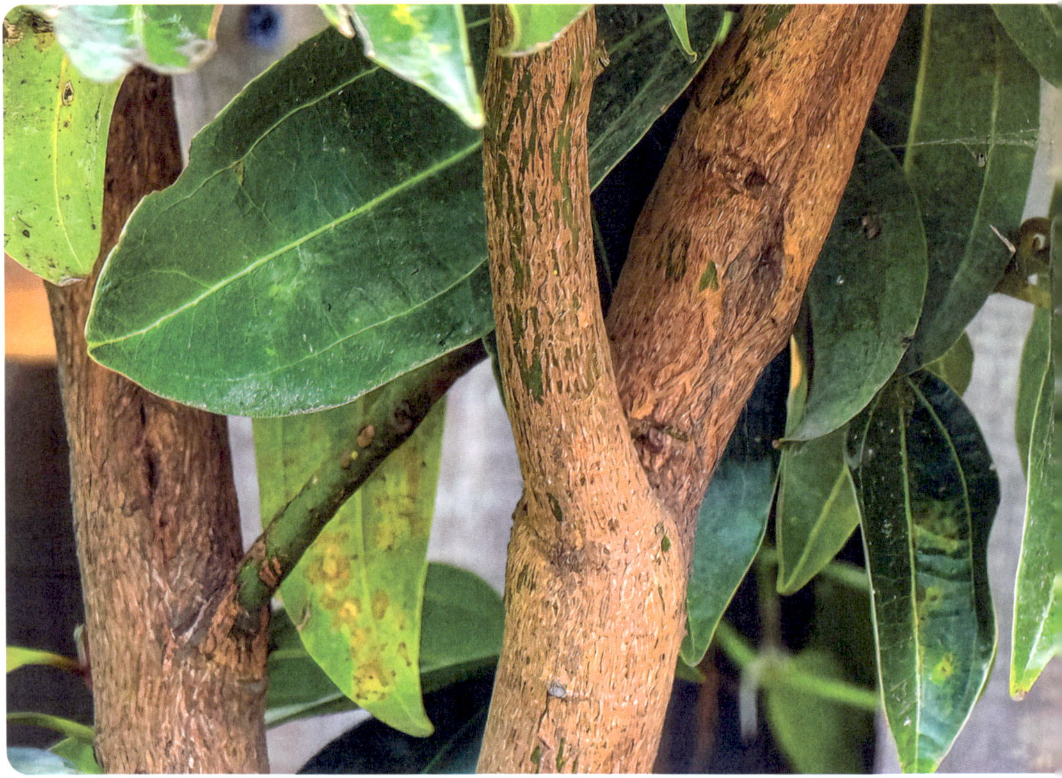

BOTANISCHER NAME	*Cinnamomum verum* (Echter Zimtbaum)
PFLANZENFAMILIE	Lorbeergewächse *(Lauraceae)*
ERNTE	ganzjährig (Rinde)
PFLANZENTEILE FÜR TEE	getrocknete Rinde (Stangen oder Pulver)
ERKENNUNG	Blätter oval, ledrig, glänzend; Blüten gelblich-weiß
FUNDORTE	Kulturpflanze; tropische Plantagen (Sri Lanka, Indonesien)
BESONDERE INHALTSSTOFFE	ätherische Öle (v. a. Zimtaldehyd), Polyphenole, Gerbstoffe, geringe Cumarinmengen (Ceylon-Zimt)
WICHTIGE EIGENSCHAFTEN	verdauungsfördernd, krampflösend, antimikrobiell (in vitro), wärmend (traditionell), stoffwechselbegleitend (traditionell)
WARNHINWEISE	Bevorzuge Ceylon-Zimt, da Cassia-Zimt sehr hohe Cumarinwerte enthält (potenziell leberschädigend bei Überdosierung). Bei Diabetes, Einnahme von Antidiabetika oder Blutverdünnern ist eine ärztliche Rücksprache erforderlich.

ZIMT

WÄRMEND FÜR VERDAUUNG UND STOFFWECHSEL

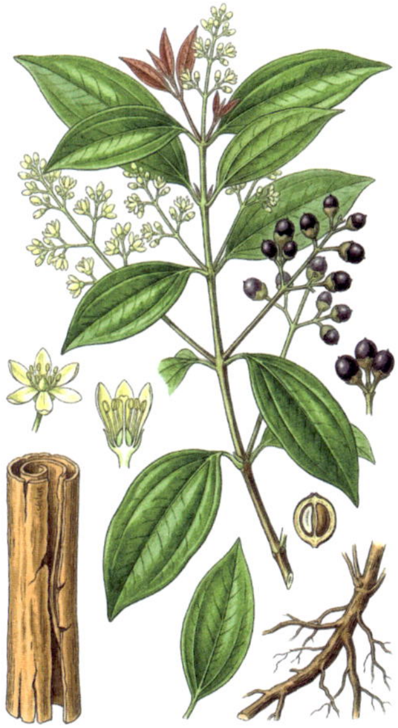

Der Zimt, die getrocknete Rinde des Echten Zimtbaums *(Cinnamomum verum)* oder verwandter Arten, ist ein aromatisches, wärmendes Gewürz. Er wird traditionell geschätzt, wenn es darum geht, **die Verdauung zu unterstützen, Blähungen und leichte Krämpfe zu lindern**. Auch seine mögliche Wirkung auf den Blutzuckerspiegel wird häufig diskutiert, ist jedoch wissenschaftlich nur begrenzt gesichert. Sein feines Aroma macht ihn zu einem beliebten Bestandteil winterlicher Kräutermischungen.

Der Echte Zimtbaum gehört zur Familie der Lorbeergewächse und war ursprünglich auf Ceylon (Sri Lanka) heimisch. Heute wird er in zahlreichen tropischen Ländern kultiviert.

⚠ Für therapeutische Zwecke solltest du immer die Rinde des **Echten Zimtbaums („Ceylon Zimt")** bevorzugen, da dieser im Vergleich zu „Cassia-Zimt" deutlich weniger Cumarin enthält. Cumarin kann in hohen Dosen leberschädigend wirken.

Zur Teezubereitung dient die getrocknete Rinde. Zimt-Tee wird pur verwendet, rundet aber auch andere Tees wie Apfelschalen-, Melissen- oder Schwarztee ab. Die wirksamen Eigenschaften des Zimts beruhen vor allem auf seinem Gehalt an **ätherischen Ölen (insbesondere Zimtaldehyd)** sowie verschiedenen **Polyphenolen** und **Gerbstoffen**.

Anwendungsgebiete[69]

Gut belegt sind seine krampflösenden und verdauungsfördernden Eigenschaften, die auf Zimtaldehyd und Gerbstoffe zurückgehen. Die ätherischen Öle zeigen zudem ausgeprägte antimikrobielle Effekte in vitro. Studien liefern Hinweise darauf, dass Zimt die Insulinempfindlichkeit moderat verbessern und Nüchternglukose sowie Blutfettwerte leicht beeinflussen kann. Die Ergebnisse sind jedoch uneinheitlich und reichen nicht für eine gesicherte therapeutische Empfehlung aus.

Zimt wird seit Jahrhunderten als wärmendes, appetitanregendes und durchblutungsförderndes Gewürz genutzt. Volksheilkundlich wird er bei Erkältungen, leichten Schmerzen, zur Linderung von Menstruations- oder Wechseljahresbeschwerden sowie unterstützend bei Gewichtsreduktionskuren eingesetzt.

ZUBEREITUNG

Für die Teezubereitung (250 ml) übergieße ½ Zimtstange oder ½ TL Pulver mit kochendem Wasser und lasse den Tee 10 Minuten ziehen. Als unterstützende Anwendung für Stoffwechsel und Verdauung kannst du 1–2 Tassen ungesüßten Zimttee täglich vor den Mahlzeiten trinken (bei bestehenden Stoffwechselerkrankungen nur nach ärztlicher Rücksprache).

69 Quellen und Referenzen: kostbarenatur.net/zimt

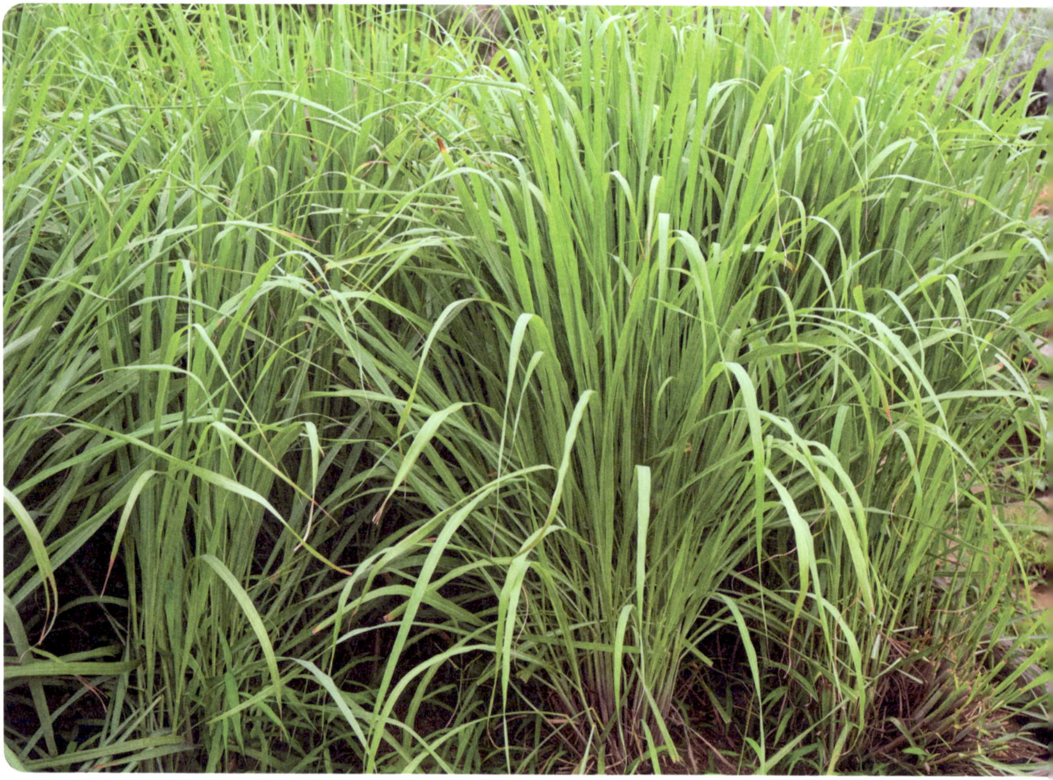

BOTANISCHER NAME	*Cymbopogon citratus*
PFLANZENFAMILIE	Süßgräser *(Poaceae)*
ERNTE	ganzjährig (Stängel)
PFLANZENTEILE FÜR TEE	zerkleinerte Stängel
ERKENNUNG	Blätter lang, schmal, grasartig; Blüten unscheinbar, gelblich
FUNDORTE	Kulturpflanze; feuchte, warme Standorte in tropischen und subtropischen Regionen
BESONDERE INHALTSSTOFFE	ätherische Öle (v. a. Citral), Flavonoide
WICHTIGE EIGENSCHAFTEN	aromatisch, krampflösend (experimentell), antibakteriell (*in vitro*), traditionell beruhigend
WARNHINWEISE	Kann bei Überempfindlichkeit gegen Gräser oder ätherische Öle Reaktionen auslösen.

ZITRONENGRAS

FRISCHE FÜR MAGEN UND NERVEN

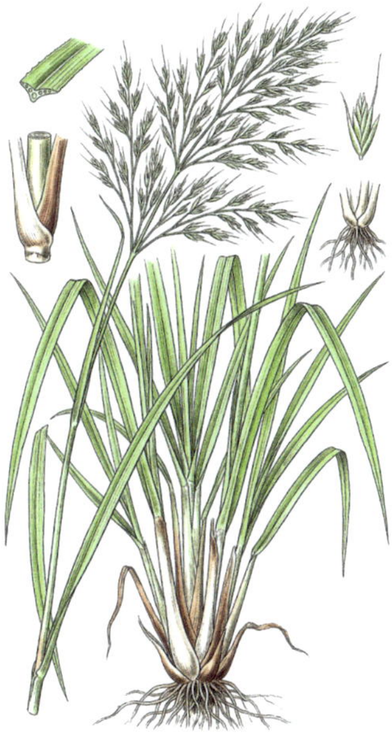

Das Zitronengras *(Cymbopogon citratus)*, auch Lemongras genannt, ist ein aromatisches Süßgras und ein vielseitig verwendetes Kraut in deiner Tee-Apotheke. Sein zitronenähnlicher Duft und der erfrischende Geschmack machen es zu einem beliebten Begleiter, wenn du deinen **Magen beruhigen** oder neue Leichtigkeit in deinen Tag bringen möchtest.

Dieses bis zu zwei Meter hohe Gras stammt wahrscheinlich aus Indien und Sri Lanka und wird heute in vielen tropischen und subtropischen Regionen kultiviert. Für Tee nutzt du die **Stängel**, die zuvor zerkleinert werden sollten. Sie enthalten ätherische Öle, Flavonoide und geringe Mengen an Mineralstoffen und Vitaminen – Letztere spielen im Teeaufguss allerdings kaum eine Rolle.

Die wesentliche Wirkkomponente sind die **ätherischen Öle** mit dem Hauptbestandteil **Citral**, ergänzt durch weitere Duftstoffe wie Geraniol und Limonen, die gemeinsam für den charakteristischen Duft und die zentralen pflanzlichen Effekte verantwortlich sind.

Anwendungsgebiete[70]

Die ätherischen Öle – insbesondere Citral – zeigen in Laborstudien krampflösende (spasmolytische) und antimikrobielle Effekte. Daher gilt Zitronengrastee als sinnvoller Begleiter bei funktionellen **Magen-Darm-Beschwerden und Blähungen**. Eine gesicherte therapeutische Wirksamkeit beim Menschen ist noch nicht ausreichend belegt, doch die traditionell überlieferten Anwendungen werden durch experimentelle Daten gestützt.

In der südostasiatischen Heilkunde wird Zitronengras zur allgemeinen Beruhigung, bei Nervosität und als mild schlafförderndes Mittel genutzt. Ebenso wird es traditionell bei Erkältungen und zur allgemeinen Stärkung eingesetzt. Volksheilkundlich finden sich weitere Zuschreibungen wie eine positive Wirkung auf Blutfette oder den Blutzuckerspiegel.

ZUBEREITUNG

Da die Stängel fest sind, benötigen sie eine längere Ziehzeit. Für eine Tasse Tee (250 ml) verwendest du 1 gehäuften TL zerkleinertes frisches oder getrocknetes Zitronengras und übergießt es mit kochendem Wasser. Lasse den Tee 10–15 Minuten ziehen. Abgekühlt ergibt er einen erfrischenden Durstlöscher, der sich gut mit etwas Zitronensaft kombinieren lässt.

70 Quellen und Referenzen: kostbarenatur.net/zitronengras

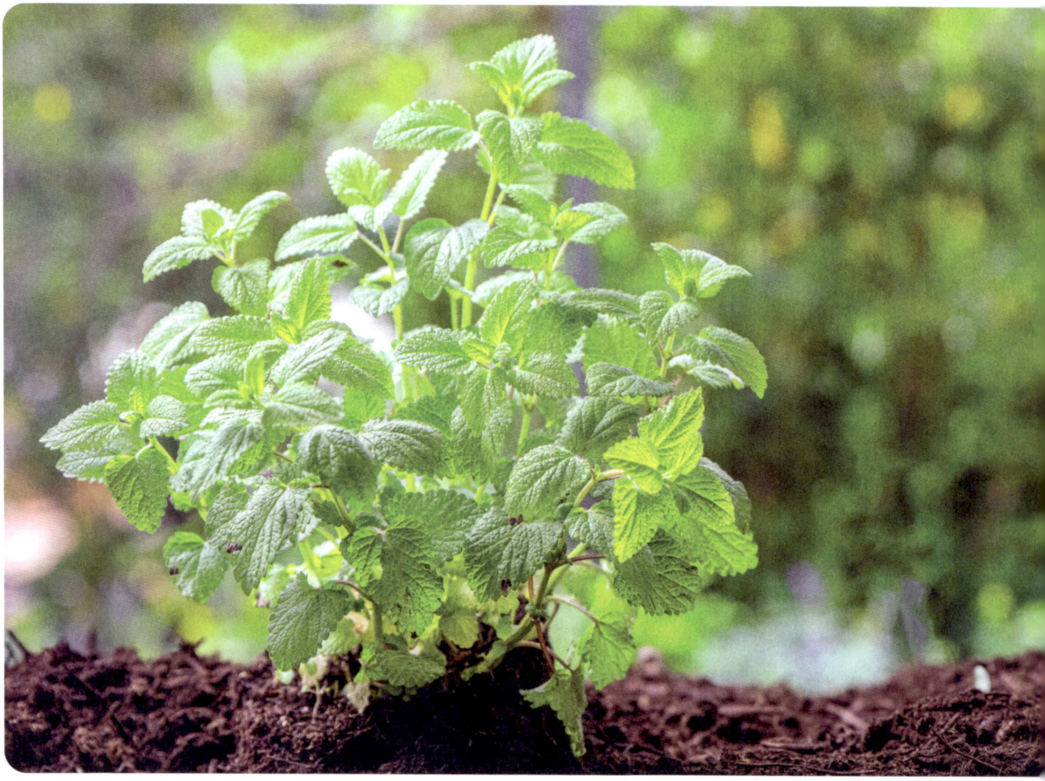

BOTANISCHER NAME	*Melissa officinalis*
PFLANZENFAMILIE	Lippenblütengewächse *(Lamiaceae)*
ERNTE	Mai–Juni (vor der Blüte)
PFLANZENTEILE FÜR TEE	Blätter
ERKENNUNG	Blätter eiförmig, am Rand gesägt, brennnesselähnlich; Blüten weiß bis hellrosa
FUNDORTE	Kulturpflanze; verwildert an Waldrändern, Wegen, Weinbergen
BESONDERE INHALTSSTOFFE	Rosmarinsäure, Flavonoide, Gerbstoffe, ätherische Öle (Citronellal, Citronellol, Geranial, Neral)
WICHTIGE EIGENSCHAFTEN	beruhigend, schlaffördernd, krampflösend, verdauungsfördernd, antiviral (v. a. in Extrakten)
WARNHINWEISE	Bei bestehenden Schilddrüsenerkrankungen oder Einnahme von Schilddrüsenmedikamenten empfiehlt sich eine ärztliche Rücksprache.

ZITRONENMELISSE

ANTIVIRALER BALSAM FÜR DIE SEELE

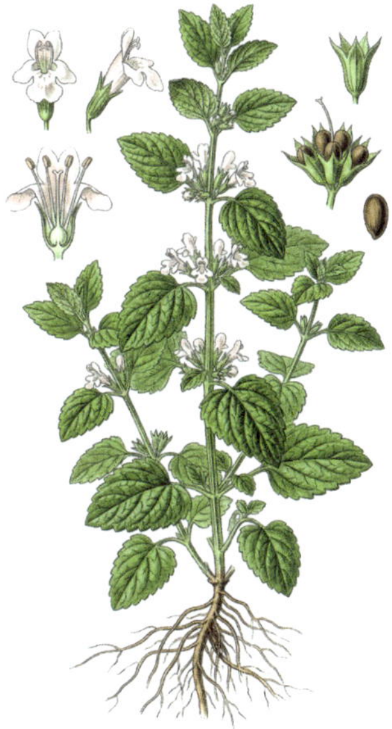

Die Zitronenmelisse *(Melissa officinalis)* ist eine aromatische, wuchsfreudige Staude und ein wichtiger Bestandteil deiner Tee-Apotheke. Sie gilt als verlässlicher Helfer bei **nervöser Unruhe, Einschlafproblemen und funktionellen Magen-Darm-Beschwerden**. Ihr mild-zitroniger Geschmack macht sie zu einem angenehmen Begleiter für jede Tageszeit. Hinweise auf antivirale Effekte sind vorhanden, gesichert vor allem für äußerliche Präparate bei Lippenherpes.

Die Zitronenmelisse gehört zur Familie der Lippenblütengewächse. Ihr ursprüngliches Verbreitungsgebiet reicht vom Mittelmeerraum bis nach Westasien. Durch Klostergärten und die Anbauvorschrift des „Capitulare de Villis“ Karls des Großen verbreitete sie sich früh in Europa.

Die **Blätter** werden idealerweise von **Mai bis Juni** geerntet, kurz vor der Blütezeit, da sie dann das feinste Aroma und die höchste Konzentration an wirksamen Inhaltsstoffen besitzen. Für Tee verwendest du ausschließlich die Blätter; Stängel haben kaum therapeutische Bedeutung.

Die Wirkung der Zitronenmelisse beruht auf einem Zusammenspiel von **ätherischen Ölen, Flavonoiden, Gerbstoffen** und vor allem phenolischen Säuren wie **Rosmarinsäure**, die wesentlich zu den beruhigenden Eigenschaften beitragen.

Anwendungsgebiete[71]

Zitronenmelisse wirkt nachweislich beruhigend und leicht krampflösend. Sie wird empfohlen, um nervös bedingte **Einschlafstörungen, innere Unruhe sowie funktionelle Magen-Darm-Beschwerden** zu behandeln. Extrakte der Pflanze besitzen zudem antivirale Eigenschaften, die äußerlich bei Lippenherpes unterstützend eingesetzt werden können; für den innerlich genommenen Tee bestehen lediglich Hinweise auf diese Wirkung.

In der Volksmedizin gilt Zitronenmelisse als tonisierend, schweißtreibend und sanft fiebermindernd. Sie wurde traditionell genutzt, um die Abwehrkräfte zu stärken, zur „Blutreinigung“ sowie als entspannender Abend- und belebender Morgentee.

ZUBEREITUNG

Für eine Tasse Tee (250 ml) verwendest du 1 gehäuften TL getrocknete oder 2 gehäufte TL frische Blätter. Übergieße sie mit kochendem Wasser und lasse den Aufguss abgedeckt 5–8 Minuten ziehen, damit die flüchtigen Aromastoffe erhalten bleiben.

71 Quellen und Referenzen: kostbarenatur.net/zitronenmelisse

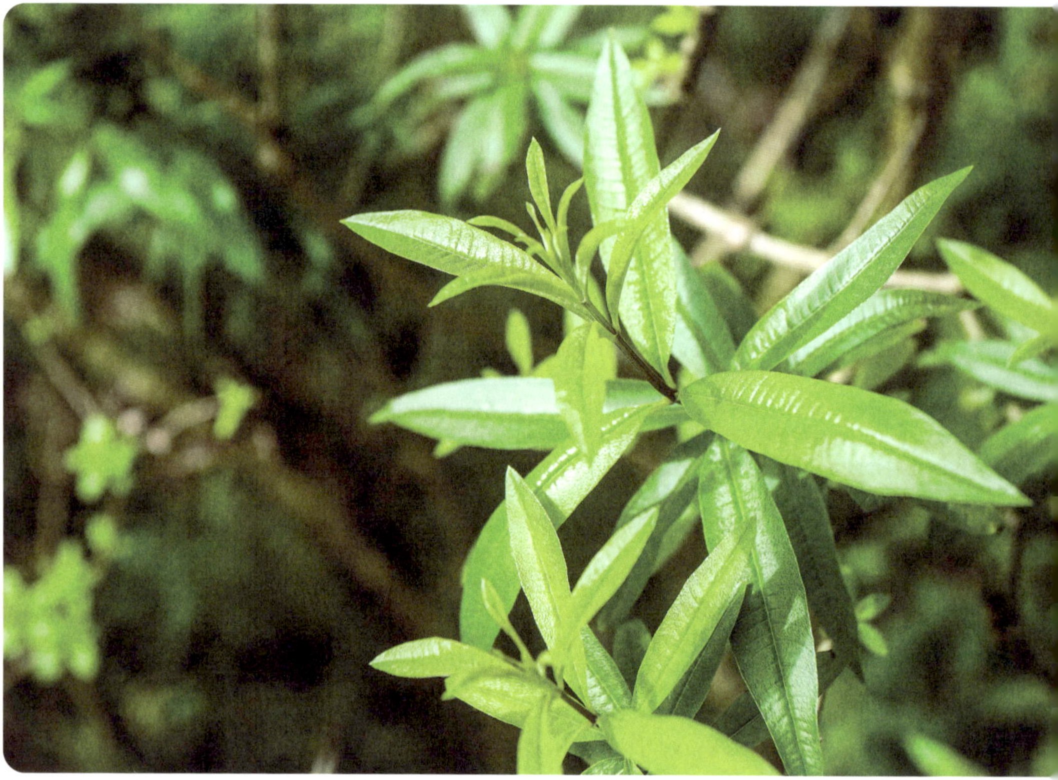

BOTANISCHER NAME	*Aloysia citrodora*
PFLANZENFAMILIE	Eisenkrautgewächse *(Verbenaceae)*
ERNTE	Mai–September (Blätter)
PFLANZENTEILE FÜR TEE	Blätter
ERKENNUNG	Blätter lanzettlich, in Quirlen angeordnet, intensiv duftend; Blüten weiß bis hellviolett
FUNDORTE	Kulturpflanze; vollsonnige, windgeschützte Kübelstandorte
BESONDERE INHALTSSTOFFE	ätherische Öle (v. a. Citral, Limonen), Verbascosid, Flavonoide
WICHTIGE EIGENSCHAFTEN	beruhigend, krampflösend, verdauungsfördernd, entspannend
WARNHINWEISE	Keine bekannten Risiken. Aufgrund des Gehalts ätherischer Öle in der Schwangerschaft vorsichtig anwenden und ggf. Rücksprache halten.

ZITRONENVERBENE

DUFTELIXIER FÜR RUHE UND WOHLBEFINDEN

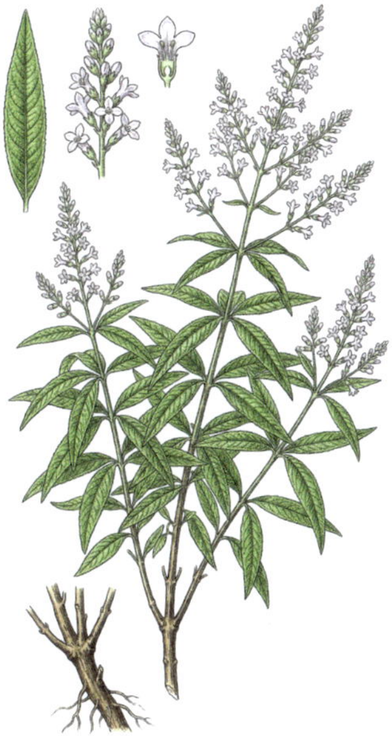

Die Zitronenverbene *(Aloysia citrodora)*, auch Zitronenstrauch oder Verveine genannt, ist ein duftstarkes, laubabwerfendes Gehölz. Sie gilt als sanfter **Begleiter bei nervöser Unruhe und wirkt angenehm entspannend**. Ihr intensiv zitroniges Aroma macht sie zu einem der beliebtesten aromatischen Genusstees.

Die Pflanze gehört zur Familie der Eisenkrautgewächse und stammt ursprünglich aus den Andenregionen Südamerikas. Im 18. Jahrhundert wurde sie in Europa eingeführt und hat sich seitdem als beliebte Kulturpflanze etabliert. Sie bevorzugt vollsonnige, warme und windgeschützte Standorte mit lockeren, humusreichen Böden.

Als Erntegut dienen die aromatischen **Blätter**, die du den ganzen **Sommer** über pflücken kannst. Da die Zitronenverbene nicht winterhart ist, eignet sie sich besonders für die Kübelkultur. Vor dem ersten Frost werden die Triebe um etwa ein Drittel zurückgeschnitten und die Pflanze hell und frostfrei bei etwa 4–5 °C überwintert. Während dieser Zeit sollte nur sparsam gegossen werden.

Die Wirkung der Zitronenverbene geht vor allem auf ihre **ätherischen Öle (insbesondere Citral und Limonen)** sowie auf **Verbascosid** und verschiedene Flavonoide zurück. Diese Stoffe besitzen beruhigende, krampflösende und verdauungsfördernde Eigenschaften.

Anwendungsgebiete[72]

Zitronenverbene wirkt entspannend, ausgleichend und fördert das allgemeine Wohlbefinden. Studien zeigen eine spasmolytische Wirkung, die **Magen-Darm-Krämpfe lindern** kann. Auch eine milde beruhigende Wirkung ist belegt, sodass sich Zitronenverbene sinnvoll einsetzen lässt, um **bei Stress und innerer Anspannung zu unterstützen.** Positive Hinweise auf eine Verbesserung der Schlafqualität existieren, gelten jedoch nicht als eindeutig wissenschaftlich gesichert.

In der traditionellen Kräuterkunde wird Zitronenverbenetee bei Verdauungsbeschwerden, nervös bedingten Unruhezuständen, Kopfschmerzen und leichten krampfartigen Beschwerden eingesetzt. Durch seine entspannende Qualität gilt er seit jeher als harmonisierender Alltagsbegleiter.

ZUBEREITUNG

Für eine Tasse Tee (ca. 250 ml) übergießt du 1–2 TL frische oder getrocknete Blätter mit kochendem Wasser und lässt den Aufguss abgedeckt 8–10 Minuten ziehen. Zitronenverbene eignet sich auch hervorragend als erfrischendes Kaltgetränk, da ihr Aroma beim Abkühlen erhalten bleibt.

72 Quellen und Referenzen: kostbarenatur.net/zitronenverbene

Nachschlagewerke

BASIS-TEE-APOTHEKE (12 WICHTIGSTE PFLANZEN)

Die Basis-Tee-Apotheke auf Seite 186 zeigt dir, wie weit du schon mit nur 12 Heilpflanzen kommst. Diese ausgewählten Kräuter decken einen Großteil der typischen Alltagsbeschwerden ab – von Erkältung über Verdauung bis hin zu Stress und Schlafproblemen. Zu jedem Symptom findest du darin die richtige, sofort anwendbare Teemischung. Bezugsquellen für die 12 Teesorten: *smar.cc/tee*

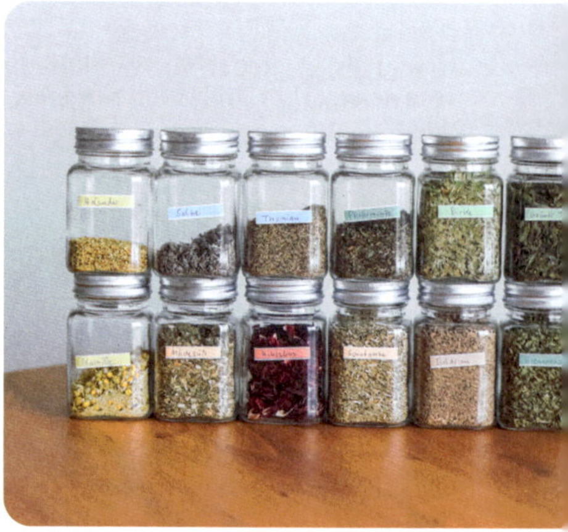

Alle weiterführenden Details, Hinweise zur Sicherheit und wissenschaftliche Hintergründe findest du im jeweiligen Pflanzenprofil. Die Basis-Tee-Apotheke ist dein schneller Startpunkt: Wenn du die wirksamsten und vielseitigsten Teesorten suchst oder anbauen willst, dann nimm diese! So bist du sofort handlungsfähig, selbst wenn du (noch) nicht alle 70 Pflanzen im Buch kennst oder sammelst.

TEE-PFLANZE	HAUPTANWENDUNGSGEBIETE, DIE SIE ABDECKT
1. Thymian	Husten, Erkältung, zäher Schleim, bakterielle Infektionen
2. Kamille	Magen-Darm-Beschwerden, Krämpfe, Entzündung, Schleimhäute
3. Pfefferminze	Übelkeit, Verdauungsprobleme, Kopfschmerzen, Erkältung
4. Salbei	Entzündungen in Mund, Hals u. Rachen, Schweiß, bakterielle Infektionen
5. Holunder	Erkältung, Fieber, Stärkung des Immunsystems
6. Brennnessel	Stoffwechselanregung, Durchspülung, Hautprobleme, Mineralstoffmangel
7. Birkenblätter	Durchspülung von Nieren/Blase, Entschlackung
8. Schafgarbe	Menstruationskrämpfe, Frauenheilkunde, Schleimhautprobleme
9. Baldrian	Schlaf, Stress, nervöse Anspannung
10. Mädesüß	Schmerzen, Entzündungen, Fieber
11. Hibiskus	Blutdruck, Herz-Kreislauf-Probleme, Antioxidantien
12. Grüner Tee	Energie, Konzentration, Antioxidantien, Stoffwechsel

SYMPTOM-REGISTER: WELCHER TEE HILFT BEI WELCHEN BESCHWERDEN?

Das Symptom-Register auf Seite 188 ist dein schneller Wegweiser: Hier findest du für jedes häufige Beschwerdebild jene Pflanzen, die traditionell oder wissenschaftlich zur Linderung eingesetzt werden. Es führt dich gezielt zu passenden Tees und verweist direkt auf die entsprechenden Pflanzenprofile (alphabetisch ab Seite 43) für Wirklogik, Sicherheit und Zubereitung.

Das Register dient als praktische Einstiegshilfe zur Orientierung bei **leichten bis moderaten Beschwerden**. Bei starken Schmerzen, anhaltenden Symptomen oder ernsthaften Erkrankungen ersetzt es keine ärztliche Diagnose oder Behandlung.

DEINE GANZ PERSÖNLICHE TEE-APOTHEKE

Nun hältst du diesen Schatz an altem Wissen und wissenschaftlichen Erkenntnissen in deinen Händen. Wir haben uns angeschaut, was die Natur alles kann, wie man sie bewahrt und welche Pflanzen uns besonders guttun. Dieses Buch ist vor allem eines: Eine Einladung, dir selbst etwas Gutes zu tun. Es ist der Startschuss für deine ganz persönliche Tee-Apotheke. Werde kreativ – probiere aus, was dir guttut, sammle und mische, was dein Herz begehrt, und finde deine ganz eigenen Lieblingsrezepte.

Wir hoffen sehr, dass *Die Tee-Apotheke* für dich mehr wird als nur ein Nachschlagewerk im Regal. Möge es ein treuer Begleiter in der Küche sein, voller Eselsohren und Teeflecken – ein Zeichen dafür, dass es lebt und genutzt wird. Lass es dir schmecken, spüre die Wärme und genieße die wunderbare Kraft, die in jeder einzelnen Pflanze steckt.

Wir freuen uns über deine Rückmeldungen! Hinterlasse gern deine Anmerkungen, Fragen, Lob oder Kritik direkt auf der Verlagsseite zum Buch: *smarticular.net/tee-apotheke*

Auf deine Gesundheit und viele genussvolle Momente!

BASIS-TEE-APOTHEKE

ANWENDUNGSGEBIET	MISCHUNG (PRO TASSE 250 ML)	ZUBEREITUNG	DOSIERUNG	WIRKUNG
Husten	1 TL Thymian, 1 TL Holunder	Kochendes Wasser, 10 Min ziehen lassen	3–4 × täglich	Thymian löst Schleim, ist antibakteriell, Holunder lindert Reizhusten und stärkt Schleimhäute
Reizhusten	1 TL Kamille, ½ TL Salbei	Kochendes Wasser, 8–10 Min	3 × täglich	Kamille beruhigt Schleimhäute, Salbei wirkt entzündungshemmend
Erkältung allgemein	1 TL Holunder, ¾ TL Thymian, ½ TL Pfefferminze	Kochendes Wasser, 10 Min	3–5 × täglich	Holunder schweißtreibend, Thymian keimhemmend, Pfefferminze öffnet Atemwege
Rachenentzündung	1 TL Salbei, 1 TL Kamille	Kochendes Wasser, 10 Min (warm gurgeln)	2 × täglich + gurgeln	Salbei antibakteriell, Kamille lindert Entzündung
Immunsystem stärken	1 TL Holunder, ½ TL grüner Tee, ½ TL Hibiskus	80 °C heißes Wasser (wegen Grüntee), 10 Min	2–3 × täglich	Holunder antiviral, grüner Tee antioxidativ, Hibiskus reich an Vitamin C
Fieber	1½ TL Holunder, ½ TL Mädesüß	Kochendes Wasser, 10 Min	3 × täglich	Holunder schweißtreibend, Mädesüß fiebersenkend
Verdauungsbeschwerden	1 TL Pfefferminze, 1 TL Kamille, ½ TL Thymian	Kochendes Wasser, 8 Min	2–3 × täglich	Pfefferminze entkrampft, Kamille beruhigt, Thymian hemmt Gärung
Blähungen	1 TL Pfefferminze, ½ TL Kamille, ½ TL Thymian	Kochendes Wasser, 8–10 Min	3 × täglich	Kombination aus entkrampfend + entzündungshemmend + karminativ
Magenkrämpfe	1½ TL Kamille, ½ TL Pfefferminze	Heiß, 10 Min	2–3 × täglich	Kamille löst Krämpfe, Pfefferminze entspannt Muskulatur
Gastritis	1 ½ TL Kamille, ½ TL Mädesüß	Kochendes Wasser, 10 Min	2–3 × täglich	Kamille regeneriert Magenschleimhaut, Mädesüß puffert Säure
Durchfall	1 TL Kamille, ½ TL Schafgarbe, ½ TL Pfefferminze	Heiß, 10 Min	3 × täglich	Kamille: entzündungshemmend, Schafgarbe: adstringierend, Pfefferminze: beruhigend
Übelkeit / Reisekrankheit	1½ TL Pfefferminze, ¼ TL grüner Tee	80 °C Wasser, 5–7 Min	2–3 × täglich; 1 Tasse vor Reise	Pfefferminze gegen Übelkeit, grüner Tee stabilisiert Kreislauf
Leber/Galle	1 TL Pfefferminze, ½ TL Brennnessel	Heiß, 8–10 Min	2 × täglich	Pfefferminze regt Gallenfluss an, Brennnessel stärkt Stoffwechsel
Stoffwechsel / Entschlackung	1 TL Brennnessel, ½ TL Birkenblätter, ½ TL Hibiskus	Heiß, 8–10 Min	2–4 × täglich	Brennnessel: durchspülend, Birke: entwässernd, Hibiskus: antioxidativ
Harnwegsinfekt	1 TL Birkenblätter, ¾ TL Brennnessel, ¼ TL Mädesüß	Kochendes Wasser, 10 Min	3–5 × täglich	Birke und Brennnessel: durchspülend, Mädesüß: entzündungshemmend

BASIS-TEE-APOTHEKE

ANWENDUNGSGEBIET	MISCHUNG (PRO TASSE 250 ML)	ZUBEREITUNG	DOSIERUNG	WIRKUNG
Durchspülung	1 TL Birkenblätter, 1 TL Brennnessel	Heiß, 10 Min	4–5 × täglich	Maximale Harnausscheidung durch Birke + Brennnessel
Menstruationskrämpfe	1 TL Schafgarbe, 1 TL Kamille	Kochendes Wasser, 10 Min	2–3 × täglich	Schafgarbe: krampflösend und entzündungshemmend, Kamille: ebenfalls krampflösend
Prämenstruelles Syndrom (PMS)	1 TL Schafgarbe, ½ TL Pfefferminze, ½ TL grüner Tee	Kochendes Wasser, 8 Min	2 × täglich	Schafgarbe: ausgleichend und krampflösend, Pfefferminze entspannend, grüner Tee: stimmungsstabilisierend
Wechseljahre	1 TL Salbei, ½ TL Hibiskus, ½ TL Schafgarbe	Kochendes Wasser, 10 Min	2–3 × täglich	Salbei gegen Schweißausbrüche, Hibiskus: Kreislauf stabilisierend, Schafgarbe: krampflösend und ausgleichend
Gutartige Prostatavergrößerung (BPH)	1 TL Brennnesselblätter, ½ TL Birkenblätter, ¼ TL grüner Tee	80 °C Wasser, 8–10 Min ziehen lassen	2–3 × täglich über 6–12 Wochen	Brennnessel reduziert Prostatabeschwerden, Birke spült, grüner Tee wirkt antioxidativ
Schmerzen und Entzündungen	1 TL Mädesüß, ¾ TL Hibiskus	Kochendes Wasser, 10–12 Min	2–3 × täglich	Mädesüß enthält salicylatähnliche Stoffe, Hibiskus wirkt antioxidativ
Hautprobleme (innerlich)	1 TL Brennnessel, ½ TL Mädesüß, ½ TL Hibiskus	Heiß, 8–10 Min	2–3 × täglich	Brennnessel: reinigend, Mädesüß: entzündungshemmend, Hibiskus: antioxidativ
Übermäßige Schweißproduktion	1 TL Salbei, ½ TL Kamille	Kochendes Wasser, 10 Min	2–3 × täglich, über 2–6 Wochen	Salbei hemmt Schweißproduktion, Kamille beruhigt vegetatives Nervensystem
Herz/Kreislauf	1 TL Hibiskus, ½ TL grüner Tee	80 °C Wasser, 5–8 Min	2 × täglich	Hibiskus senkt Blutdruck, grüner Tee stärkt Gefäße
Blutdrucksenkend	1 TL Hibiskus, ½ TL Birkenblätter	Heiß, 10 Min	2–3 × täglich	Hibiskus: blutdrucksenkend, Birke: entwässernd
Konzentration und Energie	1 TL grüner Tee, ½ TL Pfefferminze	80 °C Wasser, 2–3 Min	1–2× täglich	Grüntee: anregend, Pfefferminze klärt den Kopf
Antioxidativer Schutz	1 TL grüner Tee, ½ TL Hibiskus	80 °C Wasser, 3–5 Min	2 × täglich	Grüntee: antioxidativ, Hibiskus: vitaminreich
Stress und Nervosität	1 TL Baldrian, ½ TL Kamille	Baldrian 8–10 h kalt; Kamille heiß aufgießen, dann mischen	1–2 × täglich	Baldrian beruhigt Nerven, Kamille entspannt
Schlaf fördern	1 TL Baldrian, ½ TL Kamille	Baldrian 8–10 h kalt; Kamille heiß aufgießen, dann mischen	1 Tasse abends	Baldrian: schlaffördernd, Kamille: beruhigend
Stimmung aufhellen	1 TL grüner Tee, 1 TL Hibiskus	80 °C Wasser, 5–7 Min	2 × täglich	Grüntee aktiviert, Hibiskus vitalisiert

SYMPTOMREGISTER

ATEMWEGE UND INFEKTE

Husten (reizlindernd/schleimlösend)	**Huflattich**, Spitzwegerich, Königskerze, Isländisches Moos
Produktiver Husten/Schleimlösung	**Thymian**, Königskerze, Fenchel, Anis
Reizhusten (trocken)	**Isländisches Moos**, Huflattich, Spitzwegerich
Erkältung allgemein	**Holunder**, Lindenblüten, Thymian, Fichtennadeln
Heiserkeit/gereizter Hals	**Malve**, Isländisches Moos, Spitzwegerich
Mund- und Rachenentzündungen	**Salbei**, Schafgarbe, Ringelblume, Brombeerblätter
Nebenhöhlen/Schnupfen	**Thymian**, Fichtennadeln, Pfefferminze
Fieber	**Holunderblüten**, Lindenblüten, Mädesüß
Antivirale Unterstützung	**Holunder**, Zitronenmelisse, Purpur-Sonnenhut
Antibakterielle Unterstützung	**Thymian**, Salbei, Bärentraube
Erkältungsprophylaxe	**Sanddorn**, Holunder, Aronia

VERDAUUNG UND MAGEN-DARM-TRAKT

Verdauungsbeschwerden allgemein	**Fenchel**, Anis, Kümmel, Pfefferminze
Blähungen	**Kümmel**, Fenchel, Anis
Krämpfe im Magen-Darm-Trakt	**Kamille**, Fenchel, Majoran
Magenreizung/Gastritis	**Kamille**, Malve, Isländisches Moos
Durchfall (leicht/funktionell)	**Heidelbeere**, Brombeerblätter, Odermennig
Magen-Darm-Grippe	**Heidelbeere**, Brombeerblätter, Kamille
Übelkeit	**Ingwer**, Pfefferminze, Zitronenverbene
Reizdarm/nervöser Magen	**Zitronenmelisse**, Kamille, Pfefferminze
Sodbrennen	**Isländisches Moos**, Malve, Kamille
Appetitlosigkeit	**Beifuß**, Löwenzahnblüten, Schafgarbe

LEBER, STOFFWECHSEL, NIEREN UND HARNWEGE

Leber-/Gallenanregung	**Wegwarte**, Löwenzahnblüten, Schafgarbe
Stoffwechselanregung/Entschlackung	**Brennnesseln**, Birkenblätter, Gänseblümchen
Leichte Ödeme/Wassereinlagerungen	**Birkenblätter**, Brennnesseln, Bohnenschalen
Harnwegsinfekte	**Bärentraubenblätter**, Birkenblätter, Brennnessel
Durchspülung der Harnwege	**Birkenblätter**, Brennnesseln, Bohnenschalen
Nieren- und Blasenbeschwerden	**Birkenblätter**, Brennnesseln, Frauenmantel
Blutzuckerregulation	**Bohnenschalen**, Maulbeerblätter, Heidelbeere
Anämie/Eisenunterstützung	**Brennnessel**, Giersch

HERZ, KREISLAUF UND BLUT/LIPIDE

Herz-Kreislauf-Unterstützung	**Weißdorn**, Aronia, Hibiskus
Beruhigung des Herzrhythmus	**Weißdorn**, Lavendel
Blutdrucksenkung	**Hibiskus**, Weißdorn, Maulbeerblätter
Cholesterin senken	**Maulbeerblätter**, Hibiskus, Gänseblümchen
Kreislauf anregen/Müdigkeit	**Mate, grüner Tee**, Rosmarin

SYMPTOMREGISTER

IMMUNSYSTEM UND ANTIOXIDATIVER SCHUTZ

Stärkung des Immunsystems	**Aronia**, Purpur-Sonnenhut, Sanddorn, Holunder
Allgemeine Abwehrkräfte	**Purpur-Sonnenhut**, Holunder, Aronia
Antioxidativer Schutz	**Aronia**, grüner Tee, Rooibos, Granatapfel
Antioxidativer Durstlöscher	**Hibiskus**, Rooibos, grüner Tee
Vitamin-C-reiche Tees	**Hagebutte**, Sanddorn, Schwarze Johannisbeere
Allergien/Heuschnupfen	**Schwarze Johannisbeere**, Rooibos, Zitronenmelisse

HAUT, SCHLEIMHÄUTE UND WUNDHEILUNG

Hautgesundheit (innerlich)	**Ringelblume**, Große Klette, Brennnessel
Akne/Hautunreinheiten	**Klette**, Brennnessel, Ringelblume
Wundheilung innerlich	**Schafgarbe**, Odermennig, Brombeere
Erhöhte Schweißproduktion	**Salbei**, Zitronenverbene

NERVEN, PSYCHE UND SCHLAF

Nervöse Unruhe/Stress	**Baldrian**, Lavendel, Zitronenmelisse, Hopfen
Schlafstörungen	**Baldrian**, Hopfen, Lavendel, Zitronenmelisse
Schlafqualität verbessern	**Hopfen**, Baldrian, Lavendel
Schlaf-wach-Rhythmus stabilisieren	**Baldrian**, Lavendel, Hopfen
Angst/innere Anspannung	**Zitronenmelisse**, Lavendel, Baldrian
Leichte Depression/Stimmungstief	**Johanniskraut**, Rosenblüten, Zitronenverbene
Migräne (unterstützend)	**Pfefferminze**, Lavendel, Ingwer
Konzentrationssteigerung	**Grüner Tee**, Zitronenverbene, Rosmarin

HORMON- UND FORTPFLANZUNGSSYSTEM

Menstruationsbeschwerden/Krämpfe	**Schafgarbe**, Frauenmantel, Himbeerblätter
Krämpfe allgemein	**Kamille**, Frauenmantel, Majoran
PMS/Stimmungsschwankungen	**Johanniskraut**, Zitronenmelisse, Rosenblüten
Wechseljahre	**Rotklee**, Salbei, Frauenmantel
Menopause-Schweißausbrüche	**Salbei**, Rotklee
Menstruation fördern (bei Ausbleiben)	**Beifuß**, Ingwer
Schilddrüsenanregung (mild)	**Beifuß**, Rosmarin
Gutartige Prostatavergrößerung (BPH)	**Brennnesseln**, Birkenblätter

WOHLBEFINDEN, DETOX UND GENUSS-TEES

Detox/leichter Fastenbegleiter	**Brennnessel**, Löwenzahnblüten, Zitronengras
Entspannung der Muskulatur	**Lavendel**, Baldrian, Pfefferminze
Winter- und Wohlfühltee	**Zimt**, Ingwer, Fichtennadeln
Herzliche Wohlfühltees (aromatisch)	**Rosenblüten**, Zimt, Zitronenverbene
Sommerlicher Eistee	**Hibiskus**, Pfefferminze, Zitronengras

STICHWORTVERZEICHNIS

L

M

N

O

P

Q

R

S

T

U

V

W

Z

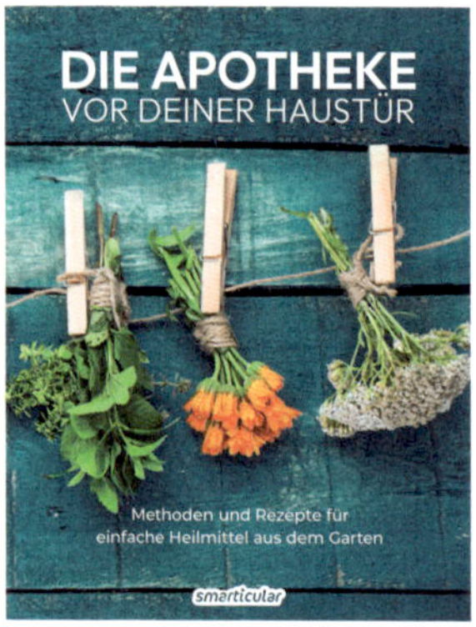

Die Apotheke vor deiner Haustür
ISBN: 978-3-910801-11-0

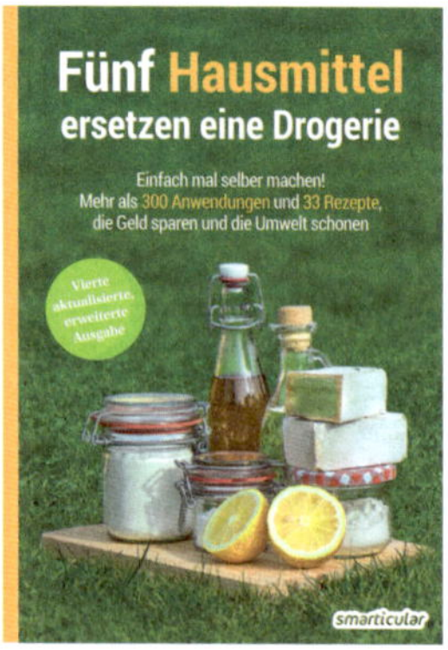

Fünf Hausmittel ersetzen eine Drogerie
ISBN: 978-3-946658-00-9

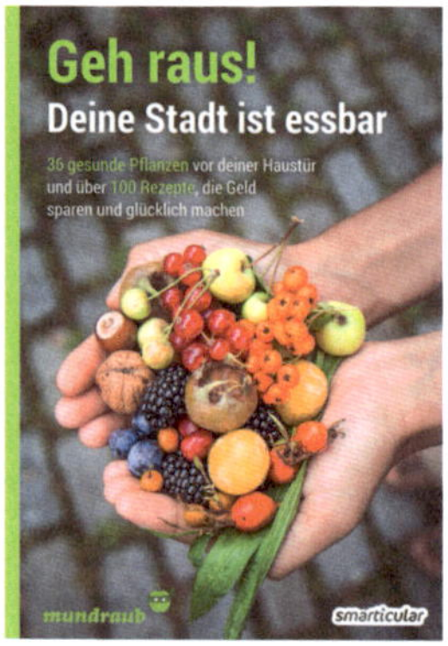

Geh raus! Deine Stadt ist essbar
ISBN: 978-3-946658-06-1

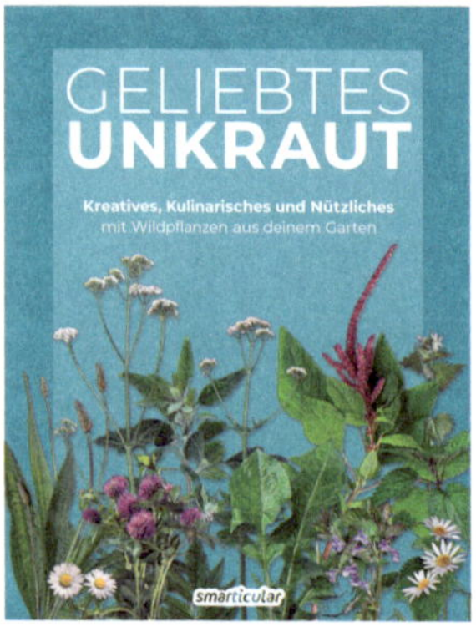

Geliebtes Unkraut
ISBN: 978-3-910801-10-3

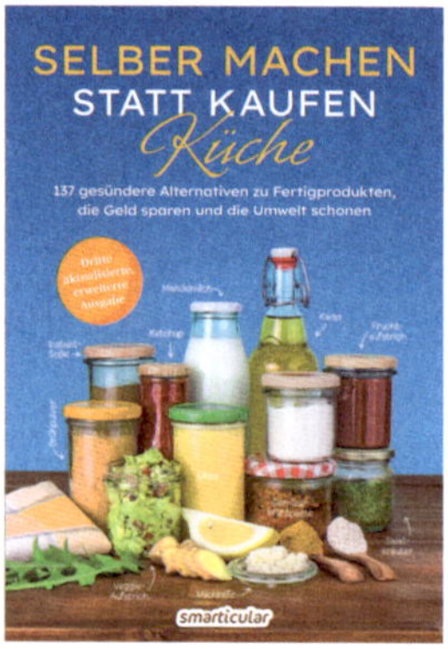

Selber machen statt kaufen – Küche
ISBN: 978-3-946658-03-0

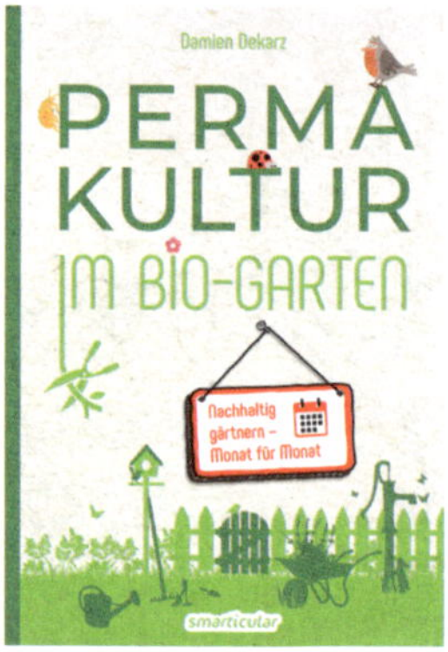

Permakultur im Bio-Garten
ISBN: 978-3-946658-70-2

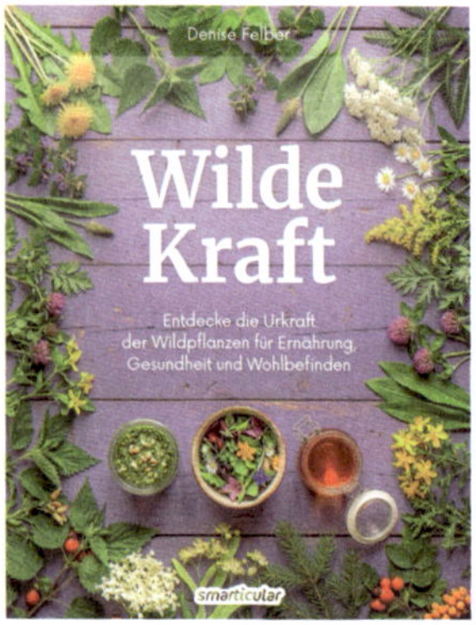

Wilde Kraft
ISBN: 978-3-910801-16-5

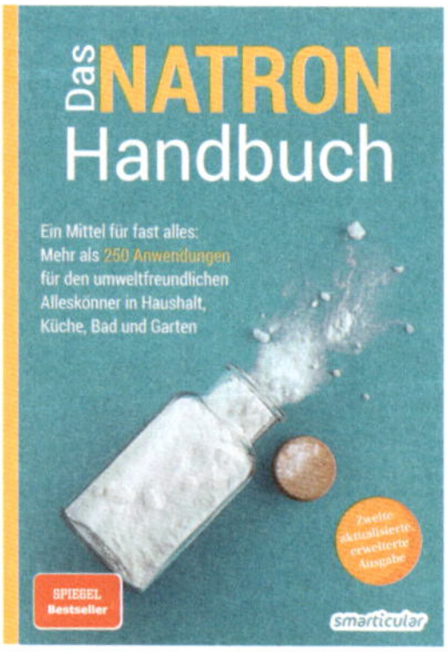

Das Natron-Handbuch
ISBN: 978-3-946658-16-0

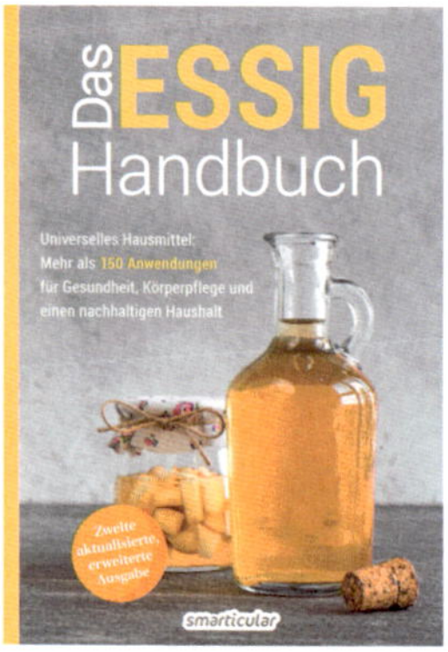

Das Essig-Handbuch
ISBN: 978-3-946658-40-5